高原医学基础与疼痛临床

主　编　师存伟　青海大学附属医院
副主编　敬晓鹏　青海大学附属医院
　　　　赵桂英　青海省海东市第一人民医院
　　　　李芬娟　青海省大通县人民医院

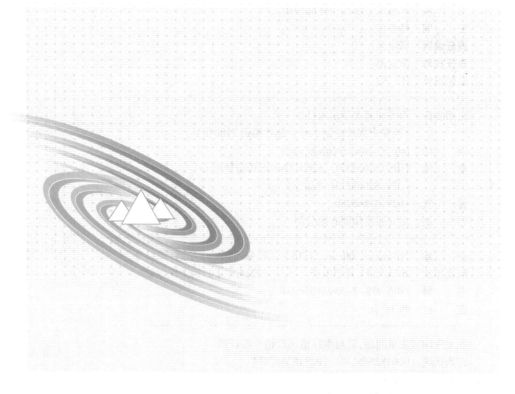

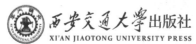
西安交通大学出版社
XI'AN JIAOTONG UNIVERSITY PRESS

图书在版编目(CIP)数据

高原医学基础与疼痛临床 / 师存伟主编. — 西安：
西安交通大学出版社，2023.11
ISBN 978-7-5693-3560-6

Ⅰ.①高… Ⅱ.①师… Ⅲ.①高原医学—疼痛—诊疗
Ⅳ.①R441.1

中国国家版本馆 CIP 数据核字(2023)第 227705 号

	Gaoyuan Yixue Jichu yu Tengtong Linchuang	
书　　名	高原医学基础与疼痛临床	
主　　编	师存伟	
责任编辑	郭泉泉	
责任校对	秦金霞	
装帧设计	伍　胜	

出版发行　西安交通大学出版社
　　　　　　（西安市兴庆南路 1 号　邮政编码 710048）
网　　址　http://www.xjtupress.com
电　　话　(029)82668357　82667874(市场营销中心)
　　　　　　(029)82668315(总编办)
传　　真　(029)82668280
印　　刷　西安五星印刷有限公司

开　　本　710mm×1000mm　1/16　　**印张** 16　　**字数** 272 千字
版次印次　2023 年 11 月第 1 版　　2024 年 4 月第 1 次印刷
书　　号　ISBN 978-7-5693-3560-6
定　　价　98.00 元

如发现印装质量问题,请与本社市场营销中心联系。
订购热线:(029)82665248　(029)82667874
投稿热线:(029)82668803

版权所有　侵权必究

前　言
PREFACE

　　青藏高原是世界上海拔最高、面积最大的高原。青藏高原的气候与环境对各类慢性疼痛的发生、发展有着极其重要的影响,例如,它的低氧环境可诱发急、慢性高原病,会严重影响居住在青藏高原地区的广大居民的身体健康。

　　为了介绍高原环境和高原气候对各类慢性疼痛发生、发展的影响,突出"高原、民族、地域"特色性的疼痛病特点,阐述常见的疼痛科治疗技术结合高原地区特有辅助治疗手段的应用,介绍在高原低氧环境影响下各类常见慢性疼痛发病机制的特殊性,为在高原低氧环境下对疼痛病的临床诊断提供指导,为具有高原特色的疼痛病治疗方案的制订提供借鉴,我们编写了本书。

　　青海大学附属医院疼痛科为青海省重点建设专科,为青海省疼痛专科的发展做了大量开创性的工作,为促进疼痛专业在青海省的普及及发展做了重要的铺垫性工作,在青海省疼痛专业人才队伍的建设方面做了大量的基础性工作,同时在实施科研与临床相结合、科研与基础培训相结合、科研与临床治疗技术相结合、科研向惠民转化方面做了富有成效的工作。与此同时,青海大学附属医院疼痛科对医院医联体单位进行了有效的对口帮扶,帮助基层医院开展疼痛专科发展与人才培养工作。2016年结题的青海省科技厅科研项目"侧隐窝注射臭氧治疗腰椎间盘突出症在青海地区的临床应用研究"受到青海省广大居民的欢迎,是临床科研惠及民生的有益实践。

　　青海大学附属医院疼痛科于2018年被中国抗癌协会癌症康复与姑息治疗委员会认定为"难治性癌痛规范化诊疗示范基地",于2021年被国家卫生健康委员会能力建设与继续教育中心确定为"疼痛病诊疗专项能力培训项目基地"。

基于青海大学附属医院疼痛科承担的社会责任和疼痛病专科的教学、培训角色,我们有必要把疼痛病与高原医学基础结合起来进行研究,在高原地区不遗余力地实践、推广具有高原特色的疼痛病临床诊疗技术,并将我们的工作与更多的疼痛专科同行进行交流,以便为更多的高原地区疼痛病患者服务。

师存伟

2023 年 9 月

目 录

CONTENTS

第一章　高原自然环境的特点

人类生活在自然环境中,其海拔高度、气候特点、空气质量、植被情况、山地河流的分布特点等因素对人体生理功能有一定影响。这一点在高原地区表现得尤为明显。高原地区的自然环境对人体健康有着直接而持久的影响。因此,了解和研究高原自然环境的特点,对于揭示高原病的发病机制,研究高原环境下疼痛病等的发生、发展及防治具有重大而深远的意义。

第一节　高原概述

高原以它一定的高程区别于平原。"高程"是测绘用词,是指从高程基准面计算的地面高度,通俗理解就是海拔高度。我国规定以青岛黄海海平面为海拔高度的基准。在地理学领域,海拔高度在 500 m 以上被称为高原。在医学领域,对于"高原"一词,世界各国研究高原病的专家、研究生物多样性的专家在很长一段时间没有给出公认的定义。我国高原医学及气象学家曾经从医学角度把海拔高度 3000 m 作为高原的界限。直至 2004 年在青海省西宁市举办的第六届国际高原医学大会上,各国学者经充分的讨论,才确定将海拔高度 2500 m 以上定义为高原。此后,国际上诊断各类高原病时患者居住的海拔高度必定为 2500 m 以上。此外,国际上有些学者根据人体暴露于高原环境时出现的生理反应的不同,将海拔划分为以下几类。

一、低海拔

低海拔的海拔高度在 500 ~ 1500 m。当人体暴露于低海拔环境中时,无任何生理改变。

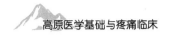

二、中度海拔

中度海拔的海拔高度在1500~2500 m。当人体进入中度海拔环境时,一般无任何症状或者可出现轻度症状,如呼吸频率、心率轻度增加,运动能力略有降低,肺部气体交换基本正常。在中度海拔环境中,除极少数的缺氧特别易感者外,很少有人会发生高原病。

三、高海拔

高海拔的海拔高度在2500~4500 m。多数人进入高海拔环境中时会出现明显的缺氧症状,如呼吸、脉搏频率增加,头痛,食欲缺乏,睡眠差,动脉血氧饱和度低于90%,甚至会发生急性高原病。

四、特高海拔

特高海拔的海拔高度在4500~5500 m。当人体进入特高海拔环境时,缺氧症状会进一步加重,动脉血氧饱和度一般低于60%,运动和夜间睡眠期间会出现严重的低氧血症。当进入特高海拔地区时,个体应采用阶梯式或阶段性的适应方式,否则易发生高原肺水肿、高原脑水肿等严重的急性高原病。

五、极高海拔

极高海拔的海拔高度>5500 m。人类长期居住或执行任务的地区的海拔高度一般不超过5000 m。进入海拔高度5500 m地区的人,一般只有那些探险登山运动员,其逗留时间也很短。当人体到达极高海拔地区时,生理功能就会出现进行性紊乱,常失去对机体内环境的调节功能,出现极其严重的高原反应及显著的低氧血症、低碳酸血症,动脉血氧饱和度也会降至50%以下,常常需要额外供氧。

第二节　高原地理特征

地球上陆地的平均海拔高度为875 m。海拔高度在1000 m以上的山地、高原占陆地面积的28%以上,其中海拔高度在2000 m以上的山地、高原占陆地面积的11%以上,海拔高度在3000 m以上的山地、高原占陆地面积的2.5%左右。

亚洲的平均海拔高度为 950 m,是世界高原最多的一个洲,高原约占全洲总面积的 50%。

我国是世界上高原面积最为辽阔的国家。我国的高原主要分布在西藏、青海、甘肃与新疆的南部、四川与云南的西部,其面积约占全国土地面积的 1/6。我国有青藏高原、内蒙古高原、黄土高原和云贵高原四大高原。因既往对位于新疆南部约 800000 km² 高原、山地的自然地理特征、经济地理概况及医学地理概况的研究较少,故未将此地区列入上述四大高原之中。我国海拔高度 3000 m 以上的高原主要分布于西藏、青海、甘肃与新疆的南部、四川与云南的西部。

一、青藏高原

青藏高原是世界上面积最大、海拔最高的高原,被誉为"世界屋脊",位于北纬 26°～40°、东经 74°～104°,东西长 2500 km,南北宽 1200 km,面积 2300000 km²,平均海拔高度 4000 m 以上,个别地区超过 6000 m。

青藏高原的最高点是珠穆朗玛峰,海拔高度 8848.86 m。青藏高原中部有冈底斯山、唐古拉山、巴颜喀拉山、阿尼玛卿山及长江、黄河、雅鲁藏布江等穿插,它们将整个青藏高原分割成许多盆地和谷地。青藏高原依地形又可分为西藏高原、青海高原和新疆高原。

(一)西藏高原

西藏高原位于青藏高原的西南部,南起北纬 26°,北至北纬 36°,西至东经 78°,东至东经 99°,南北最长 1000 km,东西最宽 2000 km。西藏高原被喜马拉雅山、昆仑山和唐古拉山环抱,平均海拔高度在 4000 m 以上。西藏高原西北高、东南低,组成了青藏高原的大部分。

(二)青海高原

青海高原位于青藏高原的东北部,深居内陆,地势高耸,地形复杂,高山、高原、盆地和谷地交错。青海高原的最高处位于昆仑山最高峰,海拔高度 7720 m,最低处位于青海省海东市和回族土族自治县下川口地区,海拔高度仅为 1800 m 左右。除青海省西宁市湟中区扎麻隆以下的湟水谷地和青海省海南藏族自治州共和县龙羊峡以下的黄河谷地较低外,青海高原其余大部分地区海拔高度均在 2500～4500 m,其中海拔高度 4000 m 以上地区占青海高原总面积的 50% 以上。按地形情况的不同,可将青海高原划分为三个区,即祁连山地、柴达木盆地和青南高原。

1. 祁连山地

祁连山地由一系列西北至东南走向的山脉和谷地组成,东西长 800 km,南北宽 200 ~ 300 km。除西端和北缘伸入甘肃省境内外,祁连山地大部位于青海省东北部,山脉的海拔高度均在 4000 m 以上,最高达 6000 m。祁连山山间有谷地多处,谷地海拔高度为 2000 ~ 4200 m,平均海拔高度在 3000 m 左右。祁连山地大致包括青海省的海北藏族自治州以及海南藏族自治州、黄南藏族自治州的部分地区等。

2. 柴达木盆地

柴达木盆地位于青海省西北部,其南面与西面分别由昆仑山和阿尔金山环抱,东北面是复杂的祁连山系,以一系列山脉与山间平原过渡,东端止于察汉乌苏东侧山地。柴达木盆地是一个封闭的内陆高原盆地,盆底海拔高度为 2600 ~ 3100 m,面积约为 200000 km^2。

3. 青南高原

青南高原指的是柴达木盆地、青海南山(库库诺尔岭)以南广大地区,其面积占青海省面积的 1/2 以上,包括玉树藏族自治州、果洛藏族自治州、海西藏族自治州和海南藏族自治州的部分地区。青南高原中部有昆仑山、唐古拉山、巴颜喀拉山,这些山脉构成了青南高原的巨大"骨架",其海拔高度多在 5000 m 以上,各山脉之间为海拔高度 4000 m 以上的高原。因地势高,青南高原的许多地区有永冻层。

(三)新疆高原

新疆高原幅员辽阔,山势险峻,地形复杂,严寒缺氧,为我国重要的边防地区之一,战略地位十分重要。新疆高原包括帕米尔高原、阿里高原和昆仑山、喀喇昆仑山、喜马拉雅山、冈底斯山、拉达克山余脉等五个山系,地势由帕米尔高原向东南递升,至喀喇昆仑山达最高点,而后又向东南渐降,巍峨挺拔,为一个十分庞大的高原山地。

1. 帕米尔高原

帕米尔高原为天山、昆仑山、兴都库什山、喜马拉雅山的联结点,为辽阔的高原山地。帕米尔高原上的山峰海拔高度多在 5000 m 左右,山间谷地、盆地的海拔高度多在 3700 ~ 4300 m,平均海拔高度 4000 m 以上。境内有号称"冰山之父"的慕士塔格冰峰(海拔高度7555 m)及其姐妹峰——公格尔九别峰(海拔高度7749 m)。萨里阔勒岭以东山间谷地有较好的高山牧场及散在分布的灌木林。帕米尔高原的山峰阴坡有小片针叶林分布,可种植青稞及少量小麦。帕米尔高原上的河流多为内陆河。塔合曼盆地为帕米尔高原上最大的沼泽地。

2. 喀喇昆仑山

喀喇昆仑山和昆仑山为两条自西北向东南并列而行的高大山脉。喀喇昆仑山西北起自帕米尔高原,东南连接青藏高原的北部。两大山脉高大雄伟,奇丽壮观,冰山雪岭耸立在万山之间,为新藏高原的最高部分。

3. 昆仑山

昆仑山以东经86°为界,以西称西昆仑山,以东称东昆仑山。新疆境内包括西昆仑山的全部和东昆仑山的一部分。昆仑山与喀喇昆仑山伴行至新疆与西藏交界并折向东去,构成塔里木盆地南缘、新藏之间的界山。该山自若羌地区进入青海境内,其地势西高东低,主要山峰的海拔高度多在5000 m以上,最高峰为木孜塔格峰(海拔高度7723 m)。靠藏北高原和喀喇昆仑山一侧地形切割微弱,形成阿里北部广大的湖盆丘陵地区。靠塔里木盆地一侧地形切割严重,沟谷纵横,地形复杂,是新疆高原主要的高山峡谷地带,植物奇缺。

二、内蒙古高原

内蒙古高原东起大兴安岭和苏克斜鲁山,西至马鬃山,南沿长城,北接蒙古人民共和国,位于我国北部,包括内蒙古和甘肃、宁夏、黑龙江部分地区,面积达40万平方千米,海拔高度1000~1500 m,其中个别高地(如呼和浩特与百灵庙以北)海拔高度为2000 m左右。整个内蒙古高原地势起伏微缓。其中部有阴山横贯,为乌兰察布高原;南部为鄂尔多斯高原;北部和东部为呼伦贝尔高原、乌珠穆沁高原、锡林郭勒高原;西部为阿拉善高原。

三、黄土高原

黄土高原位于内蒙古高原的南部,西起祁连山东端,东至太行山脉,南抵秦岭,包括山西、陕西、甘肃、宁夏等省区的一部分,面积约为200000 km²,海拔高度800~2000 m。黄土高原地面覆盖着厚达20~50 m的黄土,个别地区黄土厚达150 m。

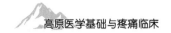

四、云贵高原

云贵高原位于我国西南部,包括云南东部、贵州全省、广西西北部及四川、湖南、湖北边境一带,面积与黄土高原大致相似,海拔高度为1000~2000 m。

第三节 高原地形地貌特征

按地理学的分类方法,一般根据陆地表面的起伏特点将高原地形地貌分为山地、丘陵、盆地、戈壁、湖泊等。

一、青藏高原的地形地貌

青藏高原的地形地貌有如下特点。

(一)山体相对高度不高

青藏高原由一系列高大的山脉组成,虽然其上耸立着许多海拔高度6000~8000 m的山峰,但站在青藏高原上看,这些山峰并不很高,相对高度一般只有500 m左右,很少有相对高度超过1000 m的山峰。

(二)地表形态多样化

青藏高原一般由一系列高山、峡谷、巨型盆地、广阔的草原、戈壁和浩瀚的沙漠组成。

(三)山体地貌差异大

随山体海拔的不同,青藏高原的山体地貌差异较大。例如,西藏中南部的山峰多表现为山底部是森林,山腰部是灌木和草甸,山顶部则是皑皑白雪。

(四)高山、湖泊、盆地多

特殊的地理形成过程使得青藏高原上出现了众多的高山、湖泊和盆地。

1. 高山

山脉是一个国家的骨架,也是国防上的重要屏障和军事依托。我国青藏高原上的山峰中,有很多海拔高度在6000 m以上。世界14座海拔高度在8000 m以上的山峰,全部坐落在喜马拉雅山脉和喀喇昆仑山脉。世界第一高峰珠穆朗玛峰就耸立于喜马拉雅山脉的中段。

2. 湖泊

青藏高原是湖泊分布比较集中的地区。这些湖泊大多是由冰川作用导致一些地域排水不良而形成,往往成群分布。青藏高原是我国仅次于长江中下游的湖泊分布密集地区,是世界上最大的高原湖泊群分布区。整个青藏高原的湖泊面积约为31000 km²,约占全国湖泊总面积的38.4%。在青藏高原的湖泊中,除东部及南部有少数外流湖外,绝大多数为内陆湖,而且大多数为咸水湖或者盐湖。

3. 盆地

在我国,盆地面积约占国土总面积的19%。其中著名的有塔里木盆地、柴达木盆地、准噶尔盆地、四川盆地等。其中,处于青藏高原的为塔里木盆地和柴达木盆地。

塔里木盆地是我国最大的盆地,位于天山、昆仑山和帕米尔高原之间,东西长1400 km,南北宽550 km,面积达530000 km²。塔里木盆地周围被高山环绕,地形封闭,西高东低,具有明显的环状地理带。从塔里木盆地边缘向中心环状地理带的变化顺序为高山带、山麓砾石(戈壁)带、绿洲带、沙漠和盐湖带,其中沙漠和盐湖带面积最大。塔里木盆地内的塔克拉玛干沙漠,东西长约1000 km,南北宽约500 km,面积达337000 km²,是我国面积最大的一片沙漠。塔克拉玛干沙漠的沙丘高度多为几十米到一百多米,少数部分甚至达二三百米。塔克拉玛干沙漠气候干燥,日照强烈,雨量稀少,温差大,风沙多,被人们称为“死亡之海”。

柴达木盆地位于昆仑山、阿尔金山和祁连山之间,是青藏高原上陷落最深的一个巨大盆地,东西长约850 km,南北最宽处达250 km,面积达220000 km²。柴达木盆地西高东低,海拔高度2500～3000 m,是一个典型的高原型盆地,有着极为丰富的有色金属、黑色金属、稀有金属、煤、石油、天然气、石棉等矿藏资源,因此被称为青藏高原的“聚宝盆”。

二、新藏高原的地形地貌

新藏高原的地形地貌主要为湖盆丘陵区、高原宽谷区和高原狭谷区等。

(一)湖盆丘陵区

喀喇昆仑山与西昆仑山之间的奇台达坂以上地区、昆仑山和冈底斯山之间的巴格和措勒地区均为湖盆丘陵区地形。奇台达坂以上地区(海拔高度 5180 m 以上)植物奇缺,呈现出一片荒漠景观,气候极为恶劣,常住人员极少,野生动物多见野驴、藏羚羊和牦牛等。

巴格和措勒地区(海拔高度 4000~5000 m)一带,湖泊分布较广,淡水湖内渔产丰富。巴格和措勒地区的草原面积约 50000 km²,这些草原属羌塘草原的延续部分,草质较差,多属季节性牧场。这里的居民多从事牧业。

(二)高原宽谷区

喀拉喀什河的红柳滩至赛图拉段,塔什库尔干河的卡拉其古至塔合曼段,嘎尔河、狮泉河中游河谷等,属高原宽谷区。这里的地形地貌特点:海拔高度 4000 m 以上多为冲积平地,两侧山峰高超过 1000 m,中间有大量草场及灌木林。这里的居民半农半牧,以牧为主。这里野生动物资源较少,渔产资源较丰富。

(三)高原狭谷区

盖孜河、库地河、象泉河等河谷地区属高原狭谷区,其特点是山高而陡峭,谷深而狭窄,一般海拔高度在 3000 m 以上。这里的山峰终年积雪,山间河谷纵横,地形切割严重,河床落差大,水流湍急。这里的谷底气候较为温和,有散在分布的小片草场、乔木林和灌木丛。这里居民较多,散居于山间谷地,半农半牧,以农为主。这里野生动物和渔产资源较少,野生中草药资源较丰富。

第四节　高原地区的自然环境特点

高原地区的环境因素对人体健康和工作效率有一定的影响。例如,高原地区的气象因素通过与人体进行能量、物质交换,可对人体的生理功能产生直接影响。在高原地区,影响人体健康的主要气象因素有气压、氧浓度、太阳辐射、温度、湿度、风、空气离子和空气成分等。低气压、低氧、低温、大风和强辐射是高原地区的主要气候特点,其中低氧和低温是高原病的主要致病因素。

氧是人体生理代谢的基本要素,空气中的氧经呼吸进入血液,与红细胞中的血红蛋白结合,再经血液循环到全身组织细胞。海拔高度 3000 m 以上的高原地区,由于空气中氧分压过低,使得肺泡气氧分压降低,进而使得进入动脉血液的氧减少,不能完全满足机体的需要,造成机体缺氧。生活在平原地区的人进入高原地区后,常因低氧而发生急性高原病(如高原肺水肿、高原脑水肿等),严重者甚至可导致死亡。长期居住在高原地区的人,可能发生慢性高原病(如高原红细胞增多症、高原性心脏病等)。高原地区特有的环境因素及气象条件还可引起冷损伤、呼吸道疾病、胃肠道疾病、皮肤病、失眠、脱水、体重减轻、雪盲等疾病。此外,低氧与低温的协同作用可加速高原病的发生。

高原自然环境特殊,除大气压低、氧分压低、气温低、风沙大和紫外线辐射强的主要气候特征外,还有昼夜温差大、干燥、山高谷深(落差大)、自然灾害多等特点。这些环境因素与人体健康密切相关,加之人体自身的原因,如上呼吸道感染、疲劳、饥饿、精神紧张等因素,可诱发或加重高原病。若高原病未及时得到治疗,则可能产生严重的后果。因此,了解高原环境的特点与危害因素,对于选择高原病的治疗方法与预防措施来说是非常重要的。

一、气压低、氧分压低

气压是大气压强的简称,即单位地球表面积上所承受的大气柱的重量。地球表面被一层厚约 200 km 的空气包绕着。由于重力作用,空气会对地面产生压力。在海平面,大气压为 760 mmHg(101.325 kPa)。因为大气越接近地面越密集,越远离地面越稀薄,所以随着海拔的升高,大气压会逐渐降低,空气中的氧分压也会逐渐降低。大气是多种气体的物理混合,其中氧气占 20.95%,氮气占 78.09%,二氧化碳占 0.027%,通常情况下,无论海拔高低,各种气体所占的比例基本不变。因为氧分压等于大气压乘以氧含量,所以当海拔增高时,氧分压就随着大气压的降低而呈规律性的降低。一般来说,海拔每升高 100 m,大气压就会下降 5 mmHg(0.67 kPa)。在海平面,空气中的氧分压约为 159 mmHg(21.1 kPa)。随着海拔的升高和氧分压的下降,肺泡气氧分压和动脉血氧饱和度亦降低(表 1-1),当这种降低超过一定限度后,将导致机体供氧不足,进而会产生一系列的生理、病理改变。

表 1-1　不同海拔高度大气压、氧分压及动脉血氧饱和度对照表

海拔高度 /km	大气压		氧分压		肺泡气氧分压		动脉血氧饱和度
	kPa	mmHg	kPa	mmHg	kPa	mmHg	
0	101.1	760	21.1	159	13.9	105	95%
1	89.6	674	18.8	141	12.0	90	95%
2	79.3	596	16.6	125	9.6	72	92%
3	70.5	530	14.8	111	8.2	62	90%

续表

海拔高度 /km	大气压		氧分压		肺泡气氧分压		动脉血氧饱和度
	kPa	mmHg	kPa	mmHg	kPa	mmHg	
4	61.6	463	12.9	97	6.6	50	85%
5	53.8	405	11.3	85	6.0	45	75%
6	47.2	355	9.8	74	5.3	40	66%
7	41.2	310	8.6	65	4.7	35	60%
8	35.9	270	7.4	56	4.0	30	50%
9	30.6	230	6.4	48	<3.3	<25	20%~40%

对人体产生显著影响的海拔高度为 3000 m 以上,快速进入这一地区后数小时到数天,多数人会发生高原反应,如头晕、头痛、恶心、呕吐、心慌、气短、烦躁、食欲缺乏和乏力等,对人体生理功能有较大影响,严重者可发生急性高原病。在海拔高度 5000 m 以上的高原,人的体力和脑力劳动能力明显下降,甚至丧失。另外,虽然医学上将海拔高度 2500 m 作为高原的最低高度,但是由于个体差异,极少数对缺氧敏感者在海拔高度 2500 m 以下高度亦可发病,而有些人在海拔高度 4000 m,甚至更高地区亦无明显的高原反应表现。

由于大气压低,水的沸点也低,海拔每升高 100 m,水的沸点降低 0.6 ℃。在海拔高度 5000 m 的地区,水的沸点下降到 88 ℃。因此,在高原做饭易"夹生",进食后不易消化,可产生腹胀和胃肠道不适等消化道症状。

二、辐射强

太阳辐射强、日照时间长是高原气候的另一个特点。辐射是指光波或微粒子(如质子、粒子)在空间或媒介中向各个方向传播的过程。太阳辐射强是高原地区的气候特点之一。地表接收的太阳辐射量随海拔的升高而增加。在平原地区,较密集的大气层可对太阳辐射起到"隔离毯"的作用。而在高原地区,空气稀薄,没有工业污染,空气中尘埃少,加之日照时间长,所受到的太阳辐射量明显大于平原地区。海拔每升高 100 m,辐射强度约增加 1%,太阳辐射量增加 3%~4%。海拔越高,太阳辐射量增加的量越大。2002 年 10 月,研究人员在海拔高度 4200 m 的青藏铁路铺轨工地,测定紫外线辐射强度,并将之与同一纬度不同海拔地区的紫外线辐射强度进行比较,结果发现,青藏铁路铺轨工地的紫外线辐射强度比平原地区的增加了 1.98 倍(表 1-2)。

表 1 −2　我国北纬 36°线上各地区紫外线辐射强度

地区	海拔高度/m	辐射强度（μW/cm²）
山东省青岛市	0	1800
甘肃省兰州市	1500	2317
青海省循化县	2000	2517
青海省共和县龙羊峡镇	2700	2967
青海省兴海县河卡乡	3300	3683
青藏铁路铺轨工地	4200	5372

　　高原地区的强紫外线辐射对人体有明显影响。紫外线是太阳光辐射的一个组成部分，紫外线光波谱为 200～400 nm。在高原地区，因为太阳辐射强，所以紫外线（特别是波长为 280～315 nm 的紫外线）辐射亦强。在海拔高度 3600 m 的地区，宇宙电辐射、紫外线辐射对皮肤的穿透力是海平面的 3 倍；在海拔高度 5000 m 的地区，紫外线辐射为平原地区的 300%～400%。此外，高原地区夏季出现的臭氧低谷可进一步增加紫外线的辐射强度。在缺少防护的情况下，紫外线照射过久可引起皮肤灼伤和日光皮炎，产生脱皮、水疱等表现。积雪能反射日光。高原地区积雪期较长，也是人体太阳辐射增加的重要因素。在无积雪地区，太阳辐射强度低于 25%，而在积雪地区，太阳辐射强度可达 75%～90%。相关资料显示，积雪可使人体遭受紫外线的双重辐射作用。

三、寒冷、风大、湿度低

　　在平原地区，空气密度较大，从阳光中获得的热量不易散失，气温易于保持。在高原地区，空气较稀薄，从阳光中获得的热量难以保持，气温变化较大。海拔每升高 150 m，气温约下降 1 ℃。高寒气候地区的年平均气温为 −10～−1 ℃，极端低气温为 −40～−35 ℃。即使在夏季，海拔高度 5000 m 以上的高原地区积雪也不化，一片严冬景象，最热的 7—8 月份的平均气温也仅为 3～10 ℃，最冷的 1 月份的平均气温可低至 −21～−11 ℃。高寒气候地区不但气温低，而且低温持续时间长，全年冷季可长达 9 个月。低温日（日最低气温低于 −20 ℃）长达 270 d；严寒日（日最低气温低于 −30 ℃）长约 60 d。另外，高原地区植被稀少，甚至没有植被，太阳照射在由石头和沙砾构成的地面，石头与沙砾吸热多而快，散热也快，因此，高原地区中午温度较高，早、晚温度较低，一天之内的温差可达 15～30 ℃。在高原地区，11 月初至翌年 4 月为冬季，冬季的平均气温为 −10 ℃

以下,最低气温可低至 −40 ℃ 以下。寒冷对人体的影响是诱发或加重急、慢性高原病或其他疾病(如感冒、支气管炎、哮喘、冻伤等)。由于气温低且多变,如不注意防寒保暖,则极易发生上呼吸道感染和冻伤等疾病。

随着海拔的升高,气流的速度会增大。在高原地区,速度 50 km/h 的阵风(相当于风速 12 级)并不少见。高原上的风向昼夜不同:白天,风沿山坡吹向山顶;夜晚,寒风由有积雪的山顶吹向山谷,彻夜寒冷。强风有降低大气温度、加速机体表面水分蒸发的作用,可加重寒冷的程度。随着风速的增大,皮肤表面的温度也随之下降。实际上,因大风可吹散紧贴皮肤的暖空气隔离层(即为风寒因素),故风大与寒冷有密切关系,它是引起冷损伤和诱发呼吸系统疾病的重要因素之一。

随着海拔的升高,大气中水蒸气的氧分压降低,水蒸气含量降低,空气干燥,空气湿度降低。假如以海平面空气中水蒸气的绝对含量为 100%,则在海拔高度 3000 m 的高原上,空气中水蒸气的含量仅为 20%,不及海平面的 1/3;而在海拔高度 6000 m 的高原上,空气中水蒸气的含量只有海平面的 5%。因为高原地区的相对湿度较平原地区的低,所以在正常情况下,通过人的呼吸和汗液蒸发,人体将失去较多水分,却不易被察觉。水分蒸发促使人的体液丢失,如果体液丢失过多,则可出现脱水症状。轻度脱水对人体的影响较小,一般仅造成黏膜干燥,如嘴唇干裂、鼻出血等,重度脱水则会导致皮肤皲裂,这一点在冬季尤为明显(表 1 −3)。

表 1 −3 不同海拔高度的大气压、干燥气体和饱和水蒸气的氧分压变化

海拔高度/m	大气压/mmHg	干燥气体氧分压/mmHg	饱和水蒸气氧分压/mmHg	混合气氧含量/%	温度/℃
0	760	159	149	20.9	15.0
500	716	150	140	19.7	11.7
1000	674	141	132	18.6	8.3
1500	634	133	123	17.6	5.0
2000	596	125	115	16.4	1.7
2500	560	117	108	15.4	−1.7
3000	526	110	100	14.5	−5.0

海拔高度 /m	大气压 /mmHg	干燥气体氧分压 /mmHg	饱和水蒸气氧分压/mmHg	混合气氧含量/%	温度/℃
3500	493	103	94	13.6	−8.3
4000	462	97	87	12.8	−11.7
4500	433	91	81	12.0	−15.0
5000	405	85	75	11.2	−18.3
6000	354	74	64	9.7	−25.0
7000	308	65	55	8.5	−31.7
8000	267	56	46	7.4	−38.3
9000	231	48	39	6.4	−45.0

四、灾害性天气多

高原地区寒潮、雪灾、风暴、沙暴、霜冻和雷暴发生较频繁,会给从事高原作业者的健康和生命带来很大威胁。青藏高原雷暴经常出现,在每年的雨季,雷暴常与冰雹同时发生,尤其在每年4—9月发生率最高。

第五节　高原自然环境对人体的危害

加强高原病的预防与治疗研究,对保障高原地区居民的身体健康,促进当地经济、文化、国防事业的发展,具有重要意义。

高原病是人体在高原低氧环境下从事职业活动所导致的一种疾病。高原低氧是导致该病的主要原因;机体缺氧引起的功能失调和靶器官受损是该病病变的基本特征。我国仅将在高原低氧环境下从事职业活动所致的高原肺水肿、高原脑水肿、高原性心脏病和高原红细胞增多症确定为高原病,其诊断是根据进抵海拔高度2500 m以上的高原连续工作一段时间,经临床检查,结合劳动卫生学调查及动态观察,综合分析并排除其他疾病而确立的。

一、高原自然环境对人体健康的影响

低氧是威胁进入高原人员健康的最大"天敌"。海拔高度2500 m以上的高

原低氧环境会对人体健康产生较大影响。我国青藏高原平均海拔4500 m以上，大部分地区荒无人烟、资源奇缺、自然环境极端恶劣，严重影响高原地区居民的健康和作业能力，尤其是未经习服的人员快速进入高原地区后，将面临诱发高原病、作业能力降低等一系列问题。

(一)诱发高原病

由于高原地区海拔高，空气稀薄、缺氧、寒冷、昼夜温差大，进入这一地区的人员大都会出现不同程度的高原反应。轻者恶心、呕吐、头重脚轻、呼吸紧迫；重者头部剧痛、呼吸困难、短期进入昏迷状态，甚至危及生命。久居平原地区的人员初入高原地区时，特别是未经适应性训练而急速进入高原地区时，由于对缺氧缺乏适应能力，往往极易发生急性高原病。在1960年的进藏人员中，曾发生数百例高原肺水肿，病死率为1%～5%，个别群体的高原肺水肿病死率高达28%。

1. 高原肺水肿

高原肺水肿指初到高原或重返高原者因快速暴露于高原低氧环境中，加之寒冷、劳累和感冒等诱因，使肺动脉压升高、肺血容量增加、肺循环发生障碍和微循环内液体渗至肺间质和肺泡而引起的一种高原特发病。高原肺水肿一般在到达高原地区(以海拔高度3500 m以上多见)后6～96 h发病。据调查，在青藏高原海拔高度3300～4200 m的地区，人群高原肺水肿的发病率为28/10万～78/10万。高原肺水肿以海拔高度3500 m以上地区多见。国外报道高原肺水肿的最低发病海拔高度为2260 m；国内最近报道在海拔高度2261 m收治高原肺水肿患者6例。这一点可能与进入高原地区的海拔高度、速度、季节、个体身体素质和劳动强度等有重要关系。

2. 高原脑水肿

高原脑水肿是以脑昏迷为主要特征的急性高原病，多发生在海拔高度4000 m以上的地区，少数人可在海拔高度3000 m以上的地区发病。本病以初次进入高原地区者为多发，其发病率的高低常与进入高原地区的速度、海拔高度、自然条件有密切关系。据报道，高原脑水肿在青藏高原人群中的发病率为0.28%；在海拔高度4800 m的唐古拉山公路施工人员中，急性高原脑水肿的发病率为5.9%。通过对30多年来收集于喀喇昆仑山的资料进行研究后发现，高原脑水肿的发病率在0.5%～2%。这一点与国外报道的1.8%基本一致。1969年11月，某群体在进驻喀喇昆仑山海拔高度5340 m的地区时高原脑水肿的发病率为

4.76%,此为目前已有文献报道的最高发病率。

3.高原性心脏病

高原性心脏病是因低氧直接或间接累及心脏而引起的一种心脏病,患者有显著的肺动脉高压、右心室增大和右心功能不全,临床经过缓慢,偶有突发病者,多发生在海拔高度 3000m 以上的地区。高原性心脏病多为慢性经过,是以心脏改变为突出表现的多脏器损害的慢性高原病。据报道,在海拔高度 3000 m 以上的地区,成年人高原性心脏病的发病率为 0.71%,海拔高度 4068~5188 m 地区的移居者高原性心脏病的发病率为 1.72%。张西洲对 1962—1990 年发生在喀喇昆仑山和西藏阿里高原的 107 例成人高原性心脏病患者进行了调查研究,结果发现,发生在海拔高度 4180~5000 m 地区的患者有 22 例(占 20.6%),发生在海拔高度 5010~5450 m 地区的有 85 例(占 79.4%),这表明随着海拔高度的升高,发病人数明显增多。据一项对青海省 33998 例患者的调查研究显示,在海拔高度 2808 m 的地区,高原性心脏病仅有极少数人会发病;在海拔高度 3050~3797 m 的地区,儿童高原性心脏病的发病率为 1.09%,成人高原性心脏病的发病率为 0.48%;在海拔高度 4068~5188 m 的地区,儿童高原性心脏病的发病率为 1.8%,成人高原性心脏病的发病率为 0.92%。

4.高原红细胞增多症

高原红细胞增多症是以血液中红细胞和血红蛋白代偿性增多为临床特征的慢性高原病。本病病程迁延,多发生在海拔高度 3000 m 以上的地区,可严重影响患者的劳动能力。在青藏高原,普通人群高原红细胞增多症的发病率为 1.05%~5.7%,随着海拔的升高、驻高原时间的延长,其发病率会增高。在高原红细胞增多症的发病率方面,男性高于女性。西藏军区总医院调查了海拔高度 4366 m 移居汉族男性 840 例和汉族女性 21 例,结果发现两者高原红细胞增多症的发病率分别为 57.9%、14.3%;调查了世居成年藏族男性 321 例和藏族女性 84 例,结果发现两者高原红细胞增多症的发病率分别为 17.4%、7.1%。据青海省调查,海拔高度 2835 m 地区男性高原红细胞增多症的发病率为 2.2%,海拔高度 4080 m 地区男性高原红细胞增多症的发病率为 35.0%。

(二)人体作业能力降低

在高原缺氧环境下,人体摄氧不足,体力会明显下降。研究表明,高原地区居民的工作效率会随着海拔的升高而降低,在海拔高度 4500 m 的地区,个体的体力只有平原地区个体体力的60%;在海拔高度5791 m的地区,人体的最大做功功率只有平原地区的30%。

研究人员对在海拔高度3700 m地区居住半年以上的人员进行观察后发现,其一般都有记忆力下降和注意力不集中等脑功能减退的改变,表现为逆行性健忘(近事遗忘)和注意力涣散,生活条理性减弱,工作能力有一定程度的下降,随着海拔的升高,上述表现逐渐加重。这些人员返回平原地区后,随着时间的推移上述改变逐渐恢复。

二、高原病的诱发因素

高原低氧是导致高原病的根本原因,除此以外,气候因素、劳动因素、个体因素、海拔高度、登高速度、体力消耗、精神紧张程度、寒冷、上呼吸道感染、睡眠不足、晕车、饮酒以及劳动与休息安排不当等均是高原病的诱发因素。上呼吸道感染、寒冷、过度疲劳及剧烈运动是急性高原反应和高原肺水肿发病的主要诱因。若急性高原反应治疗不及时或较严重,则可进一步发展为高原肺水肿或高原脑水肿。

(一)气候因素

气压随海拔高度的增加而有规律地下降。气压越低,空气越稀薄,空气中的氧分压越低,肺内的氧分压也随之降低,这样血红蛋白就不能饱和,会出现血氧过少的现象。只有当动脉血中的氧分压高于7.98 kPa时,才能满足机体的基本需要,低于这个水平,机体将明显缺氧,易发生急性高原反应、高原肺水肿、高原红细胞增多症和高原性心脏病等,各系统功能将有较大的变化。人们进入高原地区后,一般会因缺氧而出现乏力、头痛、头晕、心慌、胸闷、呼吸急促、食欲缺乏、腹胀、疲乏、失眠、体温和血压改变、恶心、呕吐等表现,如长时间缺氧,则会使大脑皮质受到严重损害,引起头痛、头晕、昏睡、意识丧失,直至危及生命。

人体温度一般恒定在36.5 ℃左右,而对人体健康的最理想的环境温度为18～20 ℃,为了保持机体温度与外界气温的平衡,人体的产热与散热必须与外界环境相协调。久居平原地区的人进入高原地区后,可因气温的急剧降低而出现高血压、肺气肿、冠心病等或使原有疾病加重。平原地区的人在冬季进入高原地区后,其急性高原病的发病率远高于在夏季进入高原地区者。

高原地区气候干燥、风大的特点使人体表面及呼吸道散失水分明显多于在平原地区,这一点尤以劳动和剧烈运动时为甚,同时由于缺氧及寒冷等利尿因素的影响,机体水分含量减少,致使呼吸道黏膜和全身皮肤异常干燥,易出现咽炎,鼻出血,唇炎,以及手、足皮肤干裂等。

适量的紫外线照射有消炎、镇痛、杀菌、免疫保健、抗佝偻病等作用,可使皮肤细胞产生色素沉着。海拔高、空气稀薄、空气洁净、气候干燥,加上雪的反射作用,使得高原地区太阳辐射中紫外线照射强烈,会给人体带来很多不良影响,如导致日射病、皮肤灼伤、日光皮炎、瘙痒、水疱及水肿等。当人体在雪地上或野外长时间活动时,眼睛会因受到大剂量照射而引起结膜炎、角膜炎、眼睑炎,甚至患上雪盲或白内障等疾病。

单一的气象要素可诱发某些疾病,但是高原病往往是多个气象要素共同作用的结果。例如,从有关研究可以看出,高压控制下的空气可诱发心肌梗死,这是高气压与低气压共同作用的结果;大风、寒潮可使心肌梗死的发病率明显增高。

人体对风速、低气压及气象要素波动综合作用的反应:低温、低湿可使白喉、流感、百日咳、脑膜炎等疾病的发病率显著增高,也可使哮喘、支气管炎的发作次数明显增加;当出现降水天气时,空气湿度增大,温度、气压下降,可使肝炎、脑梗死及猝死的发生率增加;湿热的气候易使人患偏头痛、胃溃疡、脑血栓及皮疹。高原地区总的气候特点是寒冷、干燥、低气压、紫外线辐射强,这些气候因子对人体有许多不利影响,但是,只要我们对它有正确的认识,采取科学的生活方式和养生、健身方法,就能更好地适应高原气候环境,健康地生活在高原地区(图1-1)。

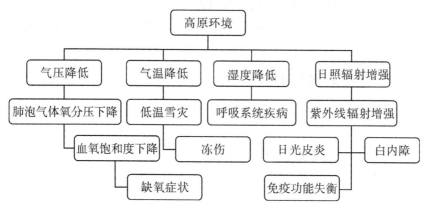

图1-1　高原环境对人体健康的影响

(二)劳动(运动)因素

劳动是人类的基本活动之一。人体活动强度相同,所需的氧量也基本相同,不会因高原地区氧分压降低而减少,因此人在高原地区活动,容易发生缺氧。进入高原地区的人员,无论在高原地区从事施工、制造、运输、经商等工作,还是进行旅游、探险等活动,都必然要暴露于高原环境中,假如出现劳动强度过大、工作时间过长、饮食不足与营养不良、装备与防护措施不当等,则往往会诱发相关高原病。

(三)个体因素

人在高原地区受缺氧的影响是持续性的,不会因季节、昼夜、性别、年龄等的不同而有明显差别,因此,进入高原地区后,每时每刻都受到缺氧的影响。不同的个体因海拔高度和对缺氧敏感性等的不同,会出现不同程度的缺氧反应。与个体有关的某些特征往往会成为高原病的诱发因素。例如,某些疾病(如心、肺、肝、肾、肠、胃、精神方面的疾病),各种原因引起的摄食减少、睡眠不足、精神紧张、过度恐惧、缺少高原环境训练及生活经验、吸烟、饮酒等,都是高原病的诱发因素。

三、人体对缺氧环境的适应

虽然缺氧对机体的危害较为严重,但如果缺氧反复作用于机体,则能引起机体内敏感组织和器官的应答反应,使人体对缺氧环境产生适应,这是人体所具有的适应外界环境本能的体现。例如,人类可长期生活在海拔高度 5500 m 的高原地区,在无供氧装备的条件下,登山运动员也可登上海拔高度 8848.86 m 的高峰,这些都充分展现出人体强大的适应能力。

人体在高原低氧环境的习服能力可概括为自然习服(被动习服)和积极习服(主动习服)。

(一)自然习服(被动习服)

缺氧初期,肺和心血管系统发挥着代谢调节作用。肺过度换气,肺泡氧分压升高,心率加快,心排血量增加,血液流经肺时携氧增多(肺泡和氧分压梯度减小);红细胞及其中的 2,3 - 二磷酸甘油酸(2,3 - diphosphoglyceric acid,2,3 - DPG)含量增加,氧血红蛋白解离曲线右移,较多的氧扩散到组织细胞中去;与此同时,血液重新分配,流向脑和心脏等重要器官的血液增多,以保证重要器官的氧供。过度换气可引发碱血症;一部分碱可由肾调节而排出,使碱血症得到一定程度的纠正。因碱由肾排出增多,故血液中的碱储备会下降。长期缺氧后,细胞中的肌红蛋白、线粒体数目增多,氧化酶活性增强,氧的利用效率提高,可使机体逐步适应缺氧环境。由此可见,缺氧初期是通过生理器官的代偿而习服,随着缺氧时间的延长,器官代偿能力逐渐减弱,而细胞、亚细胞和分子水平的适应能力逐渐加强,可直接建立稳固的适应机制。

在人体的潜在自然适应能力方面,个体差异很大,一般人可长期生存于海拔高度 5500～5600 m 的高原地区。通过对世代居住在高原地区的人群的调查发现,适应高原环境的人胸廓大,呼吸量大,血液含氧量较高,组织中毛细血管新生,肺泡与肺动脉、毛细血管与细胞内的氧梯度差缩小,氧利用能力、CO_2 敏感性和骨髓造血功能等生理适应能力增强。

（二）积极习服（主动习服）

人类在长期的高原生存与劳动中逐渐认识到,平原地区人员进入高原地区时的习服能力与海拔高度,进入的季节与速度,个体的神经类型、年龄、性别、精神和身体状况、体格锻炼程度、饮食和营养等有密切关系。如果在平原地区能坚持体育锻炼,进入高原地区时注意营养、减少过度疲劳等,则可以增强习服能力,改善缺氧症状,因此,积极习服（主动习服）具有重要的实践意义。

第二章 高原低氧环境中的病理生理学

人类生存的外界环境千变万化,机体可通过全身各系统、器官、细胞和分子多层次的调节,保持机体内环境的稳定(即"自稳调节"),一旦机体不能抵御物理、化学和生物等致病因素的损伤作用,则"自稳调节"紊乱,进而会导致疾病的发生。

氧是维持生命的基本要素之一。大气中的氧通过身体运氧系统最终到达细胞并被利用。身体运氧系统包括:①肺通气,指氧经气管和支气管进入肺泡;②肺弥散,指肺泡中的氧经肺泡毛细血管壁进入血液;③氧与血红蛋白结合,指氧经血液运输进入毛细血管;④组织弥散,指氧从毛细血管进入细胞线粒体并参与氧化磷酸化。这一过程统称为呼吸。在平原地区,大气中的氧分压为 21.2 kPa (159 mmHg),而线粒体上的氧化酶所需要的氧分压为 0.3 ~ 0.4 kPa(2.25 ~ 3.0 mmHg),如此大的氧分压差,可有效地推动氧的传送。

成年人处于静息状态时,组织氧耗量为 220 ~ 260 mL/min,而体内储存的氧仅有 1.5 L,因此,必须具有较大的氧分压差的驱动和畅通的呼吸过程,才能及时保证组织对氧的需求。一旦外界空气中氧分压下降,呼吸过程中任何一个环节发生障碍,则组织将得不到充足的氧或不能充分利用氧,进而会使组织的代谢、形态结构和功能发生异常变化,这一病理过程称为缺氧。

大气压随海拔的升高而降低,氧分压也随之降低。在海拔高度 5000 m 的地区,吸入气氧分压约为平原地区的 1/2。这种以吸入气氧分压过低而导致动脉血氧分压降低、氧含量减少、组织供氧不足为特点的缺氧被定义为低张性缺氧(又称大气压性缺氧)。这种缺氧主要发生在高原地区。人们一般将在这一特殊环境中发生的缺氧称为高原低氧。

平原地区人员进入海拔高度 3000 m 以上的高原地区后,其机体为适应高原低氧,会出现代偿性反应,如呼吸加深加快,肺通气量增加,心排血量增加,血流重新分布,心、脑血流量增加,肺血管收缩,维持通气/血流值的适宜匹配,维持较高的动脉血氧分压,毛细血管增生,细胞供氧增加,红细胞增多,血液中氧含量增加,氧合血红蛋白曲线右移,结合的氧易于解离并供给组织,无氧糖酵解增强,以弥补 ATP 的不足,一些酶(如线粒体呼吸链中的酶)活性增加,细胞内呼吸增强,以充分利用氧。在轻度缺氧的情况下,机体通过这些代偿性变化就可以抵抗组织缺氧。但是,当严重缺氧时,如在高海拔地区机体反应状态处于失代偿状况,动脉血氧分压下降到 6.67 kPa(50 mmHg)以下,则机体器官、组织和细胞发生严重的功能障碍,进而发生高原病。最常见的高原病有急性高原反应、高原肺水肿、高原脑水肿、高原性心脏病、高原红细胞增多症等。虽然它们是不同的高原病,但在病理生理变化过程中有共同的主导环节,如肺动脉高压、红细胞生成素和红细胞增多、细胞膜通道异常、毛细血管通透性增高、免疫能力低下、能量代谢异常、低氧诱导因子 -1 调控等。同一主导环节可见于不同类型的高原病中,同一高原病可有几个主导环节参与,如肺动脉高压可见于高原肺水肿、高原性心脏病、高原红细胞增多症等。

本章重点讨论高原病的主要病理过程和主导环节。这对于认识高原病的发病机制和寻找高原病的有效治疗措施来说具有重要意义。

缺氧性肺动脉高压是由低氧引起血管内皮细胞损伤、血管内皮合成和分泌的各种血管舒张因子平衡失调导致的以早期肺血管收缩及后期肺血管重建为特征的病变。缺氧性肺血管重建是缺氧性肺动脉高压的重要病理基础。在广义上,肺动脉高压不仅指肺动脉压升高,而且指肺动脉和肺静脉压力梯度差升高及肺血管阻力升高。肺动脉收缩压 >30 mmHg (4.0 kPa),舒张压 >15 mmHg(2.0 kPa),平均肺动脉压 >20 mmHg(2.7 kPa)。平均肺动脉压 21 ~ 30 mmHg 为轻度缺氧性肺动脉高压,平均肺动脉压 30 ~ 50 mmHg 为中度缺氧性肺动脉高压,平均肺动脉压超过 50 mmHg 为重度缺氧性肺动脉高压。在缺氧性肺动脉高压早期,患者常无明显的自觉症状,加上测定方法的限制,常使该病不易被及时发现。

缺氧性肺动脉高压是高原肺水肿的重要病理生理过程。在正常情况下,各肺段动脉的收缩是不均匀的,低氧时则更为明显,可导致某段肺血管收缩较重,某段肺血管收缩较轻。收缩轻微的肺血管内血流量和血流速度增加,该处的肺动脉压升高,施加于血管壁的切应力增加,切应变力随之增大,微血管内皮细胞间隙增宽、增多,明显超过正常值(4 μm),于是就产生了"孔道扩张现象",即肺泡毛细血管通透性增加,液体漏进肺泡。这种由右心室和肺动脉传递的血流机械性损伤(前向性损伤)比左心衰竭所致的后向性损伤更严重、更迅速、更易导致肺水肿。

缺氧性肺动脉高压也是高原性心脏病的重要病理生理过程。高原地区居民的动脉血氧分压为 55~60 mmHg(7.33~8.0 kPa),不论是世居高原地区者,还是移居高原地区者,多数人的肺动脉压都有轻度升高,前者比后者更为明显。一般情况下,肺动脉压随海拔上升而升高。由于肺动脉高压,右心室压力过度负荷,不但出现肥厚、扩张、体积增大,而且充盈压增加,使厚度和僵硬度增加的室间隔向左心室膨出。在心包膜完整、容积不变的情况下,必然会影响左心室的几何形状和压力,使左心室舒张相对受限、顺应性下降,进而会影响左心室的充盈,使舒张末期压升高、左心室前负荷增加。当左心室容积变小、心肌收缩力下降、心排血量减少时,就可引发高原性心脏病。

肺泡性缺氧可导致肺血管收缩,进而导致肺动脉压升高。长时间的持续性缺氧或长时间的间断性缺氧,都可使肺血管长期收缩,并使肺动脉压维持于较高水平。较为持久的肺动脉压升高还伴有肺血管壁结构改变,这称为肺血管壁的重建。当肺血管壁发生重建时,血管壁增厚、管腔缩窄,会导致肺动脉压进一步升高。在缺氧性肺动脉高压形成的早期阶段,肺部血管收缩为主要因素;在缺氧性肺动脉高压形成的晚期阶段,肺血管结构重建则为主要因素。

第一节　高原低氧与毛细血管通透性

一、基本概念

血管内皮细胞是覆衬于血管内面的单层扁平细胞,是血液与组织间的第一道屏障。毛细血管的通透性主要与内皮细胞的骨架蛋白收缩、内皮细胞间及内皮与基底膜间的连接和黏附有关。在缺氧、炎症、过敏反应、休克和烧伤等情况下,某些体液因子,如组胺、5-羟色胺、缓激肽和血小板激活因子,通过与内皮细胞上的相应受体结合,激活以钙离子为主导的细胞内信号转导机制,最后导致内皮细胞收缩、细胞间隙扩大、细胞与基底膜间的黏附松解、毛细血管通透性增加,可使氧自由基通过直接损伤血管内皮细胞或其他介质的作用而影响内皮细胞的屏障功能。

有研究人员观察了低氧条件(低氧条件为 $3\% O_2$、$92\% N_2$、$5\% CO_2$,以对白蛋白通透率作为评价通透性的指标)下猪肺动脉内皮细胞单层通透性的变化。
ⅧR∶Ag是内皮细胞的特异性标志之一,正常的血管内皮细胞含有一定量的
ⅧR∶Ag。当血管内皮细胞受到外来刺激或发生血管损伤时,血液中ⅧR∶Ag的
含量会增加。因此,ⅧR∶Ag含量的变化可以间接反映血管内皮细胞的质量和功
能状态。研究结果表明,与正常氧气条件对照组相较,不论缺氧12 h,还是缺氧
24 h,血管内皮细胞对白蛋白的通透率都明显下降,与此同时,血管内皮细胞中
ⅧR∶Ag的阳性率也明显下降。

经过对高原肺水肿患者尸检发现,其血管内皮细胞连接间隙增宽或破坏。
洪清元等(1995)用纤维支气管镜采集了高原肺水肿患者的支气管肺泡灌洗液,
经研究后发现,其支气管肺泡灌洗液中含有大量的蛋白质、红细胞及炎性细胞,
其中免疫球蛋白IgG、IgA、IgM及补体C3、C4的含量明显高于健康人的,而急性
高原反应患者的支气管肺泡灌洗液同健康人的无显著性差异。这说明,高原肺
水肿患者肺泡膜上有"漏孔"存在,从而使大量的大分子蛋白质漏出。洪清元等
还观察了高原肺水肿患者肺泡灌洗液与患者外周血清在同等条件下的醋酸纤维
薄膜电泳,结果发现肺泡灌洗液中蛋白质的成分同血清的成分完全相同,这进一
步说明了肺泡腔内的漏出物来自血液。

上述结果表明,在缺氧条件下,肺毛细血管通透性明显增加且血管内皮细胞
受损,由此造成了许多病理生理变化。例如,前者可促使形成肺水肿;后者可释
放多种调控血管收缩因子,促使形成肺动脉高压。毛细血管内外存在很大的胶
体渗透梯度,当毛细血管通透性增加时,血浆蛋白从毛细血管中滤出,血浆胶体
渗透压降低,组织间胶体渗透压、有效滤过压升高,组织间液生成增多。因此,如
果发生全身性毛细血管通透性增加,那么就可造成全身性水肿。

二、缺氧性毛细血管通透性增加的机制

(一)Ca^{2+}通道

线粒体是细胞内钙的储库,其摄钙能力的维持对控制细胞损伤时细胞内的游离
Ca^{2+}起到重要的调节作用。在静息状态下,细胞内Ca^{2+}的浓度约为10^{-7}mol/L,而细
胞外液Ca^{2+}的浓度约为10^{-3}mol/L,因此,细胞内外存在10000倍左右的浓度
差,这种细胞钙稳态的维持有赖于一系列Ca^{2+}的运转机制。在生理条件下,线
粒体通过有效的Ca^{2+}摄取和释放维持其钙稳态,同时参与细胞代谢的调节,当
细胞受到某种刺激需要上调能量代谢时,线粒体可从细胞质产生的钙池中摄取

Ca^{2+},以激活某些对 Ca^{2+} 敏感的呼吸酶及代谢过程。当发生缺血再灌注时,首先是缺血条件下细胞质中的 Ca^{2+} 浓度有一定程度的升高,其主要原因是细胞膜 Na^{+} – K^{+} – ATP 酶活性下降,Na^{+} 排出减少,同时细胞内发生酸中毒,H^{+} 浓度升高,通过 Na^{+} – H^{+} 交换,细胞摄取 Na^{+} 增加。在两者的综合作用下,细胞内 Na^{+} 的浓度升高,进而通过 Na^{+} – Ca^{2+} 交换使细胞内 Ca^{2+} 的浓度升高。当发生心肌缺血时,Ca^{2+} 还可通过慢钙通道进入细胞内,同时肌质网中的 Ca^{2+} – ATP 酶活性下降。当发生缺氧时,由于 K^{+} 抑制钙通道开放,导致 Ca^{2+} 内流,同时 Ca^{2+} 库释放 Ca^{2+},其结果是 $[Ca^{2+}]cyt$ 浓度明显增加,进而肌红蛋白和肌球蛋白发生偶联,使细胞收缩、细胞间隙增宽,形成孔道扩张现象。当 Ca^{2+} 的运转机制失调使细胞内 Ca^{2+} 浓度非控制性升高时,会出现细胞钙稳态紊乱。相关实验证明,动物在持续缺氧状态下,脑、心、肝、肌肉、肾等组织细胞内的 Ca^{2+} 浓度均明显升高,出现钙超载。

当发生缺血缺氧损伤时,因 Na^{+} – Ca^{2+} 交换及细胞膜通透性增高等可造成细胞内钙超载,故此时若线粒体功能发生障碍、摄钙能力降低,则不能摄取细胞质中过多的钙,会使细胞质中游离 Ca^{2+} 增加、线粒体内游离 Ca^{2+} 减少,会进一步加重细胞内钙超载。据 Sordahl 等报道,在缺血性病变或体外缺血再灌注的情况下,心肌线粒体的钙摄取能力会降低。相关实验发现,当发生急性低氧应激后,心肌、肝和骨骼肌的线粒体中游离 Ca^{2+} 的浓度有下降趋势,游离 Ca^{2+} 含量明显减少,线粒体的摄钙能力显著降低,说明线粒体损伤较严重,膜的通透性增加,Ca^{2+} 漏出增多。在急性低氧环境中,线粒体损伤严重,会发生肿胀甚至崩解,进而会使 Ca^{2+} 的转运能力下降。若能保持线粒体的结构不受损伤,维持其摄钙能力,则能起到调节细胞内钙变化、减轻细胞内钙超载的作用。经过 4 周海拔高度 3000 m 间歇低氧适应后,心肌、肝和骨骼肌的线粒体游离 Ca^{2+} 基本恢复到常氧水平,且心肌线粒体游离 Ca^{2+} 浓度上升显著,表明 Ca^{2+} 转运能力有所增强。

当线粒体游离 Ca^{2+} 浓度下降时,对有氧氧化生成还原型烟酰胺腺嘌呤二核苷酸(reduced nicotinamide adenine dinucleotide,NADH)的促进作用减弱,从而会影响呼吸链的电子传递过程和质子泵功能。陈永红等的实验结果显示,当发生缺氧后,心肌线粒体中总钙含量升高,心肌组织 ATP 和肌酸激酶含量下降,心肌组织的 ATP 含量与线粒体的总钙含量呈负相关。有研究表明,急性缺氧可使线粒体氧化磷酸化功能受损,ATP 生成减少。当发生缺血时,氧化磷酸化不能有效进行,线粒体生成减少且水解增多,细胞会因能量不足而发生功能障碍。随着缺血时间的延长,线粒体结构和功能受损,ATP 耗竭,细胞功能会进一步受损,甚至会发生细胞凋亡。

细胞坏死是缺氧引起的一种常见的细胞损伤。导致细胞坏死的主要环节是线粒体损伤、氧化应激、细胞骨架构型改变及细胞钙稳态紊乱,其中细胞钙稳态紊乱所致的钙超载,一般是细胞坏死最后的共同通路和重要环节。缺氧在引起细胞坏死的同时,也可引起细胞凋亡。缺氧所致的细胞内 Ca^{2+} 浓度升高,可通过两种方式诱导细胞凋亡:一是 Ca^{2+} 能作为凋亡信号,启动细胞凋亡;二是 Ca^{2+} 破坏了细胞的自稳态,使细胞凋亡效应系统的关键成分与细胞基质接触,从而引发细胞凋亡。线粒体与细胞凋亡关系密切,缺氧等诱发细胞凋亡的因素,能使线粒体通透性改变,这是细胞凋亡早期起决定性作用的变化。它可导致细胞膜内外离子浓度减少或消失,膜电位迅速下降,电子传递和呼吸链解偶联,能量代谢受损,线粒体内 Ca^{2+} 释放,从而激活 DNA 内切酶,发生细胞凋亡。另外,凋亡基因 *bcl-2* 多位于线粒体通透性转换孔内,能抑制线粒体通透性变化,因此,线粒体通透性增加也与 *bcl-2* 基因不足有关。

(二)血管内皮生长因子

血管内皮生长因子(vascular endothelial growth factor,VEGF)是首先从肿瘤细胞中被发现并进一步被证实可由许多组织分泌的生长因子。1989 年,VEGF 首次被科学家从牛垂体滤泡形状细胞体外培养液中分离、纯化出来。VEGF 是分泌性糖蛋白同源二聚体,其特异性受体只存在于血管内皮细胞中。VEGF 与特异性受体 Fit-1 和 KDR 结合后,能够促进内皮细胞分裂,诱发新血管形成,增加血管通透性,其增加血管通透性的能力为组胺的 5000 倍。*VEGF* 基因全长约 14 kb,由 8 个外显子和 7 个内含子构成。mRNA 转录后,由于拼接方式的不同,可形成 5 种异构体。其表达受细胞周围环境氧浓度的影响,在正常情况下表达较低,低氧时表达明显增强。*VEGF* 基因 5′端启动子上游有一段 28 bp(bp:碱基对)的序列,低氧时它可与低氧诱导因子-1(hypoxia-inducible factor-1,HIF-1)结合,促进 *VEGF* 基因表达增多。另外,低氧对转录后的 VEGF mRNA 有稳定作用,有利于产生大量的 VEGF 多肽分子。

据报道,低氧环境中培养大鼠肺动脉血管内皮细胞($1\% O_2$,$25\% CO_2$,$94\% N_2$)2 h,VEGF mRNA 表达开始增多,3 h 培养液中的 VEGF 的浓度为(0.73 ± 0.02) pg/mL,6 h 培养液中 VEGF 的浓度为(1.41 ± 0.06) pg/mL,12 h 培养液中 VEGF 的浓度为(1.90 ± 0.09) pg/mL。离体肺组织低氧灌流 2 h 后,VEGF mRNA表达增多。将大鼠暴露于模拟海拔8000 m高度4 h,其血浆中的VEGF的浓度为(6.72±0.15) pg/mL,明显高于常氧对照组的(2.88±0.11) pg/mL。崔建华(2000)曾对高原移居者与高原世居者血浆VEGF的浓度进行比较,结果表明,移居到海拔高度3700 m地区1周和6个月的汉族居民血浆中VEGF的浓度分别为(32.40±9.97)×10³ pg/mL、(17.08±6.74)×10³ pg/mL($P<0.01$);移居到海拔高度5380 m地区1周和6个月的汉族居民血浆中VEGF的浓度分别为(63.07±14.07)×10³ pg/mL、(39.60±12.10)×10³ pg/mL($P<0.01$)。在海拔高度4300 m的地区,移居2年以上的汉族居民和世居居民血浆中VEGF的浓度分别为(24.58±9.40)×10³ pg/mL、(15.86±6.21)×10³ pg/mL($P<0.05$)。高原肺水肿患者治疗前、后血浆中VEGF的浓度分别为(67.45±16.69)×10³ pg/mL、(17.88±4.75)×10³ pg/mL($P<0.01$),可见高原肺水肿患者治疗前、后血浆VEGF浓度治疗前明显高于治疗后。以上结果表明,在相同海拔地区,初上高原者血浆VEGF的浓度高于移居时间长者的;当在高原地区居住的时间相同时,血浆VEGF的浓度会随海拔的升高而增加。还有报道指出,局部缺氧可诱导大脑中VEGF mRNA表达增多;在脑肿瘤患者的大多数缺血坏死区域中,VEGF mRNA的表达急剧增多,而这些区域处于缺氧状态。

综上所述,不论是肺动脉血管内皮细胞培养、离体肺灌流,还是高原现场人体观察,其结果都说明低氧会促使VEGF mRNA表达增多。低氧程度越重,低氧刺激时间越长,则VEGF mRNA的表达越多。

VEGF增加毛细血管通透性的机制如下。

蛋白激酶C(protein kinase C,PKC)可能是调节VEGF的途径之一。PKC是与细胞增殖有关的蛋白激酶,可介导细胞生长和增殖的信号传递,调节核基因表达。Kevin等的研究表明,常氧时加入PKC激活药佛波酯,能使细胞VEGF mRNA表达明显增多。黄岚等在缺血/缺氧大鼠心肌细胞血管内皮生长因子的研究中发现,低氧时加入PKC激活药佛波酯和PKC抑制药白屈菜季铵碱,分别可增强和减弱VEGF mRNA的表达,这表明在缺氧诱导VEGF mRNA的表达中,其信号转导途径部分是通过PKC通路实现的。

研究人员在VEGF变化与PKC活性关系的实验中发现,低氧可刺激内皮细胞PKC激活,这时培养液中VEGF mRNA的表达明显增多;而PKC活性受到抑制后,低氧不再诱导VEGF mRNA表达水平的升高。与之相对照,加入PKC抑制药白屈菜季铵碱后,将内皮细胞常氧培养,细胞膜、细胞质的PKC活性以及培养液中 VEGF 的浓度与前者无显著差异,这表明该抑制药能够抑制低氧引起的 PKC 激活。上述结果提示,低氧时 PKC 的激活可使 VEGF mRNA 的表达增多。

(三)毛细血管损伤与炎症反应

缺氧是最常见的病理过程之一,也是引起细胞损伤的最常见原因。长期以来,学术界对缺氧引起细胞损伤的机制认识不一,实验结果存在差异,这种差异可能与缺氧的原因、类型,残留氧量,缺氧时间,细胞的类型、分化程度、基础代谢率,缺氧的损伤性反应、适应性反应表现的形式不同有关。

1991 年,West 等在实验室通过增加动物肺动脉压成功模拟出了这一病理生理过程,他们发现,当兔的肺毛细血管压力上升至 5.3 kPa 时,超微结构显示肺毛细血管内皮层断裂,这种损伤可引起高渗性水肿,同时伴高分子蛋白质和血细胞渗漏于肺泡腔内,另外,内皮层的基底膜多呈暴露状态,这一高反应的表面可吸引并激活血小板和中性粒细胞,从而导致高原肺水肿患者尸检可见到的血管内小血栓形成,并在肺泡灌洗液中出现炎症征象。为此,他们认为高原肺水肿患者肺毛细血管结构严重损伤,首先是由于肺动脉高压的机械损伤,随后炎症反应介入其中,大量聚集的炎症细胞(如嗜中性粒细胞、巨噬细胞)及其分泌的炎症介质参与了肺毛细血管的漏出,即炎症损伤也是其发病的重要因素。Bartch 等发现,高原肺水肿患者外周血血清及支气管肺泡灌洗液中白介素 – 1、白介素 – 6、肿瘤坏死因子及 C 反应蛋白等炎性标志物水平均明显升高,这进一步证明炎症参与了高原肺水肿的发病过程。有研究者证实,缺氧可使肺毛细血管内皮细胞释放自由基和白三烯等物质,并使肺泡气 – 血屏障结构被破坏。高原肺水肿患者外周血中免疫球蛋白浓度明显升高,肺泡灌洗液中存在大量的炎性细胞、免疫球蛋白,加上补体系统的激活,这些均提示高原肺水肿的发病过程可能是一种急性炎症过程。

1.能量生成障碍

缺氧引起的病理生理变化涉及氧依赖酶和氧反应元件的改变。目前已知有 100 多种酶需要以氧为底物。与此同时,学术界对调控基因表达的氧反应元件的研究正在不断深入。缺氧引起细胞能量代谢障碍的中心环节是干扰氧化磷酸化,减少 ATP 的合成。线粒体是各种缺氧因素作用的敏感靶位。氧是线粒体内膜电子传递链多种酶(如 NADH 脱氢酶、细胞色素还原酶、细胞色素氧化酶等)作用下传递电子的最终受体,接受 H^+ 并将之还原成 H_2O。缺氧会使有氧氧化过程受阻,ATP 含量降低,导致磷酸果糖激酶激活,增加糖酵解的速度。这是细胞对缺氧的适应性反应,但无氧糖酵解产生的 ATP 难以满足细胞的需要,加上无氧糖酵解可产生乳酸,使细胞发生酸中毒,继而会对细胞产生广泛影响。当发生严重缺氧时,线粒体调节能量代谢的主要位点(如 ATP 合成酶、腺嘌呤核苷酸载体和 Pi 载体)功能异常,可迅速导致线粒体电化学成分梯度改变及线粒体肿胀、溶解。ATP 的生成减少和不断消耗会使细胞质中的 ATP 含量减少、cAMP 含量增加,已有实验证实这是导致线粒体发生水肿和不可逆损伤的重要原因。线粒体电子传递脱偶联可导致自由基生成,自由基通过使膜脂质过氧化、抑制酶类等蛋白质的功能及使 DNA 发生氧化而加重细胞损伤。

2. 细胞膜功能障碍

细胞膜功能障碍包括膜磷脂和膜蛋白的改变,其早期表现是因细胞能量代谢障碍或细胞膜结构直接受损而引起的细胞水肿。细胞容量的稳定是细胞执行其功能的重要条件之一。有学者提出,细胞容量可被看作调节细胞功能的第二信使,它会影响细胞内大分子的水化及功能。细胞水肿是对能量代谢异常的最初反应,是一种可逆性损伤。若损伤性刺激持续存在,细胞膜损伤加重,出现细胞膜完整性丧失、物质转运障碍、跨膜信号转导异常,则会进一步导致钙超载、线粒体损伤和溶酶体破裂等,甚至细胞死亡。钙超载可激活磷脂酶,磷脂酶可催化膜磷脂降解。钙可激活蛋白酶,蛋白酶可破坏细胞骨架蛋白,进而会加重细胞膜的损伤。有学者提出,细胞膜严重损伤是不可逆性细胞损伤的关键。

3. 基因表达的改变

可逆性细胞损伤通常会累及细胞膜和细胞质,此时细胞核多能维持其形态的完整性,但其对基因表达的调控已出现变化。基因表达水平的改变是缺氧时细胞内的分子事件,会使细胞对缺氧产生应答反应,以维持细胞稳态。缺氧可抑制细胞内 50% ~70% DNA 的合成,使大多数基因的表达受到抑制、蛋白质等生物大分子的合成减少。但另一方面,细胞或机体为适应在缺氧环境下生存,又会使某些基因的表达增强。这些受缺氧诱导基因表达水平的上调,是缺氧时组织细胞乃至机体所发生的一些重要病理生理改变的分子基础。缺氧可诱导调节糖酵解的酶表达增多,诱导热休克蛋白表达,促进细胞因子、生长因子和炎性蛋白等的表达。

随着研究的深入,被发现的由缺氧诱导表达的基因越来越多,目前已达几十种。缺氧可激活对氧反应敏感的转录因子,其中 HIF - 1 被认为是在缺氧条件下组织各种变化的主要分子生物学基础。HIF - 1 是氧稳态的重要调控因子,由

2 个亚基组成异源二聚体,具有针对组织缺氧的特异性功能。目前已发现 40 余种受到 HIF－1 调控的基因,这些基因的功能涉及增加 O_2 的运输、增强对低氧的适应能力等。HIF－la 亚基的表达和激活受到细胞内 O_2 浓度的精确调控,在正常情况下,HIF－la 亚基被蛋白酶 26 S 降解,但在缺氧条件下保持稳定和聚集,同时 HIF－la 亚基与下游基因的结合能力会明显增强。细胞感受 O_2 浓度变化及传递这一信号并引起 HIF－1 变化的机制目前尚未完全明了。

4. 氧化应激

当氧自由基产生过多或（和）清除不足时,可引起细胞的氧化应激反应。氧化应激反应是指促氧化能力大于抗氧化能力而导致的一种细胞损伤。自由基可对细胞的脂质、蛋白质、DNA 等成分发生氧化损伤反应。

5. 细胞钙稳态紊乱

在细胞功能调节中,Ca^{2+} 可作为第二信使,起信号传导的关键作用,同时 Ca^{2+} 也是参与蛋白质、磷脂和核酸分解的酶的激活分子之一。在正常情况下,细胞钙稳态是由质膜 Ca^{2+} 转位酶和细胞内钙池系统共同操纵控制的。当发生细胞损伤时,这一操作过程出现紊乱,可导致 Ca^{2+} 内流增加、Ca^{2+} 从细胞内储存部位释放与通过质膜逐出抑制,从而导致细胞内 Ca^{2+} 浓度不可控制地持续增加,细胞内 Ca^{2+} 浓度持续高于生理水平以上必然会导致维持细胞结构和功能的重要大分子出现难以控制的破坏。缺氧使心肌细胞活力明显降低,跨膜 Ca^{2+} 内流明显增加,同时伴细胞质游离 Ca^{2+} 浓度明显增加、钙稳态紊乱、细胞功能障碍。

当前,细胞内钙稳态紊乱是细胞损害与机制研究方面最为热门的话题,大量证据表明,细胞 Ca^{2+} 浓度的持续增高可能会活化各种不同组织和细胞的毒性机制,因而曾被称为细胞死亡的最终共同途径。

6. 细胞骨架的变化

细胞骨架是生物膜的组成部分。生物膜包括覆盖在细胞表面的外周膜（质膜）和包绕细胞核、细胞器的内膜系统。广义的生物膜还包括细胞骨架系统,即由微丝、中间丝和微管组成的微管状结构及细胞外骨架系统,是主要由胶原纤维连接蛋白、蛋白多糖等组成的有序结构。生物膜对维持膜内环境的相对稳定及细胞的功能、结构具有重大意义。缺氧、自由基作用所致钙超载可通过肌动蛋白与肌动蛋白结合蛋白之间的联系改变、钙依赖性细胞骨架蛋白酶降解多种骨架蛋白、蛋白激酶的活化与蛋白磷酰化的改变而导致细胞骨架的破坏、解体。

第二节　自由基反应

一、基本概念

自由基是指具有不配对电子的原子、原子团或分子。由氧衍生的自由基称为氧自由基。氧自由基的形成应具备以下 3 个条件：有提供电子的供体、有接受电子的受体、氧分子经单电子还原。因缺氧并不等于无氧，故存在接受电子的受体。缺氧时提供电子的供体主要包括线粒体、内皮细胞、白细胞，其摄取的氧可通过不同还原酶的作用生成氧自由基。氧自由基既是氧化剂，又是还原剂，极易与组织细胞成分中的电子结合，以达到稳定的配对电子状态，并且当自由基与非自由基物质发生反应时，往往会因形成新的自由基而发生连锁、增殖性、损伤性反应。生物进化得益于氧化过程产生的能量，进入机体的氧 95% 以上被转化为能量，在这个过程中其自身被还原成水。与此同时，在进化过程中还有 5% 的氧在生物体中被还原成自由基。

自由基在疾病的发生、发展过程中有重要作用，是机体损伤过程中的重要因素。呼吸道是接触外源性自由基产物的重要门户，因此低氧与自由基的关系愈加引人关注。自由基是体内氧分子的不完全代谢产物，以 3 种形式存在，即超氧阴离子（O_2^-）、羟自由基（·OH）和过氧化氢（H_2O_2）。机体不断产生自由基，又随时予以清除。清除自由基的物质主要有天然抗氧化酶［包括超氧化物歧化酶（superoxide dismutase，SOD）、过氧化氢酶（catalase，CAT）、过氧化物酶（peroxidase，POD）、谷胱甘肽过氧化物酶（glutathione peroxidase，GHS－Px）和血红素加氧酶－1（heme oxygenase，HO－1）］及天然抗氧化物［包括维生素 C、维生素 E、硒、辅酶 A 等］。在正常生理状况下，机体内产生的自由基由氧化体系清除，只有当自由基产生超过机体的抗氧化能力或机体的抗氧化能力降低导致自由基蓄积时，才会造成脂质过氧化损伤。

维持氧化－抗氧化平衡是机体正常生命活动最普遍的功能。一旦氧化－抗氧化平衡失调，也就是当氧自由基产生过多或（和）清除不足时，则会出现细胞的氧化应激反应，进而会通过多种途径改变机体代谢，从而导致细胞损伤，影响细胞存活状态。其具体机制如下：①氧化应激反应可使炎症细胞释放介质，如前列腺素和白三烯等，加重局部炎症反应；②氧化应激反应可增加自由基的生成，直接引起蛋白质、脂质和 DNA 的氧化损伤,从而干扰细胞、组织的完整性;③氧化应激反应可影响细胞结构和细胞凋亡,改变细胞因子的微环境平衡,激活对氧化还原反应敏感的效应分子,在转录、蛋白表达水平诱导细胞凋亡;④氧化应激反应可生成大量自由基,激活信号系统中的第二信使,干扰细胞信号转导途径,影响细胞的存活、分化、增殖、凋亡和坏死;⑤氧化应激反应可使细胞内抗氧化物质的浓度降低、细胞内还原性环境破坏,进而造成代谢异常。

二、高原气候与自由基反应

高原地区空气稀薄干燥,太阳辐射强,大风、冰雹长年不断,加之地球化学异常,使高原环境中的生物处于与平原地区迥然不同的恶劣生长环境中。这种恶劣生长环境即为生物产生应激反应的应激源,其中大气压低、氧分压低、太阳辐射强与生物氧化应激反应直接相关,而氧化应激反应的直接效应是机体产生自由基反应,导致氧化 – 抗氧化平衡失调。

众所周知,大气压每下降 2 mmHg,则氧分压下降 1 mmHg,紫外线辐射量增加 3% ~4%。研究发现,不同海拔高度健康人群的自由基反应随海拔高度的增加而增加。表 2 –1(张鑫生等,1994)表明,自由基反应产物丙二醛(malondialdehyde,MDA)的浓度与海拔高度呈显著正相关($P < 0.01$),与大气压和氧分压呈显著负相关($P < 0.01$),而机体抗氧化酶的活性则与海拔高度、大气压呈显著负相关,与氧分压呈显著正相关($P < 0.01$)。这表明,在高原环境中机体的自由基代谢易受环境气候因素(特别是低氧环境因素)的胁迫而发生紊乱,且自由基反应强度会随海拔高度的增加而增强。

表 2 –1 不同海拔高度健康人血中 SOD 与 MDA 浓度的比较($\bar{x} \pm s$)

组别	海拔高度/ m	大气压/ kPa	大气氧分压/kPa	SOD 活性(U/g)		MDA(nmol/L)
陕西省西安市	340	98.1	20.6	—	—	—
20 ~45 岁	—	—	—	146	1672 ± 179	2.8 ±0.3
46 ~59 岁	—	—	—	92	1559 ± 217	3 9 ±0.5
青海省西宁市	2260	78.0	16.4	—	—	—
20 ~45 岁	—	—	—	107	1415 ± 192[1]	4.1 ±0.5[2]

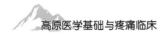

组别	海拔高度/m	大气压/kPa	大气氧分压/kPa	SOD 活性（U/g）		MDA（nmol/L）
46～59 岁	—	—	—	71	1314 ± 167[1]	5.2 ± 0.8[1]
青海省乌兰县茶卡镇	3100	69.6	14.6	—	—	—
20～45 岁	—	—	—	347	1153 ± 153[1]	5.4 ± 0.8[2]
46～59 岁	—	—	—	49	1086 ± 150[1]	5.6 ± 0.7[3]
青海省甘德县	4080	60.3	12.7	—	—	—
20～45 岁	—	—	—	249	1027 ± 141[1]	5.7 ± 0.6[1]
46～59 岁	—	—	—	28	928 ± 157[1]	6.0 ± 0.7[2]

注:第 4 组与第 3 组、第 3 组与第 2 组、第 2 组与第 1 组比较,[1]$P < 0.01$,[2]$P < 0.01$,[3]$P < 0.01$。

三、不同海拔高度对不同民族人群自由基反应的影响

高原环境是一个历史自然体,不仅环境有其自身的形成历史,生活在其中的生物亦有独立的进化遗传适应过程。研究表明(赵建民,2002),世居于海拔高度 3700 m 地区的西藏自治区拉萨市的藏族人的血清 MDA 和 NO 浓度显著高于居住在海拔 340 m 的陕西省西安市的汉族人群的。久居高原的藏族人群自由基代谢存在一定程度的紊乱,这表明藏族虽然世居高原低氧环境已经有万年的历史,机体在对低氧适应的氧摄取、氧运输和氧利用 3 个环节上已经有明显的适应性调整,但对低氧的胁迫仍然存在或遗留有一定程度不适应的历史痕迹。这种不适应的历史痕迹可能与藏族人群某些健康问题或易感性疾病有关,同时提示,高原环境对世居藏族人群并不是完全没有影响的,只是影响程度比移居者小而已。

四、相同海拔高度不同人群的自由基反应

崔建华(2000)曾报道对海拔高度 4300 m 世居藏族青年和移居汉族青年氧自由基代谢进行的比较研究,结果表明世居藏族青年红细胞 SOD、血浆 GHS - Px 和维生素 E 的浓度均高于移居汉族青年的($P < 0.05 ～ 0.01$),血细胞比容(hematocrit, HCT)和 MDA 低于移居汉族青年($P < 0.05 ～ 0.01$)的,世居藏族青年的全血 GHS - Px 和维生素 C 虽高于汉族青年的,但无统计学意义($P > 0.05$)。由此可

见,在相同海拔高度环境中,世居藏族人群体内自由基代谢相对平衡和稳定,这是遗传适应基础在高原低氧环境中的一种表现形式。

杜智敏等(1995)报道,移居高原(平均海拔 4500 m)1～10 年的汉族人血中的 MDA 浓度明显高于该地的世居藏族人群的,而 SOD 浓度低于该地的世居藏族人群的。这表明世居高原环境的藏族人群对高原应激因素已经获得了遗传适应性,这种遗传适应性是世居藏族人群对不同海拔高度应激反应稳定的生理基础。

进入高原低氧环境后,随海拔高度、居住时间的变化,人体自由基及酶活性均会受到不同程度的影响。研究人员对从平原地区(海拔高度 1400 m)进入海拔高度 3700 m 地区和海拔高度 5380 m 地区第 7 天及半年的健康青年进行血清 SOD、MDA、尿酸(UA)和尿液尿酸(UUA)检测,并与 20 名平原健康青年对照(表 2-2)后发现,代表氧自由基活性及脂质过氧化反应程度的 MDA 浓度,在高原低氧环境中明显高于在平原地区,且随海拔的升高而增高,随高原居住时间的延长而降低。UA 浓度的变化与 MDA 基本一致。因 UA 是嘌呤—黄嘌呤氧化酶代谢途径的最终产物,故 UA 的升高在此亦反映了氧自由基的释放增加,说明在高原缺氧环境中人体内存在着自由基代谢失调的情况。另外,在高原低氧环境中,糖酵解增强,当乳酸生成增多,当乳酸经肾排泄时,可竞争性地抑制近曲小管中 UA 的排泄,使血 UA 浓度增高。因此,高原低氧环境氧自由基生成增多,与高原居留时间及海拔高度有密切关系。

表 2-2　不同海拔高度健康青年血清 SOD、MDA 和尿酸浓度比较($\bar{x} \pm s$)

组别	平原对照组	海拔高度 3700 m		海拔高度 5380 m	
		第 7 天	半年	第 7 天	半年
SOD 活性 (U/g)	1357 ± 99	1270 ± 86^2	1136 ± 124^3	1081 ± 133^2	$940 \pm 111^{2,4}$
MDA (nmol/L)	3.87 ± 0.61	5.39 ± 0.75^1	4.50 ± 0.86^3	$6.26 + 1.08^2$	$5.33 \pm 0.94^{2,4}$
UA (mmol/L)	0.23 ± 0.04	0.35 ± 0.06^2	$0.28 \pm 0.05^{1,4}$	0.41 ± 0.05^2	$0.36 \pm 0.04^{1,3}$
UUA (mmol/L)	2.08 ± 0.84	1.47 ± 0.62^2	1.76 ± 0.53^4	0.58 ± 0.24^2	$1.04 \pm 0.44^{1,4}$

注:与平原组比较,[1] $P < 0.05$,[2] $P < 0.01$;进入高原地区第 7 天与进入高原地区半年比较,[3] $P < 0.05$,[4] $P < 0.01$。

20 世纪末 90 年代以来,我国对不同海拔高度、不同民族、不同年龄、不同职业、移居高原和返回平原等人群的自由基反应进行了大量研究,而国外对此研究涉及不多。我国在这一领域的研究为探讨高原病的发生、发展及其预防、治疗提供了参考,并为高原低氧环境中的生理学研究拓展了新的途径。

五、不同海拔高度紫外线强度与自由基反应

太阳辐射强、日照时间长是高原气候的另一个特点。随着海拔的升高,当地接受日照时间会增长,空气层浓度自然变薄,水蒸气量减少,大气中含有的杂质也变少,使大气透明度增加,太阳辐射透过率增加。一般海拔高度每增加 1000 m,辐射强度会增加 10%。

紫外线对机体的损伤是环境医学问题之一。流行病学调查表明,白内障的发病率明显会随海拔高度的增加而增加。虽然白内障的病因和发病机制目前尚不完全清楚,但紫外线照射导致自由基、活性氧对晶体的损伤是导致白内障发生的公认的环境因素。胡建章等(2003)的研究表明,无论哪种白内障,其致白内障的过程都与晶体氧化损伤有关,即由自由基诱发晶体蛋白质和脂质过氧化而引起。因此,自由基成为各种因素引发白内障的共同通路。

由此可见,高原环境中的太阳辐射(特别是紫外线)诱导机体产生自由基反应是高原环境对人体健康的重要影响因素,紫外线与白内障的相关研究仅是太阳辐射与高原反应、高原病发生和发展的一个具体例证,其实际影响极其广泛。

六、高原环境地球化学异常与自由基反应

某些地方性疾病的发生、流行与生物地球化学的关系异常密切。例如,西藏 78.1% 的县(市)有碘缺乏病流行,人群中碘缺乏病的发病率高达 30%,这是因为其饮水中碘含量平均只有 2 mg/L,多数水源检测不出碘,而当地农副产品中的碘含量更是微乎其微;低硒环境是大骨节病、克山病和动物白肌病等流行的生物地球化学基础,对西藏土壤中硒的含量及其分布特征的研究表明,该区土壤硒低于全国平均值,其含量自东南向西北逐渐降低,与大骨节病、克山病病区分布走向一致。

研究人员在对西藏白内障和环境样品微量元素的分析研究中发现,西藏白内障患者晶体中硒的含量明显低于平原地区白内障患者的;对西藏土壤、饮水和主要农副食品的分析结果显示,土壤 - 饮水 - 食物系统低硒具有普遍性,表明西

藏白内障患者晶体中硒含量低与生态环境中硒含量低是一致的。

硒是谷胱甘肽过氧化物酶(glutathione peroxidase,GSH-Px)、磷脂氢谷胱甘肽过氧化物酶(phospholipid hydroperoxide glutathionic peroxidase,PHG-Px)的必要组成部分,对维持机体氧化-抗氧化平衡具有至关重要的作用。西藏硒缺乏所引发的疾病表明,地球化学异常是导致高原环境人体抗氧化能力降低、自由基反应增强的重要的外源性环境因素。

七、海拔高度与机体抗氧化营养物质变化的关系

在正常生理状况下,自由基在机体中不断地产生,但同时也不断地被 SOD 等抗氧化酶和由内源性抗氧化剂[如谷胱甘肽(glutathione,GSH)]与外源性抗氧化剂组成的抗氧化系统清除,使机体的氧化-抗氧化系统处于接近平衡的生理状态。低氧环境使机体产生低应激反应,易导致氧化-抗氧化平衡失调。营养物质与活性氧、自由基代谢密切相关:营养素在代谢过程中既可产生活性氧、自由基,导致对机体的损害,又可组成防御体系,以清除活性氧、自由基。高原低氧环境应激反应在导致人体自由基反应增强的同时,还可引起营养物质的大量消耗,特别是具有抗氧化功能的营养素(如 GSH、维生素 E、维生素 C、某些微量元素等)浓度的降低,进一步增加了机体自由基的反应速度。陈东升等(1999)的研究表明,不同模拟海拔高度对大鼠营养状态的影响不同,随着模拟海拔高度的上升,大鼠全血谷胱甘肽还原酶活性有上升趋势,全血转羟乙醛酶活性效应的变化更明显;全血维生素 C、维生素 E 的浓度随模拟海拔高度的上升而下降;微量元素 Zn 和 Fe 的浓度随模拟海拔高度的上升呈下降趋势,其中 Zn 含量下降最显著;Mn 的浓度随模拟海拔高度的上升而上升。

动物模拟实验与上述文献中所涉及的巯基(—SH)、SOD、GSH-Px、维生素 C、维生素 E 等人体抗氧化功能的营养素或相关物质的浓度会随海拔的升高而降低,表明机体自由基反应会随海拔的升高而增强,与人体内源性抗氧化物质的浓度随海拔的升高而降低具有良好的一致性。

八、部分高原病与自由基损伤

这里以高原红细胞增多症为例。高原红细胞增多症的发病机制与缺氧导致红细胞生成素增多有关。近年来的研究表明,高原红细胞增多症对机体组织结构和功能的影响几乎涉及每一个脏器,最易受累的是心、脑,其次为肺、肝、肾、消

化道。学术界通常认为,高原红细胞增多症所致的组织结构和功能受损的原因是红细胞过度增生,使血液黏度增高、血流阻力增大、血流缓慢和微循环发生障碍,从而导致组织缺氧的进一步加重和组织充血、水肿。氧自由基损伤几乎涉及机体的每一组织,其对机体持续、慢性的损害是许多疾病(如冠心病、肿瘤、肺气肿等)发生和发展的重要因素之一。

阿祥仁等(2006)在两个海拔高度(3300 m、4080 m)地区对 79 例高原红细胞增多症患者和 100 例健康者进行了血清同型半胱氨酸(homocysteine,Hcy)、MDA、SOD 和 GSH – Px 检测。结果表明,高原红细胞增多症患者的血清 Hcy、MDA 浓度明显高于同一海拔健康人对照组的($P < 0.01$),且伴有红细胞 SOD 和 GSH – Px 活性的显著降低($P < 0.01$);在两组之间进行比较后发现,随着海拔的升高,高原红细胞增多症患者血清 Hcy、MDA 的浓度随之增高($P < 0.01$),而红细胞 SOD 和 GSH – Px 活性则随之下降($P < 0.01$)。这表明,在高原红细胞增多症患者体内存在着明显的高 Hcy 血症和氧自由基代谢紊乱,且海拔越高,此种状况越重。

国内外有一些学者认为,高原红细胞增多症患者体内自由基代谢失衡的原因可能是其血液流变学具有"浓、黏、聚"的特点,使血液黏稠度增加、血液循环发生障碍,导致组织缺氧加重。当组织缺氧时,SOD 生成减少,组织通过黄嘌呤氧化酶系统,使一些氧自由基(如超氧阴离子自由基和羟自由基等)产生增加,缺氧组织氧自由基的生成增多和清除能力下降,导致体内氧自由基蓄积。氧自由基对机体不断的累积性损害可能是高原红细胞增多症患者体内组织结构、功能受损的一个重要因素。

九、高原低氧运动自由基损伤与抗氧化防御

1989 年,Halliwell 和 Gutteridge 将抗氧化剂定义为"当自身浓度远低于被它作用的底物浓度时,能显著阻滞底物氧化的物质"。自由基消除剂是指能清除自由基或者能使一个有毒的自由基变成另一个毒性较低的自由基的物质。抗氧化防御物质是维护机体氧化 – 还原平衡的主要物质基础,包括酶类和非酶类。酶类包括 SOD、CAT、POD、GHS – Px、HO – 1 等;非酶类主要由一些血浆蛋白和小分子抗氧化物质组成,包括维生素 A、维生素 C、维生素 E、胡萝卜素、GSH、硒、辅酶 Q、尿酸及胆红素等。

高原低氧会对机体造成多种损伤,如何减轻和预防这种损伤始终是研究人

员关注的话题。低氧过程中存在氧化-抗氧化平衡紊乱。自由基损伤在其病理生理过程中具有一定作用,抗自由基损伤对预防高原低氧损伤具有重要意义。相关研究表明,在高原环境中剧烈运动可引起体内自由基生成增多。很多学者从不同角度揭示了生产劳动、体育运动与自由基的关系,并在应用自由基清除剂抗运动性疲劳所致的损伤中取得一定效果,某些复方中药(如复方红景天、复方党参、刺五加等)具有较好的抗缺氧损伤作用,其主要机制是通过调节内分泌的应激作用、改善水盐代谢,进而减轻低氧引起的水潴留。

综上所述,高原环境因素与人体自由基反应的关系仅仅是人体产生高原反应的一个侧面,其实际作用则要广泛、深刻得多。需要指出的是,动物、植物对高原环境同样也存在不同的反应。研究提示,高原土生动物和植物在长期对高原环境的自然选择和适应过程中获得了遗传适应特征,而迁居高原的平原动物对高原环境的反应比土生动物要强烈得多,只有经过逐渐适应的过程才能在高原环境中生存。因此,对高原动物、植物生理的研究,不仅对高原地区农牧业生产的发展具有现实意义,而且对高原人群适应问题的研究具有重要的借鉴意义。

高原环境自然地理条件复杂,因海拔造成的低氧条件和强紫外辐射常使移居或暂居高原的人出现急、慢性高原反应或高原病。急、慢性高原病发生的重要原因是缺氧和强太阳辐射环境使机体出现自由基代谢平衡失调等氧化应激反应。与此同时,处于高原地区人群体内的氧化-抗氧化平衡紊乱还受高海拔、高原地球化学异常及人体营养条件等因素的影响。研究不同人群体内自由基代谢反应对各种高原逆境因素的响应,不但可为研究世居高原人群的生物学适应机制提供基础信息,而且可对移居或暂居高原的人的高原反应和高原病的防治提供重要参考。

第三节 红细胞生成素

一、基本概念

红细胞生成素(erythropoietin,EPO)是特异性作用于红系祖细胞的糖蛋白激素,相对分子质量约为 34×10^3。血浆中的 EPO 由 165 个氨基酸组成,糖基化程度很高,糖基成分主要是唾液酸。根据糖类含量的不同,天然存在的 EPO 可分为两种类型,即 α 型(含 34% 的糖类)和 β 型(含 26% 的糖类)。两种类型在生物学特性、抗原性及临床应用效果上均相同。EPO 产生于肾皮质小管周围毛细血管内皮细胞或成纤维细胞中,主要作用于骨髓红系干细胞,促进红细胞生成,是最早发现并首先运用于临床的造血生长因子。研究人员对 EPO 的研究始于1906 年。1957 年,研究人员证实合成 EPO 的主要器官是肾。1984 年,重组人EPO 的研究获得成功,极大地加速了人们对 EPO 化学结构、产生部位、基因表达、作用机制及其在人体疾病治疗中的运用等方面的研究工作。EPO 的主要生物学作用是促进红系祖细胞的增殖、分化和成熟,此外,EPO 还有抗氧化、稳定红细胞膜的作用,可改善红细胞膜脂流动性和蛋白质构象,提高细胞膜 $Na^+ - K^+ -$ ATP 酶的活性,维持细胞膜内外的正常渗透压。1957 年,Jacobson 等发现并证实肾是控制血清 EPO 水平的主要器官。1993 年,Maxwell 等通过免疫双标记和免疫电镜证实,产生 EPO 的细胞(如 Ⅰ 型细胞)位于肾间质中。Ⅰ 型细胞包括两种不同的细胞群(即成纤维细胞和树枝状细胞)。编码 EPO 的基因的表达是以一种“全”或“无”的方式进行,即从皮、髓质交界处向外扩展。Koury 认为,缺氧程度决定了产生 EPO 的细胞的分布,而缺氧时间的延长可使单个细胞的 EPO 水平增高,随着组织氧的增加及细胞对缺氧的适应,产生 EPO 的细胞的数量将发生较大的变化。正常血浆中 EPO 的浓度为 10 ~ 30 U/L,当发生缺氧和贫血时,血浆中 EPO 的浓度可上升 100 ~ 1000 倍。

机体合成和分泌 EPO 的主要部位是肾(由肾小管外周间质细胞形成),而肾外 EPO 的主要来源是肝。EPO 还存在于一些正常器官中,其中在未受刺激的啮齿动物的睾丸和大脑中,EPO 的总量分别为肾内水平的 30% 和 10%。除此之外,EPO 的表达也在植入后的早期小鼠胚、人胎盘和肿瘤中被发现(Christof,1998)。

二、低氧与红细胞生成素

当机体缺氧时,肾小管间质细胞周围的氧分压随之下降,进而会影响到细胞质中的氧化 - 还原状态,最终可造成 EPO 表达增多。Johnson 等(1989)的研究表明,低氧状态可促进血清 EPO 水平的提高,血液中 EPO 含量的增多会促进红细胞生成增多,从而使机体的缺氧状态得到进一步改善。Milledge(1985)发现,从平原地区进入海拔高度 4500 m 的高原地区后,人体内 EPO 的含量显著升高,持续 22 d 后,EPO 的含量下降至平原地区对照组水平。Chandel 等(1998)更进一步证实,缺氧导致的 EPO 生成需要线粒体的参与。缺氧时通过线粒体的相关作用,可使细胞内的自由基、活性氧增多,进而引起 EPO mRNA 表达增多。当细胞去除线粒体后,EPO 对缺氧的反应性也随之消失。缺氧 5 d 和缺氧 15 d 时动物血液中 EPO 的水平明显升高,缺氧 30 d 动物血液中 EPO 的水平与对照组相比无显著差异,但红细胞仍然增生明显,这表明可能有 EPO 水平外的其他调节因素存在。

赵鹏等(2009)的研究发现,SD 大鼠 6 周在模拟海拔高度 3500 m 环境中完成低氧适应后,从血清 EPO 水平来看,持续低氧安静组和间歇低氧安静组与常氧安静对照组相比虽略有升高,但无显著性差异。从肾 EPO 免疫组化分析来看,经过 6 周的低氧适应,持续低氧安静组和间歇低氧安静组肾中 EPO mRNA 的表达都降低,尤其以持续低氧安静组为著。从骨骼肌 EPO mRNA 的表达来看,持续低氧安静组和间歇低氧安静组与常氧安静对照组相比基本没有差异。这说明经过 6 周的低氧适应,EPO 含量已经下降至平原地区常氧对照组水平,骨骼肌 EPO mRNA 表达的趋势和血清 EPO 的一致。从骨骼肌 EPO 免疫组化分析可见,持续低氧安静组与常氧安静组相比变化不大,只是有向肌束外膜聚集的趋势,但间歇低氧安静组与常氧安静组相比,骨骼肌 EPO mRNA 的表达明显减弱,几乎为阴性,这一点估计与间歇低氧在翻译后水平抑制骨骼肌 EPO 向蛋白质的合成有关,具体机制有待进一步研究。EPO 对红系祖细胞的作用是通过与其受体结合而发挥的。EPO 受体(EPO receptor,EPOR)是一种细胞膜受体,是具有高特异性亲和力的受体。从骨骼肌 EPOR mRNA 的表达来看,持续低氧安静组与常氧安静对照组相比,大鼠骨骼肌 EPOR mRNA 的表达升高了 71%,但是没有显著差异;间歇低氧安静组与常氧安静对照组相比,大鼠骨骼肌 EPOR mRNA 的表达基本没有变化。从骨骼肌 EPOR 免疫组化分析可见,持续低氧安静组 EPOR mRNA 的表达有向细胞质转化的趋势,间歇低氧安静组 EPOR mRNA 的表达则减少。

通过以上研究我们可以推测:①低氧适应后肾生成、分泌 EPO 的能力降低,体内另有其他机制维持血清 EPO 水平的稳定;②持续低氧促使骨骼肌 EPOR mRNA 的表达升高并向细胞质转移,这一点可能与低氧适应后期红系的持续增多有关,但其机制还有待进一步研究;③间歇性低氧可能在翻译后水平抑制骨骼肌 EPO 和 EPOR 向蛋白质的合成。

三、低氧训练与红细胞生成素

(一)低氧训练对红细胞生成素的影响

学术界关于低氧训练对 EPO 影响的研究结果存在不一致的情况。据Levine

和 Eicblom（1991）报道，在低氧环境中居住与训练，可以提高血液中 EPO 的浓度，使网织红细胞及红细胞增多，使红细胞内的 2,3 - DPG 浓度上升，进而使最大吸氧量增加及运动能力增强。他们对居住在低压舱 2 d、每天 10 h 和 15 h 居住时间的两组人员的情况进行了比较，结果发现两组人员的 EPO 浓度都上升，而网织红细胞数和通气量只是在 15 h 组有明显上升。如果实验方法改为每天 10 h 组 + 连续 6 d 吸 15.4% 的 O_2 并间歇 4 d、每天 15 h 组 + 连续 3 d 吸 15.4% 的 O_2 并间歇 4 d，各重复 2 次并进行比较，结果发现连续 6 d 组的 EPO 浓度、网织红细胞数和通气量都明显上升，连续 3 d 的组的 EPO 浓度和通气量也明显上升，提示在低氧环境中居住 10 h，可引起低氧适应。

高原训练可以增加 EPO 浓度，这是由于在产生 EPO 的细胞中存在对氧非常敏感的还原型烟酰胺腺嘌呤二核苷酸磷酸（reduced nicotinamide adenine dinucleotide phosphate，NADPH）氧化酶，它可感知氧而使 EPO mDNA 的复制增强。在低氧条件刺激下，机体在 NADPH 氧化酶的作用下产生 H_2O_2；而在平原环境中，机体内的氧在某些酶的作用下产生 O_2，进而在 SOD 的作用下产生 H_2O_2，同时机体内的氧在铁的作用下，经芬顿反应形成 HO^-，HO^- 被称为 HIF - 1 的 EPO 遗传因子。也就是说，在高原低氧环境下，由于组织中的氧浓度很低，H_2O_2 的生成必然也很少，由此可激活 HIF - 1 与 EPO 遗传因子的结合，促进 EPO mDNA 的复制，使 EPO 生成增多，进而引发红细胞增多症。一般来说，高原缺氧环境可促进红细胞生成增多，但这一点也有很大的个体差异，其原因可能在于不同个体的 EPO 细胞产生 H_2O_2 的量有差异，也可能在于还有其他的因素（包括各种糖酵解酶、葡萄糖运输载体、VEGF、诱导型 NO 合成酶等）在影响红细胞的生成。

Bergland（1992）的研究表明，运动员在高原地区训练后，血清 EPO 浓度先升高，1 周后下降，甚至低于上高原前的水平，这种低水平可以一直维持到结束在高原地区的训练。冯连世等（2001）为了进一步研究在高原地区训练对大鼠红细胞生成的影响，以大鼠 18ws - RNA 为内参照，测定了 60 只雄性 SD 大鼠在模拟不同海拔高度游泳训练后 EPO mRNA 的变化，结果显示，海拔高度 3000 m 组和 4000 m 组较平原地区对照组的 EPO mRNA 水平有显著升高。

（二）低氧训练后的复氧训练对大鼠 EPO 的影响

Christoulas（2000）对高住低练（训练在海拔高度 450 ~ 500 m 地区，生活在海拔高度 1550 ~ 2050 m 地区）和高住高练（生活、训练在海拔高度 1550 ~ 2050 m 地区）两种训练模式进行研究后发现，在两种模式中，男性运动员静息 EPO 水平和EPO峰值没有差异,女性运动员EPO峰值提高,静息EPO水平只在高住高练模式下上升,但红细胞、HCT无显著差异。这说明高住低练与高住高练对EPO水平的刺激相同,但男女有别。

目前,国内外还缺乏关于低氧训练后复氧训练对大鼠EPO水平的系统研究,一般认为,缺氧解除后,EPO水平可在$1 \sim 2$ d内恢复到基线。这是根据EPO在血浆中的半衰期只有$4 \sim 25$ h推理得到的。赵鹏等(2009)的研究发现,经过6周低氧训练,从血清EPO水平来看,高住高练后复氧训练1周,血清EPO水平有显著升高($P < 0.05$),甚至与常氧安静对照组相比,有非常显著的升高($P < 0.01$);高住低练后复氧训练1周,血清EPO水平略有升高,虽然无显著差异,但与常氧安静对照组相比有非常显著的升高($P < 0.01$)。

从肾EPO免疫组化分析来看,与高住高练和高住低练相比,高住高练后复氧训练组和高住低练后复氧训练组EPO mRNA表达都略有增强。从骨骼肌EPO mRNA的表达来看,高住高练后复氧训练1周,大鼠骨骼肌EPO mRNA的表达有非常显著的降低($P < 0.01$),甚至与常氧安静对照组相比,也有非常显著的降低($P < 0.01$),只相当于常氧安静对照组EPO mRNA表达量的10%;高住低练后复氧训练1周,骨骼肌EPO mRNA的表达也有显著降低($P < 0.05$),但降低幅度不如高住高练复氧训练后,可降低到常氧安静对照组EPO mRNA表达量的65%。从骨骼肌EPO免疫组化分析来看,与高住高练和高住低练相比,高住高练后复氧训练组和高住低练后复氧训练组骨骼肌EPO mRNA的表达都增强,均强于常氧安静组,并且从两组都可看到EPO mRNA在细胞质的表达。这与骨骼肌EPO mRNA的表达水平不一致、EPO蛋白水平降解远慢于mRNA水平降解有关,因此EPO蛋白水平降解的半衰期可能持续长达1周以上。从骨骼肌EPOR mRNA的表达来看,高住高练后复氧训练1周,大鼠骨骼肌EPOR mRNA的表达有非常显著的降低($P < 0.01$),甚至与常氧安静对照组相比,也有显著的降低($P < 0.05$),只相当于常氧安静对照组EPOR mRNA表达量的17%;高住低练后复氧训练1周,骨骼肌EPOR mRNA的表达也略有降低,但无显著差异,可降低到相当于常氧安静对照组EPOR mRNA表达量的69%。从骨骼肌EPO免疫组化分析来看,与常氧安静对照组相比,高住高练后复氧训练组和高住低练后复氧训练组骨骼肌EPOR mRNA的表达明显增强,而高住高练组、高住低练组则相差不大,这与骨骼肌EPOR mRNA表达水平不一致、EPOR蛋白水平降解较慢有关。

通过以上结果综合分析可知,经过6周低氧耐力训练后复氧训练1周,血清

EPO 水平重新上升,非常显著地高于常氧安静对照组,而且从肾 EPO 和骨骼肌 EPO、EPOR 免疫组化分析来看,EPO 和 EPOR 的蛋白水平表达都很高,这种结果表现类似于由常氧进入低氧训练 1 周后 EPO 的变化,因此我们推测,引起 EPO 水平变化的原因不是缺氧,而是氧浓度的变化。氧浓度变化的刺激适应于 EPO、EPOR 蛋白降解半衰期在 1 周以上的情况,因此人体可在 1 周左右保持血清 EPO 的高浓度,进而维持红细胞水平。

第四节　高原低氧与微循环

一、概　述

微循环(microcirculation)是指微动脉和微静脉之间的血液循环,是人体血液循环的中心环节和基本功能单位。就血液循环而言,微循环是动脉系统的末梢端和静脉系统的起始端二者间所构成的网状毛细血管结构,其中的微血流称为微循环。仅就微循环单位而论,微动脉是起始端,是小动脉的延续部分,与左心相连,而微静脉则是末梢端,与静脉相连接,血流回右心。微循环是身体各个脏器的组成部分,直接参与组织细胞的营养代谢和气体交换,是循环系统的最基层部分,也是功能结构部分。微循环可作为评价机体功能状态的诊断和预警指标。

(一)微循环的组成及功能

微循环是由微动脉(细动脉)、后微动脉、毛细血管前括约肌、毛细血管(真毛细血管)、直捷通路、动静脉短路(动静脉吻合支)和微静脉 7 个部分共同组成的,具有管壁薄、容量大、压力低、流速慢等特点。其功能是为机体组织供给氧、营养物质。微循环是组织器官内微动脉与微静脉之间的血液循环,它和微淋巴管一起组成微循环功能单元,承担血液与组织液之间氧、营养物质和代谢产物的交换,组织灌注及维持内环境的稳定。因此,微循环不仅是整体循环系统的末梢部分,而且是许多器官中独立的功能单位。

(二)微循环的调节机制

微循环的调节机制包括全身性的神经调节、体液调节和局部性的肌源性、代谢性、剪切依赖性调节,其中以后者更为重要。

1. 微血管自律运动

微血管自律运动是指毛细血管前血管的自发节律性收缩、舒张活动,可引起毛细血管血流进行不同频率的节律性流动,可改变微循环内血流的分配及其速率。微血管自律运动在一定范围内是血管平滑肌的固有舒缩行为,不依靠外源性刺激。跨壁压的升高和下降分别可引起毛细血管前血管的收缩、舒张反应,但这种由跨壁压引起的微血管自律运动可因"反应过度"而丧失。

2. 临界关闭压

随着灌注压的进行性降低,直至血流停止,血管内压仍大于静脉血压。血流停止时的灌注压称为临界关闭压或零流压。不同器官决定临界关闭压的方式不同,这种调节的可能机制如下:①血管交感神经刺激的强弱可影响血管自律运动水平的高低,从而引起临界关闭压的升降,偶见低交感张力反应者;②侧支循环;③血细胞聚集等血液流变因素;④高的组织压压迫微血管;⑤高的平滑肌张力关闭小的微动脉;⑥在血管扩张反应中,血压不能立即驱动血流。

3. 自动调节

自动调节指通过自动调节局部血管阻力来维持血流的相对稳定。这种自动调节曲线呈"S"形,中间相对平台部分反映的是自动调节正常,降端反映的是自动调节丧失,升端反映的是自动调节不全。自动调节的可能机制:①肌源性调节,牵张后的肌纤维比牵张前的肌纤维短,是自动调节过程中产生血管阻力改变的主要原因;②代谢性调节,舒血管性代谢产物在血管局部浓度增加,局部血管阻力随之降低,血流加快,继而扩血管物质减少,反应相反;③组织压调节,某些器官(如肾)的血管在包囊内,灌注压增加时可产生液体滤过作用,致使组织压增加,进而压迫微动脉,减少血流;④在动脉和微动脉处,当血压恒定时,存在血流依赖性扩张。此外,代谢性调节和肌源性调节有时一致或重叠。最近的研究认为,微血管口径大小改变的优势调节方式有三种:大微动脉(150~250 μm)为剪切依赖性;微动脉(50~150 μm)为肌源性;小微动脉(<50 μm)为代谢性。这三种调节机制可作为微血管网络整体而产生协调反应。

4. 内皮细胞的功能

近年来的研究发现,内皮细胞具有高度代谢活性和内分泌功能,它能合成和释放多种生物活性物质,参与通透性屏障、止血、凝血、抗凝、纤溶调节,血管细胞生长调节及平滑肌细胞张力调节等。现从血管活性作用和经毛细血管交换两个方面介绍内皮细胞在微循环中所起的作用。

(1)血管活性作用:来自内皮细胞的血管活性物质及其功能主要有以下几点。①前列环素:抑制血小板聚集及其与内皮的黏附,防止血管内凝血和舒张血管。②NO：增加环鸟苷酸（cyclic guanosine monophosphate，cGMP）浓度，从而降低平滑肌细胞中的收缩性游离 Ca^{2+} 浓度，产生血管舒张作用。内皮（依赖）超极化因子也可产生血管扩张作用。③ET-1：具有强烈的血管收缩作用，血栓素、前列腺素均有血管收缩作用，对血管张力和血压有影响。

（2）经毛细血管交换：血管内溶剂、溶质与组织液的交换主要通过毛细血管内皮完成，水通过内皮细胞膜，更多溶质通过内皮细胞裂孔、筛孔和非连续内皮连接，大分子通过内皮细胞之间裂隙，其交换方式有三种，即弥散、滤过和泡饮。

二、高原环境对人体微循环的影响

（一）高原环境下微循环的变化特点

在平原地区，健康人甲襞微血管襻清晰可见，排列规则，层次分明，管径均一，形似发叉。血液流态混悬均匀，呈流线型，血细胞不聚集，沉速较快，畸形微血管襻占比 <15%，自发性渗血点占比不超过 1%。而在高海拔地区，由于海拔升高，氧分压下降，使血液流变性发生"浓、黏、聚"的变化，导致微循环发生一系列改变，如视野模糊，微血管襻数目、畸形比率、襻顶宽度、血管口径均随海拔的升高而增多、增宽，而血流速度则随海拔的升高而减慢。

1. 急进高原人群甲襞微循环的变化特点

莫非凡等对海拔高度 3650 m 地区的 200 名汉族男性进行了微循环监测及症状学的连续观察，结果发现，到达高海拔地区后 2 h 这些个体即出现微循环障碍并呈逐渐加重趋势，以第 1~3 天为著，第 7 天后逐渐减轻，但至第 14 天后微循环加权积分值仍高于平原地区测定值。杨景义等在海拔高度 4200 m 的地区对 147 名进入高原的人员进行了跟踪观察，结果发现，毛细血管直径明显缩小、微循环流量显著减少、横截面积显著缩小、血流速度显著减慢。随着海拔的升高，微循环血管内血液更新、流速变慢。研究人员对进入海拔高度 4700 m 地区50 d 后人体的微循环与上高原前的做了比较，结果发现，上高原后微血管襻的清晰度明显降低，血流速度明显变慢，微血管襻数目减少、长度缩短、直径无明显变化；上高原后异形微血管襻增多，襻顶出血增多，汗腺导管增多。张雪峰等在同一海拔高度对另一组男性青年的观察表明，上高原后除微血管襻数目减少、长度缩短，血流缓慢，汗腺导管增多外，其微血管襻输入支明显扩张，心率增快，心排血量减少，载体黏度、总外周阻力及平均舒张压增高，脉压变小，微循环血流更新速度变慢。韩锦玲等对山东省青岛市、青海省西宁市、青海省玉树藏族自治州三个不同海拔高度 1~13 岁健康儿童的甲襞微循环进行了比较,结果发现,高海拔地区儿童甲襞微循环清晰度降低,模糊不清的比例明显增高,微血管襻数目随海拔的升高而增多,其中鹿角型、巨型等畸形微血管襻增多,乳头下静脉丛增大。研究人员在对毛细血管襻内微血流的流态进行研究后发现,在高海拔地区,人体红细胞聚集明显增多,甚至呈粗颗粒状,血流状态呈间歇性湍流或缓流,血色呈暗紫色,襻顶淤血占 70% 以上,微血管襻周围渗出增多。

综上可知,随着海拔的升高,甲襞微循环的多项指标都有改变,主要表现在初入高原微血管襻数目减少、异形和畸形管甲襞数目增多、红细胞聚集加重、微血流流速明显变慢、管襻色泽变暗、襻顶淤血及襻周出血多见、乳头下静脉丛及汗腺导管增多,习服后这些表现虽有改善,但微循环异常的发生率仍高于平原地区的。

2.急进高原人群球结膜微循环变化的特点

球结膜是临床上在体表部位中能观察到微循环全部流程的唯一部位。通过观察球结膜微循环,可以直观地、确切地判断不同疾病微循环改变的主要部位、性质及其发展的具体过程。球结膜微循环的动态更接近全身微循环的状态,因此球结膜微循环的改变基本能反映全身一般微循环的变化。它的变化在一定程度上可以反映颅内血管的状态,因而观察球结膜微循环的改变,可为研究脑血管等疾病的发生、发展提供重要信息。

吴天一等的研究发现,人体在紧急进入海拔高度 6282 m 的地区后,球结膜微血管动脉管径逐渐变窄,静脉管径逐渐变宽,微血管囊状扩张数增多、血流变慢,红细胞聚集加剧,局部有渗出、水肿及白色微血栓形成。张新宇等对进入海拔 5380 m 的喀喇昆仑山某地点的 25 名人员做了球结膜微循环的动态观察,结果发现,进入高海拔地区后,人体微血管数目增多,进入高海拔地区后的第 4 天,可检测到人体微动脉收缩、微静脉舒张,与进入高原地区前比较,差异非常显著($P <$ 0.01),而在高原地区居住 1 年后,人体的微动脉、微静脉均舒张;初入高原后,人体微血管形态略有改变,但无显著差异,而在高原地区居住 1 年后,微血管变得粗细不均、走行异常,网状结构和囊状扩张例数显著增加($P < 0.01$);初入高原地区后,人体微血流流态呈粒缓流,红细胞聚集,管周水肿,居住 1 年后,上述变化进一步加剧,25 名人员全部出现了红细胞聚集。张西洲等在海拔高度 5270 m 地区进一步探讨了运动对人体球结膜微循环的影响,结果发现,运动(5 km 越野赛跑)后,人体微动脉收缩,微静脉扩张更加明显,微血管中红细胞聚集减少,粒

流消失,血管自律运动增强,管周水肿显著增加。因此,张西洲等认为,高原地区剧烈运动能加重组织缺氧,进而引起氧化不全产物增多,使微血管通透性增加、局部渗出和水肿加重。

(二)高原环境下血液流变性的变化特点

高原缺氧可导致微循环障碍,而微循环障碍最终会表现为血液灌流不足。一般来说,血液灌注压、血管功能及血液流变性是决定微循环灌流状态的三个主要因素,这三者间又会互相影响。在影响血液流变性的因素中,血液黏度和临界毛细血管半径是影响微血管中血液流变性的两个重要因素。

当机体由于高原缺氧引起血液黏度增高、红细胞数量增多、红细胞聚集增强、红细胞硬度增加、红细胞变形能力降低、血小板聚集力加强,进而使血小板聚集及 pH 变化时,就有可能引起血液黏度和临界毛细血管半径的变化。其中血小板聚集的发生可明显增加微血管阻力,甚至可造成微血管堵塞。血液黏度增加、临界微血管半径增大可导致微血管阻力增加、微血流淤滞。血液流变性的改变在高原地区不同人群中有其共性[即"浓"(血细胞比容增高)、"黏"(全血比黏度增高)、"聚"(血细胞聚集力加强)],并随海拔高度和移居高原时间的不同而有其特殊性。

甘伟孝等测定了进入海拔高度 3800~5400 m 4 个海拔梯度及进驻高原地区不同时间人群的血液流变性变化,结果发现,随着海拔的升高,全血黏度、血浆黏度、HCT、血红蛋白浓度也相应增高,只有红细胞沉降率随之降低。在不同的海拔高度,上述各指标相互比较差异非常显著,尤其是在海拔高度 5100~5400 m 的地区,虽然海拔高度差只有 300 m,但血红蛋白浓度、HCT 差异却非常显著,这说明当海拔高度在 5100 m 以上时,只要海拔高度差有一较小的变化,则血液流变性变化也是显著的。与此同时,甘伟孝等还发现,血液黏度随移居高原时间的延长而增高,各指标相比差异也是显著的,这主要是由低氧刺激使肾促红细胞生成素增多、骨髓代偿性增生所致。张西洲等观察了快速进入海拔高度 5380 m 地区及移居该地区 1 年和 3 年的 24 名人员的血液流变学变化,结果发现,在快速进驻的第 4 天,除红细胞变形性显著降低外,其余各指标均显著增高,其中 HCT 增加非常显著。居住 1 年后,上述指标增加显著($P < 0.001$)。居住 3 年后,上述指标较居住 1 年时变化不大,仅有微循环滞留时间和血栓形成系数增加,这说明移居特高海拔 1 年后,机体已习服高原低氧环境,血液成分相对稳定,血液流变性不再发生更大的变化。

(三)高原环境下微循环障碍与急、慢性高原病发病的关系

因为人体内每一种微小的变化都会通过神经、体液反映在微循环上,所以在高原环境下通过微循环监测来判定或预测急性高原病的发生已经被许多学者广泛采用。将甲襞微循环和球结膜微循环作为体内与外界沟通的一个"窗口",不仅有助于诊断急性高原病,而且有助于监测治疗效果和判断预后。

周其全等在青藏高原通过近千例甲襞微循环的观察发现,急性高原病患者的甲襞微循环明显异常,与无急性高原病者相比差异非常显著,不仅红细胞明显聚集,发生异形、畸形,而且管襻数目增多、管周出血及渗出增多、微血管呈暗红色。张新宇等通过对高原脑水肿患者治疗前、后球结膜微循环的观察,发现高原脑水肿患者在接受治疗前微血管数目增多,微动脉和微静脉扩张,均存在不同程度的血管周围水肿及动静脉短路,67%的患者出现局部微血管网状结构,临床治疗后上述微循环指标明显改善,多数指标基本恢复到相同海拔高度的健康人水平。张其全通过研究发现,昏迷型高原脑水肿患者与普通型高原脑水肿患者相比,结膜微循环的特点截然不同,昏迷型高原脑水肿患者的微血管运动性全部消失,血流均为粒缓流;普通型高原脑水肿患者的微血管多处于兴奋状态,可运动5次/分以上(正常人<1次/分),血流多为粒流;昏迷型高原脑水肿患者每高倍视野动静脉短路比普通型高原脑水肿患者的多2.4倍,并100%会出现局部微血管网状结构,普通型高原脑水肿患者中有30%会出现局部微血管网状结构。周其全等利用阻抗血流图测定了进入高原人群的脑血流量,结果发现,进入高原地区后,人体脑血流量明显高于进入高原地区前水平,而进入高原地区后,发生急性高原病者的脑血流量又显著高于无高原反应者的。如果对发生高原反应或急性高原病者给予吸氧或者药物治疗,则其脑血流量又可恢复到同海拔高度无反应者的水平。研究人员通过动物实验也证实,当小鼠直接暴露于低氧环境中时,其脑表面、脑深部的血管普遍扩张,微血管开放数目增多,脑血流量增大;随着海拔的升高,小鼠脑细胞中含水量增加,脑水肿加重,其严重程度与海拔高度呈明显的正相关。

最近有研究人员认为,高原脑水肿不全由脑血流量增大及颅内压升高所致,其主要由脑内渗透能力、血管生成能力两个因素决定。在低氧环境下,人体内乳酸聚集,其他中间代谢产物增多,导致细胞渗透压升高,进而引起线粒体肿胀、破裂。由于颅骨具有不可扩展性,当局部组织水肿时,可导致细胞缺血、缺氧,进而可激发血管生成和血管渗透因子及其他细胞质裂解素的生成,进而裂解细胞基

底膜,降解细胞外基质,引起毛细血管裂隙,引发脑水肿。高原肺水肿的发生除与血流动力学有关外,还可从肺微循环障碍上得到解释。经过对高原肺水肿患者的肺毛细血管超微结构进行观察可以发现,其肺毛细血管内皮层发生断裂、肺泡内皮层所有的壁层均有可能发生断裂,这种损伤引起的肺毛细血管的高通透性,是引发高原肺水肿的重要原因之一。

慢性高原病与急性高原病相比,其微循环的变化特点截然不同。谢成范等对青藏高原3个海拔高度的汉族男性患者做了甲襞微循环监测,结果发现,高原红细胞增多症患者甲襞微循环改变的主要特点是管襻色泽暗紫、清晰度差、数目增多、流速缓慢,红细胞聚集或淤滞,微循环障碍的程度与患者的红细胞数、血红蛋白含量的增加呈线性关系,而这种改变有可逆性。高原红细胞增多症患者由于长期生活在高原低氧地区,红细胞代偿性增加,血液黏度增高,血流速度减慢,使血液流变性发生明显改变,主要表现为红细胞比容、全血比黏度、全血还原黏度明显增高,血沉纤维蛋白原浓度降低,红细胞电泳速度减慢。高原红细胞增多症患者由高原地区返回平原地区后,因为缺氧环境已消除,过多的红细胞已无代偿意义,所以骨髓造血速度降低、红细胞释放减少,从而使血液流变性指标有所改善。

高原环境可影响机体的微循环,后者在高原病的发生中具有重要作用。准确监测微循环的改变,有助于全面认识高原病的发生机制及组织、器官结构功能改变的机制。高原环境下的微循环监测,因为受条件、技术、环境的影响较大,误差率较高,所以在观察过程中要首先认识其影响因素,控制相关条件,减小误差,以增加数据的准确性和可靠性,提高观察质量,同时要注意观察世居人群与移居人群、剧烈运动人群与相对静止人群、球结膜微循环与视网膜病变、海拔高度与急性高原病之间的关系。

第五节 缺氧预适应

一、缺氧预适应的概念与效应

缺氧预适应(hypoxic preconditioning, HPC)是指在低氧条件下,机体系统和器官为维持机体内环境相对稳定而发生的积极反应,通常被视为低氧适应反应。但系统和器官功能活动的加强并不足以解释人和动物对低氧的耐受能力。高原世居居民等低氧适应人群并不伴有系统和器官功能活动的增强。低氧环境下或有心肺疾病时,即使系统和器官功能活动加强,也无助于机体耐受缺氧。吕国蔚(1963)研究发现,对成年动物夹闭气管后,呼吸、循环系统反应虽极其强烈,但历时不到 5 min 血压即可骤降至零;而出生后 3 d 的幼小动物虽无明显的系统和器官反应,但血压经 17 min 才降到正常水平的 60%。孕猫在一氧化碳或氰化物的作用下会很快死亡,但开腹取出的胎猫却仍然存活。断头后,成年动物的心跳会很快停止,而新生动物的心跳仍可持续。这些案例是已有的系统和器官适应等传统知识所难以解释的,甚至被认为是"一种用理化头脑所难以解释的生物学现象"(Haldane,1927)。1963 年,有学者将这种难以解释的现象理解为组织细胞的一种"获得性耐受",并概括为缺氧适应的"组织机制"。1986 年,Murray等通过对心脏重复缺血后心脏缺血损伤的观察,提出缺血预适应(ischemic preconditioning,IPC)的概念。因为 IPC 的实质不外是机体组织细胞对缺氧的适应,所以其又被称为 HPC,并被界定为"预先短时间非致死性重复缺血/缺氧后,机体组织细胞获得对随后长时间致死性缺血/缺氧损伤的高度耐受性"。

1964 年,研究人员复制出了相应的 HPC 动物模型,以小鼠为实验对象,将其置于含有新鲜空气、经过标定的 150 mL 广口瓶内,用橡皮塞密闭,记录耐受时间,并以喘息的出现作为动物对低氧的耐受极限,届时立即取出并转移到另一含新鲜空气的广口瓶内再密闭、再计时,如此重复 2 次、3 次、4 次、5 次。重复低氧暴露动物的第 2 次、3 次、4 次、5 次的低氧耐受极限分别为第 1 次低氧耐受极限的 2 倍、4 倍、6 倍、8 倍。经 4 或 5 次重复低氧暴露的动物在低压舱内和氰化钾作用下的存活时间分别为正常对照动物的 10 倍和 4 倍。重复低氧暴露 4 或 5 次动物的离体下颌呼吸和离体脊髓感觉反射的持续时间分别比对照动物的长 5 倍和 3 倍。向腹腔内注入 4 次重复低氧动物脑匀浆提取液的正常动物,在低压舱中的存活时间分别比接受生理盐水或正常动物脑匀浆提取液的动物长 1.8 倍或 2 倍。重复低氧动物脑匀浆提取液对培养 PC12 细胞、大脑皮质突触体等离体样本抵御缺氧损伤具有显著的保护能力(Lu,2005)。

二、缺氧预适应的机制与实质

应用生理学技术、神经化学技术、免疫组化技术、分子生物学技术等进行的系列研究表明,上述 HPC 的在体、离体保护效应,与重复低氧暴露激动动物体内氧感受器/信号转导通路、启动体内节能与保护程序,从而产生强有力的低代谢

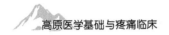

和脑保护变化有关。

(一)低代谢

Joseph(1996)通过实验发现,大鼠经 HPC 后,其海马、纹状体和小脑的细胞色素氧化酶活性明显低于常氧组的,这说明在缺氧适应过程中,神经元处于低代谢水平,这是动物大脑对反复低氧的一种生理性适应。Zhang 等(1999)通过实验发现,经 HPC 的小鼠海马脑区内腺苷(adenosine,ADO)的含量明显增多,增多的 ADO 限制了细胞膜的去极化并有助于维持细胞膜的稳定。在适应低氧的过程中,ADO 主要通过 A_1 受体起保护作用,通过位于突触前膜的 A_1 受体抑制神经元释放兴奋性氨基酸并减少对 Ca^{2+} 的吸收,通过位于突触后膜的 A_1 受体抑制腺苷酸环化酶活性和 cAMP 的释放,诱导神经元细胞膜超极化,降低神经元的兴奋性。ADO 还可通过 A_3 受体增强抗氧化物酶(如 SOD)活性,清除自由基,减轻低氧引起的自由基损伤。另外,ADO 在复氧期间能重新合成 ATP,提供神经元所需的能量。Garnier 等(2001)通过研究发现,海马神经元经 HPC 激活的内源性 SOD 可引起细胞的低氧耐受现象;Duan 等(1999)通过研究发现,经适度预适应后,再经严重的低氧,SOD 活性降低。在 HPC 之初动物脑中 SOD 的活性明显高于对照组的,然而经过多次预适应后,SOD 活性趋于恢复到对照组的水平。

董峰等(1999)经过实验提出的 HPC 方法是使清醒大鼠在可控缺氧舱内(常压,氧浓度 10% ±0.5%)反复 4 次缺氧 5 min,然后吸常氧 5 min,以复制在体大鼠 HPC 模型,结果表明,在该条件下可明显降低心肌 MDA 含量和肌酸激酶漏出量,提高心肌 SOD、$Ca^{2+} - Mg^{2+} - ATP$ 酶、细胞色素氧化酶、琥珀酸脱氢酶活性及维持细胞超微结构的完整性。据 Lasly(1993)报道,大鼠心脏灌流的 HPC 能明显减小心肌乳酸脱氢酶的漏出量,大鼠主动脉环 HPC 能减少心肌酶的漏出量,提高细胞存活率。心肌缺血再灌注损伤的突出表现为由氧自由基诱发的膜脂质过氧化及能量过度消耗所致的细胞膜损伤,进而继发心肌酶活性降低、线粒体酶漏出及细胞超微结构的异常变化。

Luo 等(1998)报道大鼠在模拟海拔高度 3000 m 减压鼎中缺氧 2 h,重复 4 次后,能够显著增加 4000 m 模拟高原缺氧 24 h 大鼠心肌组织中的 ATP 含量,改善心肌细胞线粒体的呼吸功能和细胞膜流动性。Lu 等(1999)报道小鼠在密闭容器内重复缺氧 4 次后,能够显著增强小鼠对缺氧的耐受力。

高钰琪等(2004)利用低氧呼吸器辅以适当运动,观察了健康青年紧急进入高原地区后的体力劳动能力改变。他们将进驻高原地区的青年分为对照组、单纯缺氧组、单纯运动组、缺氧复合运动组,每组 30 例,各组青年在平原地区(海拔 300 m)测试基础生理指标和运动中心率达到 170 次/分的稳定状态下,单位时间身体所做的功(PWC170)后,按预定方案训练 7 d,随后空运入海拔高度 3658 m 的高原地区,进入高原地区后第 2 天测试基础生理指标,第 2 天和第 3 天进行急性高原反应症状学评估,第 3 天和第 4 天测试体力劳动能力指标,缺氧复合运动组使用低氧呼吸器复合小步快走 5 min 后心跳为(134 ± 17)次/分,SaO_2 为(80.5 ± 5.7)%。单纯运动组运动 5 min 后心跳为(118 ± 12)次/分,SaO_2 为(97 ± 1.8)%,单纯缺氧组使用面罩静息呼吸 5 min 后心跳为(72 ± 10)次/分,SaO_2 为(96 ± 1.5)%,这说明使用低氧呼吸器辅以适当运动时,受试者呼吸加深、加快,低氧呼吸器孔径大小成为新鲜空气进入的限制因素,使受试者重复吸入自身呼出气体的比例增加,达一定时间后,可使吸入气氧含量和血氧饱和度明显下降,心率明显加快,从而达到预缺氧的目的。进入高原地区后,对照组、单纯缺氧组和单纯运动组青年 PWC170 均显著降低,而缺氧复合运动组青年 PWC170 变化不大,与进入高原地区前相比无显著差异($P > 0.05$)。进入高原地区后,对照组、单纯缺氧组、单纯运动组和缺氧复合运动组急性高原病的发病率分别为 13.3%、20.0%、20.0%、3.3%,各组之间虽无显著差别,但提示了预适应锻炼具有减少急性高原病发病率的趋势。

(二)缺氧预适应的实质

Storey(2005)通过研究发现,高等动物应对低氧应激有两种对立的选择。一种选择是通过机体调节机制,调动系统和器官反应,使内环境相对稳定,不随外环境的变化而变化;另一种选择是改变内环境,以适应外环境的变化。前一种选择是机体长期进化的产物,通过复杂功能调节在高水平生命活动的基础上实现,但有导致能量耗竭和器官损伤的危险;后一种选择是机体在长期进化过程中保存下来的,机体器官得以在低生命活动水平的基础上维系生存。

对上述的缺氧组织适应或 HPC 现象的实质,可理解为机体组织细胞在低氧条件下重新动员和启用组织细胞内源性保护、抗低氧、抗肿瘤等多种应激潜能的一种生物学策略;通过重复低氧/缺血暴露,激活颈动脉体、主动脉体及其他器官组织的特异性氧感受器/信号转导通路,调节 HIF -1α 的合成,再以 HIF -1α 为核心,以组织特异的方式影响 HIF -1α 的有关靶基因,启动组织细胞节能和细胞保护程序等一系列进化上可塑和保守的级联反应,借以维系机体各器官组织(特别是中枢神经系统)的生命活动。

（三）缺氧预处理对低氧－复氧的保护作用

吴昌琳等（2001）研究了 HPC 对心肌的保护作用,应用 $^{31}P-NMR$ 图谱技术,在模拟 Langendorff 离体灌流大鼠心脏的正常生理条件下,跟踪心肌高能磷酸化合物含量的动态变化,结果发现,在低氧期,磷酸激酶、ATP 相对含量及磷酸激酶/无机磷值逐渐减小,但缺氧预处理组减小的速度比对照组的慢;在复氧期,HPC 组能提高心肌高能磷酸化合物含量的恢复程度,特别是在复氧初期,缺氧预处理组磷酸激酶、ATP 相对含量及磷酸激酶/无机磷值立即有所恢复。以上结果表明,缺氧预处理能减轻后续低氧期心肌中的高能磷酸化合物的耗竭,减慢糖酵解过程,减少相应代谢产物的积聚;缺氧预处理还能提高复氧初期心肌高能磷酸化合物含量的恢复速度,减轻心肌低氧－复氧损伤;缺氧预处理还能降低后续低氧期心肌细胞的 H^+ 浓度,减慢乳酸脱氢酶的释放,提高心肌细胞抗氧化酶活力,进而可增加心肌对氧自由基的抵抗力。吴昌琳等（2001）通过研究发现,短暂多次的缺氧预处理能提高心肌的保护作用,改善后续长时间低氧及复氧阶段的心肌能量代谢水平,减轻后续长时间低氧－复氧造成的心肌损伤。

高峰等（1999）将分离并稳定后的心肌细胞随机分为以下 6 组。①常氧对照组:将细胞培养瓶置于 CO_2 孵箱 3 h。②缺氧－复氧组:将细胞置于 $95\% N_2 + 5\% CO_2$ 平衡点缺氧孵育器中,缺氧 1 h 后,加入 10 mL 由 $95\% O_2 + 5\% CO_2$ 饱和 10 min 的培养液,以模拟缺血再灌注,再置于 CO_2 孵箱中复氧 2 h。③缺氧预处理组:按上述方法缺氧 1 h 后,于模拟再灌注前先经反复 3 次短暂(5 min)复氧－缺氧 (5 min)处理,再复氧 90 min。④SOD 组:在复氧前 20 min 加入 SOD(终浓度 2 $\mu mol/L$)。⑤L－Arg 组:缺氧前加入 L－Arg (终浓度 100 $\mu mol/L$)。⑥SOD＋L－Arg 组:分别加入上述浓度的 SOD 和 L－Arg。研究结果表明,缺氧－复氧组心肌细胞存活率由对照组的 $(81.0 \pm 3.2)\%$ 降至 $(50.1 \pm 8.3)\%$ $(P < 0.01)$。缺氧预处理则可使细胞存活率由单纯缺氧－复氧的 $(50.1 \pm 8.3)\%$ 提高至 $(59.1 \pm 8.90)\%$,与缺氧－复氧组相比差异显著 $(P < 0.05)$,表明缺氧预处理可减轻已缺氧心肌细胞的复氧损伤。同时应用 SOD 和 L－Arg 可使细胞存活率进一步由 $(59.1 \pm 8.9)\%$ 升至 $(68.6 \pm 6.5)\%$ $(P < 0.05)$,这表明心肌细胞复氧损伤与氧衍生自由基和 NO 大量产生相关,且此病理过程中由心肌细胞产生的 NO 主要表现为细胞毒性作用。缺氧－复氧使心肌细胞培养液中 NO 含量明显增加。缺氧－复氧及缺氧预处理组心肌细胞 NO 产生分别比对照组增加 28% 和 21%。缺氧前给予 L－Arg 可使心肌细胞 NO 的产生显著减少。

　　Liu 等(1994)将大鼠颈总动脉夹闭 3 min,经 3 d 再灌注后,再次夹闭同侧颈总动脉 6 min、8 min 和 10 min,测定同侧海马 CAI 区神经元密度,结果发现对照组显著低于预适应组。Kato 等(1998)对沙土鼠的研究表明,由短暂全脑缺血所致的缺血耐受可保护以后更长时间的全脑缺血,缺血 2 min 能产生耐受,但需要 24 h 间歇,使耐受得以诱导。耐受产生后至少可持续 2 d,多次短时缺血比单次诱导作用更强。Tokunaga 等报道(1995)沙土鼠经短暂全脑缺血预处理后,取其海马脑片在体外再次缺氧时即产生缺氧耐受,使低氧下海马脑片突触后群锋电位消失时间后延,缺氧 20 min 复氧后海马脑片突触后群锋电位恢复率增加。丁爱石等(2001)通过实验同样观察到,经缺氧预处理的海马神经元缺氧–复氧后形态学变化轻微,神经元存活数明显高于对照组的,结果表明,缺氧预处理可使体外培养的海马神经元对缺氧产生耐受。目前越来越多的研究证明,热休克蛋白(Hsp70)的诱导和表达与细胞对缺血或缺氧性损伤的耐受性关系密切。Takemoto 等观察到,沙土鼠脑短暂缺血 5 min,再灌注 24 h,Hsp70 在海马 CAI 区易损伤的神经元有轻度表达,在对缺血有耐受性的 CA3、CA4 区和齿状回有轻中度表达。Kirino 等在脑缺血耐受性的研究中观察到,沙土鼠经短暂(2 min)脑缺血预处理后,使缺血区以后再缺血 Hsp70 mRNA 高峰达到时间前移,Hsp70 mRNA 表达水平增高,神经元损伤程度减轻。Aoki 等的研究认为,短暂缺血后 *Hsp70* 基因在转录水平加速表达,致 Hsp70 蛋白合成增多,而使神经元对缺血产生耐受。丁爱石等(2001)通过实验观察到,缺氧预处理(8 d)的海马神经元可见 Hsp70mRNA 表达,经缺氧预处理的海马神经元缺氧–复氧后 Hsp70 mRNA 表达神经元的平均光密度均明显高于对照组的,结果表明,缺氧预处理可诱导体外培养海马神经元 Hsp70 mRNA 的表达,减少缺氧–复氧后神经元的死亡率。

三、缺氧预适应的整体性与普遍性

　　HPC 研究的起始阶段,人们的注意力主要集中于受低氧暴露的局部器官组织本身对缺氧损伤的耐受能力。随着 HPC 研究的发展,人们认识到 HPC 已不只局限于直接受低氧暴露的局部器官组织本身对缺氧损伤的耐受能力,而是扩展到保护其他远隔器官组织和抵御其他非缺氧应激,因而适时地提出了远程/异位缺氧预适应和交叉/多能缺氧预适应这两个新概念。

(一)远程/异位缺氧预适应

　　在重复缺氧过程中,除在脑中出现上述保护性变化外,还在其他器官(如肝)中出现了保护性变化,这表明 HPC 的作用具有整体性或全身性;一个器官的重复缺血、缺氧,在使该局部器官组织对缺血、缺氧的耐受能力增高的同时,还可显著增强其他远隔器官组织对缺血、缺氧的耐受能力[即远程/异位缺氧预适应(remote/ectopic hypoxic preconditioning,rHPC/eHPC)],乃至增强其他多种非缺氧应激的抗御能力[即交叉/多能缺氧预适应(cross/pluripotential hypoxic preconditioning,cHPC/pHPC)],详见图 2 - 1A。

重复阻断冠状动脉、颈总动脉、胸主动脉,除可分别增强心、脑、脊髓等局部器官组织的耐缺血/缺氧能力[即局部/原位缺氧预适应(local/insitu hypoxic preconditioning, lHPC/iHPC)]外,还可显著增强其他远隔异位器官组织对缺血/缺氧的耐受能力(rHPC/eHPC)。例如,一侧肢体缺血除可使同侧肢体耐缺血/缺氧外,还可显著增强对侧肢体和脑、心、肺、肝、肾、肠等远隔异位器官组织的耐缺血/缺氧能力;脑、心、肺等的 lHPC/iHPC 也能分别显著提高肢体和其他器官组织对缺血/缺氧的耐受能力(图 2 - 1B)。

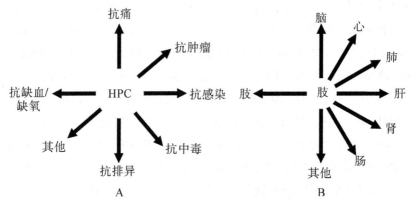

B 图中以上、下肢骨骼肌(图中心"肢")为 l/iHPC 组织;箭头指向"肢"为对侧 rHPC/eHPC 肢体组织。

脑、心、肺等各器官组织之间均可互为 lHPC/iHPC、rHPC/eHPC 组织。

图 2 - 1 cHPC/pHPC(图 A)和 rHPC/eHPC(图 B)示意图

(二)交叉/多能缺氧预适应

众所周知,缺氧作为基本病理过程,几乎普遍存在于诸多不同种类的疾病过程中,从而上述 HPC 的理论机制也会在这些疾病或过程的发生、发展中发挥作用,产生多向或多能的交叉耐受效应。对于 cHPC/pHPC(图 2 - 1A),交替应用双止血带阻断正常受试者上肢血供,除可使该肢体的缺血耐受时间显著延长(lHPC/iHPC)外,还可显著降低痛阈(cHPC/pHPC)的事实,即是一个有启示性的例子。重复缺氧动物血清显著抑制肿瘤细胞生长的实验结果以及国外Konstantinov(2004)报道的 HPC 显著抑制人白细胞炎性基因转录的报道,均为cHPC/pHPC 概念提供了极有说服力的佐证。

四、缺氧预适应的可操作性与可应用性

根据图 2-1 的理论机制,可以提出旨在动员机体组织细胞内在的抗/耐低氧潜能的策略:重复低氧暴露或训练,降低细胞损害性因素和(或)提高细胞保护性因素,以及克隆 AHG 和(或)提纯/合成 AHF,并应用 AHF 研发医用抗缺氧生物制剂。在已有基础研究和 rHPC/eHPC、cHPC/pHPC 两个缺氧预适应概念的基础上,我们提出如下一些设想。

(一)缺氧预适应的可操作性

可用重复屏气、重复吸入低氧气体、重复袖带压迫阻断上/下肢血液供应、重复压迫两侧颈总动脉等易被接受的简易无创方法,亦可考虑注射有重复缺氧病史患者的血液/脑脊液,注射环磷腺苷、GABA、甘氨酸和其他细胞保护性成分的兴奋/激动药,和(或)谷氨酸等细胞损害性成分的抑制/拮抗/阻断药,补充腺苷、糖原,给予 TNF、神经酰胺、HSP70、PKC 阻断药、CGRP 等参与氧感受器/信号转导通路的化学物质等措施,以实现 HPC,并通过动物实验过渡到临床应用。

(二)缺氧预适应的临床防治应用

对于短暂性脑缺血、心绞痛等心脑血管疾病,鼾症、哮喘、肺气肿、慢性阻塞性肺疾病等呼吸系统疾病,癫痫、帕金森病、阿尔茨海默病等脑退行性疾病或精神障碍等伴有不同程度缺氧发作的患者,可考虑在其安静期选择重复肢体袖带压迫、重复颈总动脉压迫,诱导患者自身的 rHPC/eHPC、cHPC/pHPC。对上述发作期的患者或急需抢救的濒危患者,可考虑试用降低细胞损害性成分和(或)增加细胞保护性成分的策略;在确保患者安全的前提下,可给予外源性重复缺氧病史患者的血液/脑脊液、腺苷、GABA、甘氨酸等保护性成分的激动/兴奋药和(或)谷氨酸等损害性成分的抑制药、拮抗/阻断药,以及补充腺苷、糖原等。

对于多种需做手术治疗的患者,可考虑在术前/术中施行重复袖带压迫、重复颈总动脉压迫或在术中重复阻断有关动脉和(或)人工降低器官局部温度,诱导 lHPC/iHPC、rHPC/ eHPC 和 cHPC/pHPC 器官组织移植术前可对拟移植的相关器官组织预先施行重复低温低氧灌注,诱导 lHPC/iHPC 和 cHPC/pHPC,提高

其耐缺血/缺氧及抗排异的能力。对在高原地区、航天航空或水下作业人员,运动员、正常人及康复期患者,可考虑选用易操作的重复屏气练习和肢体动脉重复压迫等措施,诱导 lHPC/iHPC、rHPC/eHPC 和 cHPC/pHPC,动员自身组织细胞的耐缺氧潜能,提高在低氧条件下的生存、工作能力,实现强身、抗病乃至健脑和延年益寿的目的。

(三)缺氧预适应的机制研究

有研究人员通过应用缺氧信号发送通路 PCR 阵列技术研究氧感受/信号转导通路有关基因在 HPC 过程中的变化,通过对短暂性脑缺血、心绞痛等心脑血管病,鼾症、哮喘、肺气肿、慢性阻塞性肺疾病等呼吸系统疾病,癫痫、帕金森病或阿尔茨海默病等脑退行性疾病或精神障碍等伴有不同程度缺氧患者的血液、脑脊液的检测,验证了基础实验发现的神经化学物质变化的有无及高低,并分析其与患者病种、病史、病情的关系。缺氧组织适应/预适应概念的提出及其实质和理论机制的概括,为 HPC 研究开辟了一条全然有别于以器官和系统适应为基础的传统观念和传统吸氧疗法。根据 rHPC/eHPC、cHPC/pHPC 概念(特别是 cHPC/pHPC 概念),HPC 相当于一种广谱非特异的适应医学疗法,可对身体许多部位和组织的多种病理过程产生疗效,特别是关于 HPC 药物和器械研制的实现,将有利于对各种危重患者的紧急救治,给重症缺血/缺氧患者带来福音。

根据传统观念,人们对缺氧的防治一直只限于加强供氧。应用吸氧疗法乃至现代高压氧舱、脑红蛋白的目的仅限于提高向组织细胞供氧的水平,而缺氧组织适应/预适应则侧重于调动组织细胞的一系列潜在的抗/耐低氧潜能和机制,从而获得在低氧条件下保持机体组织细胞生命活动的能力。HPC 有望成为现代适应医学的重要方面,从进化生物学视角揭示极端条件下的生命和疾病过程及其干预的分子基础,建立起生命适应和疾病防治的全新理论,促进现代适应医学的发展,为人类的医疗保健事业作出贡献。

第三章　高原地区相关慢性疼痛的适宜治疗技术

第一节　慢性疼痛神经阻滞治疗技术

疼痛性疾病微创介入手术治疗是以神经阻滞技术为主,以放射、超声诊断技术为辅助手段,以治疗各类慢性疼痛为目的的新技术方法。疼痛性疾病微创介入手术治疗的应用改变了许多传统治疗模式,已成为现代疼痛医学领域中最具活力、最有生机的技术之一,发展前景广阔。近几年,随着临床治疗技术(尤其是超声、CT、MRI引导下的微创介入治疗新技术)的发展,已形成一个独具特色的学科——微创介入医学,疼痛微创手术治疗便是其中的主要内容。该技术已经成为高原慢性疼痛诊疗发展的方向,也为广大患者所接受。本章将就有关高原慢性疼痛微创介入手术治疗适宜技术的内容进行介绍。

慢性疼痛的微创介入治疗是指在超声、CT等影像学引导下施行以神经阻滞为主的治疗,在穿刺部位注射消炎镇痛药、化学性损毁药或 O_3 等以治疗各种疼痛性疾病的方法。如以往传统的神经阻滞一般是依据解剖学方法进行穿刺治疗疼痛病,但可因穿刺部位解剖结构的特殊性而存在巨大的治疗风险。为了预防和规避并发症的发生和提高靶向治疗的效果,我们主张在行神经阻滞、注射胶原酶和化学性神经损毁药时应在超声、CT等影像学技术的引导下进行操作。

一、神经阻滞

神经阻滞(nerve block,NB)是指直接在神经干末梢、神经丛、脑脊神经根或交感神经节等神经组织周围,通过注射短效或长效局部麻醉药或(和)皮质类固醇等制剂,或给予物理刺激,以终止、干扰或阻断神经传导功能,达到诊断疾病或治疗疾病的目的。

(一)神经阻滞的作用机制

1.阻断痛觉的神经传导通路

局部麻醉药及神经损毁药通过抑制神经细胞膜内外 Na^+ 和 K^+ 的流动,阻断神经冲动的传导。局部麻醉药可迅速阻断无髓鞘 C 神经纤维对痛觉的传导,达到镇痛目的。蛛网膜下隙阻滞、硬膜外隙阻滞及腹腔神经丛阻滞,都是通过阻断疼痛的神经传导而实现止痛。

2.阻断疼痛的恶性循环

由外伤、炎症等引起的痛觉冲动进入脊髓后,部分传到大脑产生痛觉,部分经脊髓反射,刺激交感神经和运动神经,导致病变区域血管收缩、肌肉紧张,后者又可加重疼痛,形成恶性循环。局部缺血导致组织缺氧、代谢产物堆积、致痛物质生成,加重疼痛。神经阻滞在阻断疼痛传导的同时,可缓解局部肌紧张和痉挛,改善局部血液循环和组织代谢,阻断疼痛的恶性循环。在高原低氧环境下,此治疗机制的重要意义得到了凸显。

3.改善血液循环

交感神经阻滞可有效改善末梢血液循环,治疗因末梢血液循环不良导致的疼痛,对于闭塞性血栓性脉管炎、雷诺病、闭塞性动脉硬化等亦有可靠的临床治疗效果。例如,星状神经节阻滞在治疗高原衰退症、改善高原睡眠紊乱综合征等高原性疾病方面效果明显。

4.抗炎

相关研究已证实,神经阻滞(特别是交感神经阻滞)具有抗炎作用。交感神经阻滞可改善局部血液循环,从而发挥白细胞的抗炎作用,增加病变区域的自愈能力。进行神经阻滞时,通过应用皮质类固醇制剂,可减少磷脂酶 A_2 抑制物的生物合成,减少前列腺素和白细胞介素的生成,发挥抗炎、抑制炎症反应进行性加重及阻断炎症恶性循环的作用。此机制对于高原环境下肌筋膜炎的治疗有着重要意义。

(二)神经阻滞的特点

1.镇痛效果确实可靠

神经阻滞是目前国内外多数疼痛诊疗机构中常用的治疗手段,适用于大多数患者,可使多数疼痛性疾病患者达到暂时性或永久性镇痛。神经阻滞是开展疼痛性疾病诊疗的基本方法。

2.对疾病的诊断具有重要意义

神经阻滞可作为某些疾病诊断和鉴别诊断的依据。如鉴别诊断三叉神经痛和舌咽神经痛时,可进行丁卡因试验,即将1%的丁卡因涂布于患侧的扁桃体和咽后壁上,在1~2 h内,若原来诱发疼痛发作的诱因不再引起疼痛发作,则为试验阳性。

3.诊疗的范围和时效的可选择性

通过调整神经阻滞药物的种类、浓度、剂量、注射速度以及注射部位,可控制神经阻滞的范围。使用神经损毁药或应用物理治疗方法施行神经阻滞,可达到长久镇痛的效果。交感神经阻滞可治疗多种非疼痛性疾病,如高原衰退症、高原睡眠紊乱综合征、面肌痉挛等。

4.简便易行,副作用小

该治疗是将药物注射到病灶局部,局部作用强,对全身的不良反应小。该治疗所需的医疗设备、器械比较简单。

5.疗效与操作技术密切相关

疼痛科医生应熟悉神经解剖学、神经生理学理论,应具备丰富的临床经验,应熟练掌握神经阻滞的适应证、禁忌证及操作技巧,严格执行无菌操作技术,规范操作流程,充分发挥神经阻滞的治疗作用,有效地避免不良反应。

神经阻滞在疼痛性疾病综合治疗中发挥着重要且不可替代的作用,是疼痛科基础性治疗手段之一,但不是疼痛科的唯一治疗手段。它也有一定局限性,如对于弥漫性肌肉、骨骼疼痛和周围性或糖尿病性神经病等神经阻滞的效果往往不理想。复杂性局部疼痛综合征、神经受损或挤压的疼痛涉及多个皮节区,常需要多种形式、多种药物的综合治疗。疼痛性疾病涉及心理、文化、经济状况等多方面因素,治疗时宜采取多种方法提高疗效,甚至要建立多学科会诊治疗平台。

(三)神经阻滞的适应证和禁忌证

1.神经阻滞的适应证

神经阻滞的适应证极其广泛。神经阻滞既可用于许多部位不同性质疼痛性疾病的治疗,还可用于许多非疼痛性疾病的治疗。对于选择神经阻滞治疗的患者,首先应明确其疼痛的来源。此外,神经阻滞还可用于某些慢性疼痛的鉴别诊断。通过阻断伤害感受或疼痛传导通路、阻滞交感神经节或阻滞躯体感觉神经,可使疼痛得到缓解。神经阻滞现已成为多学科综合治疗方案的一个组成部分。

2.神经阻滞的禁忌证

(1)患精神疾病等不合作者,有器质性心脏病、全身情况差、高龄患者。对患严重高血压、糖尿病及活动性溃疡者慎用皮质类固醇。

(2)全身或穿刺部位局部感染者。

(3)有出血倾向或正在进行抗凝治疗者。

(4)对低血容量者,不宜进行椎管、腹腔神经丛等阻滞。

(5)对妊娠者禁忌做 X 线透视检查。

(6)诊断不明确者。

(四)神经阻滞的分类

1.按照治疗方法分类

(1)化学性神经阻滞:为可逆性神经阻滞,常采用局部麻醉药(如利多卡因)等进行神经阻滞,有时为了一定的治疗目的使用神经破坏药物(如无水乙醇)进行神经阻滞,可较长时间甚至永久性地(不可逆地)阻断神经传导功能,即神经损毁术。

(2)物理性神经阻滞:使用加热、加压、冷却等物理手段阻断神经传导功能,如射频热凝术、冷冻神经损毁术等。

1)射频热凝术:指通过一个闭合环路给神经组织高频电流,损伤范围的大小与电极的大小、形状、温度,与其周围组织达到热平衡的速度及局部组织特性相关的技术。目前,射频热凝术应用广泛,可用于中枢神经和周围神经射频热凝、交感神经节射频热凝等。射频热凝术安全可靠,可重复治疗。射频热凝治疗前必须进行诊断性神经阻滞,应在影像技术引导下操作。射频热凝术的禁忌证包括凝血障碍、精神疾病、全身或局部感染及神经传入性疼痛综合征等。

2)冷冻神经损毁术:通过低温损伤神经达到止痛目的,可用于治疗各种急、慢性疼痛。Irvine Cooper(1961)等发展了冷冻止痛模型,利用液氮产生 –196 ℃低温来止痛。1967 年,Amoils 发明了体积较小的冷冻器,利用焦耳 – 汤普生原理,通过二氧化碳或氧化氮产生 –50 ℃低温。现代的冷冻器一般可产生至少 –70 ℃的低温。冷冻神经损毁术的细胞学机制尚不明确,包括缺血坏死、蛋白质破坏、自身抗体产生及快速失水导致的细胞膜破坏等。冷损伤对神经的破坏可达到 Sunderland 分级二度损伤,自冷冻部位到远端发生轴突和髓鞘磷脂变性

（Wallerian变性）。因为神经内膜、神经束膜和神经外膜保持完整，所以神经可再生。影响冷冻神经损毁术效果的因素包括冷冻和解冻的速度、冷冻探头附近组织的温度、冷冻部位的大小。反复冷冻可扩大冷冻损伤的范围，提高阻滞效果。

冷冻神经损毁术是较为安全和有效的长效止痛法，一般无严重后遗症。冷冻神经损毁术的并发症多发生于操作错误（如穿刺时不使用套管鞘）时，特别是在进行表浅神经（如眶上神经、眶下神经）操作时，如果发生操作错误，就会使穿刺部位出现冻伤，形成溃疡。此外，还有相关报道称，对肋间神经进行冷冻损毁后，会出现感觉减退。

2. 按照解剖部位分类

（1）脑神经阻滞：如三叉神经阻滞、舌咽神经阻滞、蝶腭神经节阻滞、面神经阻滞、迷走神经阻滞等。

（2）颈上肢神经阻滞：如枕大神经阻滞、耳大神经阻滞、颈丛神经阻滞、膈神经阻滞、肩胛上神经阻滞、腋神经阻滞、臂丛神经阻滞、正中神经阻滞等。

（3）胸部神经阻滞：如肋间神经阻滞、胸椎旁神经阻滞等。

（4）腰骶部神经阻滞：如腰椎旁神经阻滞、腰骶丛神经阻滞、坐骨神经阻滞、股神经阻滞、股外侧皮神经阻滞、臀上皮神经阻滞、髂腹股沟神经阻滞、阴部神经阻滞等。

（5）交感神经节阻滞：如星状神经节阻滞、胸交感神经节阻滞、腰交感神经节阻滞、腹腔神经丛阻滞等。

（6）椎管内神经阻滞：如硬膜外隙神经阻滞、蛛网膜下隙神经阻滞、骶管阻滞等。

3. 按照治疗目的分类

（1）治疗性神经阻滞：一般是在确定了疼痛的性质和部位后进行，可用于各种急、慢性疼痛，如周围神经阻滞及为改善缺血肢体循环的交感神经节阻滞等。

（2）诊断性神经阻滞：如为明确疼痛的来源、部位、性质进行的神经阻滞，为鉴别诊断等进行的神经阻滞，在进行射频热凝等治疗前进行的诊断性神经阻滞。

（五）注意事项

1. 进行神经阻滞应遵循严格的治疗原则和操作指南

进行神经阻滞前应明确诊断，了解疼痛的类型、部位、时间及加重或缓解因素等。了解患者有无基础病及既往治疗的情况,如有无糖尿病、高血压、心脏病等及其治疗情况。在开始神经阻滞治疗前,应进行详细的体格检查,如精神状态、神经系统检查,肢体的感觉、肌力检查,肠道、膀胱功能检查,实验室检查,影像学检查等;此外,还要进行规范的疼痛问卷调查,如视觉模拟疼痛评分、McGill疼痛问卷调查等,以对患者进行充分的心理评估。

2.制订治疗方案

根据患者具体的临床表现制订个体化的治疗方案。

3.医患沟通和知情同意书的签订

医生应与患者及其家属进行沟通,告知患者及其家属病情、治疗方法、结果,可能出现的并发症、预期效果等,特别是可能出现的风险的发生率、发生原因及后果等。医生应与患者交流治疗过程中的配合问题(如术中可能出现的异常感觉),以消除其紧张、焦虑情绪,增加其对治疗的依从性。

(六)治疗过程

(1)严格执行无菌操作原则。

(2)治疗过程中严密监测患者的生命体征,如心电图、血压、脉搏、呼吸、血氧饱和度等。

(3)治疗前应充分关注患者的心理健康问题,如患者有心理障碍,则应给予心理疏导和抗抑郁、抗焦虑治疗。

(4)治疗中应随时与患者进行适当的言语交流,观察患者的意识、感觉变化,及时处理患者出现的相关问题。

(5)运用影像技术和神经刺激技术等有助于提高治疗的准确性。

二、激痛点注射治疗

激痛点注射治疗是根据病变部位的病理、生理特点和局部治疗的需要,直接将治疗药液注射到病变部位,达到治疗疾病和缓解疼痛症状目的的方法。此方法是疼痛门诊最常采用的一种治疗手段,效果确切、适用范围广泛,可用于治疗所有由肌筋膜异常引起的疼痛。

(一)激痛点

激痛点也称触发点。Janet Travell 认为,激痛点是一种局部病理性或解剖性问题,具有伤害感受特性及维持中枢敏化的作用。激痛点的病理特征:①无菌性炎症肌膜包绕的肌纤维;②硬化病变所致皮神经增生性炎性结缔组织和脂肪与筋膜紧密连接运动神经,进入肌肉肌原纤维,损伤线粒体。在高原地区,因为患者长期处于高海拔、低氧环境中,所以会使线粒体受损进一步加重,激痛点会被肌肉的过度负荷激活。激痛点很小,属于局部的肌肉痉挛或挛缩,引发激痛点的原因主要是过度负重、直接的受伤、反复持久的肌肉收缩。这种痉挛通常不会影响整块肌肉的功能,但会妨碍肌腹中的部分肌肉纤维的正常运作。触摸时能感觉到肌肉硬块、结节或者局部紧张。激痛点不仅可引起疼痛,而且可引发局部怕凉感、麻木、多汗或少汗、肌紧张。激痛点引发的疼痛常于清晨发作,活动、热敷后减轻或消失,伴有明显的局限性压痛、牵涉痛。软组织损伤的激痛点较多地发生在人体的肌肉、筋膜、韧带的起止点,原因在于肌肉、筋膜、韧带的起止点是人体机械应力比较集中的地方,受到的拉力大,不论是急性损伤,还是慢性静力性应力超常,都可以损伤纤维结构,出现激痛点。

（二）触诊方法

1.触诊定位方法

触诊定位方法包括平滑式触诊、钳捏式触诊与深部触诊。

（1）平滑式触诊:用手指来回推动注射部位的肌肉组织,寻找其中的条索状物或硬结。该方法主要用于浅表的肌肉（如斜方肌、股直肌、掌长肌等）激痛点的定位。

（2）钳捏式触诊:用拇指与其他手指捏住注射部位的肌肉组织,以前后推动的方式寻找其中的硬结。该方法主要用于身体体表游离缘肌肉（如大圆肌、胸大肌外侧缘等）激痛点的定位。

（3）深部触诊:将手指放在注射部位皮肤表面,向深部施加压力,引出局部性的压痛和放射痛。该方法主要用于体内深层肌肉（如腰大肌、腰方肌等）激痛点的定位。

2.注射药物

1%利多卡因,每点 3~5 mL,每周 1 次。

（三）穿刺与治疗

1.在超声引导下进行穿刺

在同一部位要向 3 个方向注药,使肌肉硬结被充分浸润。

2. 治疗药物

（1）穿刺到位后，注射 1% 利多卡因，每点 3~4 mL，每周 1 次。

（2）对激痛点给予 25~30 μmol/mL 的 O_3 2~3 mL，每周 1 次。

（四）注意事项

（1）严格执行无菌操作原则，防止穿刺部位感染。

（2）此治疗必须在配置有心电监护和抢救设备的治疗室进行。

（3）对注射部位要有立体解剖概念，切勿损伤血管、神经、胸膜、腹膜。

（4）为了减轻注射时的疼痛感，注药速度宜缓慢，注药时要找针感，根据患者反应调整注药速度、进针方向和进针深度。注药后可进行局部按摩。

三、颈部慢性疼痛微创介入治疗

（一）颈神经根阻滞

1. 相关解剖

颈神经根共有 8 根，颈 1 神经从颈 1 椎体上方穿出，C_8 神经从颈 7 椎体下方穿出，其他颈神经从该颈椎上方穿出。颈神经根分别从相应的椎间孔发出后立即分为前支和后支。前支向前下走行，从横突的前、后结节之间的脊神经沟穿出。C_1~C_4 神经前支形成颈丛，C_5~T_1 神经前支形成臂丛。

2. 超声引导穿刺方法

嘱患者取侧卧位，将头偏向对侧。用高频线阵探头引导穿刺。将探头置于患者胸锁乳突肌旁扫查。在超声引导下可以观察到颈椎横突前、后结节的 2 个骨性结构，以此为标志进行选择性颈神经根阻滞。在超声图像上，神经根位于 2 个横突前、后结节形成的高回声"双驼峰"之间的低回声区域内。因为颈 7 椎体横突没有前结节，只有宽大的后结节，所以在超声图像上呈现出沙滩椅样的高回声区域。

将高频线阵探头置于 C_6 水平进行扫查，以获取颈椎横突前、后结节的超声图像（类似于"双驼峰"），神经根位于"双驼峰"中间，调整探头位置，以获得最佳图像。采用彩色多普勒模式可以确定椎动脉的位置，以避免造成损伤（图 3-1~图 3-4）。

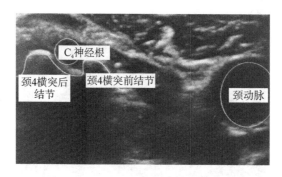

图 3-1 颈 4 横突前、后结节(驼峰)间的目标靶点:C_4 神经根

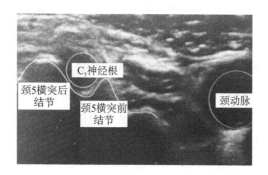

图 3-2 颈 5 横突前、后结节(驼峰)间的目标靶点:C_5 神经根

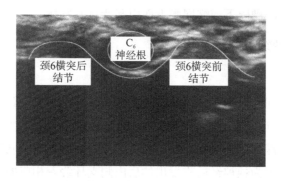

图 3-3 颈 6 横突前、后结节(驼峰)间的目标靶点:C_6 神经根

对局部进行常规消毒,采用平面内技术,用 10 cm 长 22G 穿刺针穿刺,使针尖位置到达颈椎横突前、后结节之间的颈神经根附近。在常规注射前回抽,若无回血、脑脊液,则可缓慢注入 1~2 mL 药液。退针后,按压注射局部,以免形成血肿。同样,将探头向头侧或尾侧移动,可以完成 C_5、C_4 颈神经根阻滞。与颈 6 椎体不同,颈 7 椎体没有前结节,后结节更长,超声显像为斜坡样,C_7 神经根位于后

结节的前方(图3-4)。

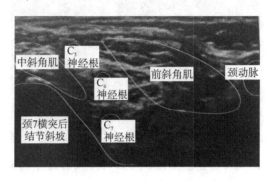

图3-4　颈7椎体斜坡样后结节前方的目标靶点:C₇神经根

3.适应证

神经根性颈椎病、颈肩上肢带状疱疹等神经痛。

4.禁忌证

有精神症状及不接受此治疗者;局部或全身感染者;服用抗凝剂或有出血倾向者;对局部麻醉药过敏者。

5.并发症

局部的出血感染:药物误入血管或被血管吸收后出现药物中毒反应;神经损伤;因误入硬膜外、硬膜下或蛛网膜下而引起严重并发症。

(二)颈脊神经后内侧支阻滞

1.相关解剖

颈神经出椎间孔后立即分为颈神经前支和颈神经后支。颈神经后支一般都较细小,出椎间孔后在横突处分为后内侧支和后外侧支。颈神经后内侧支主要分布于颈背部的深部肌肉、皮肤处,与上一颈神经后内侧支共同支配颈椎关节突关节及关节囊。因为颈神经后支发出的后内侧支环绕着相应的椎体关节柱的凸面,所以在超声检查中应纵向放置超声探头,此时在脊椎旁观察到颈神经后内侧支所在的相邻两个小关节的"波谷"和"波峰"为关节突。

C_1神经后支称枕下神经,经寰椎后弓与椎动脉之间穿出,支配枕下三角诸肌肉。C_2神经后支分为内侧支和外侧支两支。内侧支为枕大神经,穿头半棘肌、斜方肌浅出,伴枕动脉分布于枕、头顶部的皮肤;外侧支支配夹肌、头最长肌、头半棘肌。C_3神经后支的内侧支发出第三枕神经,分布于枕区下皮肤;外侧支参与

C_2 神经后支的外侧支,分布于颈后肌。$C_4 \sim C_8$ 神经后支的内、外侧支支配颈后肌,$C_4 \sim C_5$ 神经后支的内侧支分布于颈后皮肤。

2.超声引导穿刺方法

嘱患者取侧卧位。用高频线阵探头引导穿刺。通过触诊确定阻滞侧的乳突,将高频线阵探头纵向放置,扫查确定乳突下缘,将探头向颈椎中心缓慢移动,确认 C_1 和 C_2 的关节柱,再往骶部移动,以确认所需阻滞的小关节的位置,微微调整方向,直至看到颈神经内侧支所在的两个相邻小关节的"波谷"。采用彩色多普勒模式可以确定椎动脉的位置,以避免造成损伤。确认颈神经内侧支后,用 10 cm 22G 穿刺针穿刺,方向为从前往后,针尖抵达颈神经内侧支处,回抽,若无回血、脑脊液,则注入 1 mL 治疗液。退针后,进行局部按压,以免形成血肿。进针时,应避免进入椎动脉和椎管内结构。

3.适应证

颈型颈椎病或颈肩上肢带状疱疹等神经痛。

4.禁忌证

有精神症状等不合作者;局部或全身感染者;服用抗凝剂或有出血倾向者;对局部麻醉药过敏者。

5.并发症

局部的出血、感染;神经损伤;药物误入血管或被血管吸收出现药物中毒反应。

(三)颈椎小关节阻滞

1.相关解剖

除了寰枕和寰枢关节外,其余的颈椎小关节都由相邻椎体的上、下关节突构成,均为真性关节,由关节囊包裹,颈椎关节囊上有丰富的神经分布。每个颈椎小关节由 2 个脊髓节段的神经支配,即由同一脊髓及上一脊髓的脊神经内侧支支配。

2.超声引导穿刺方法

嘱患者取俯卧位。采用高频线阵探头引导穿刺。将探头纵向置于颈中央扫查,确认 C_1、C_2 及相应椎体的棘突。确定相应节段后,缓慢外移探头,以获得颈椎小关节特征性的波浪状或锯齿状的超声图像,可见位于上、下关节突的 2 个高回声区和 1 个低回声区。确定需要注射的颈椎小关节后,进行局部消毒,应用平面内技术,用 10 cm 长的 22G 穿刺针穿刺,从尾侧向头侧进针,穿刺到位后,回抽,若无回血、气体,则缓慢注入 0.5~1 mL 药液。退针后,进行局部按压,以免形成血肿。

3. 适应证

颈椎活动不当或过度引起的颈部疼痛或活动受限。

4. 禁忌证

有精神症状及不接受此治疗者;局部或全身感染者;服用抗凝剂或有出血倾向者;对局部麻醉药过敏者。

5. 并发症

局部出血、感染;神经损伤(因为颈椎小关节邻近脊髓及神经根,所以操作时应避免将药物注入硬膜外或蛛网膜下隙);严重的中枢神经并发症(因为颈椎小关节前即是椎动脉,所以要避免药物误入)。

(四)星状神经节阻滞

1. 星状神经节阻滞的作用机制

星状神经节涉及自主神经系统、内分泌系统和免疫系统,对上述系统的功能有调节作用。该阻滞方法有助于维持机体内环境的稳定,使许多自主神经失调性疾病得以纠正。通过阻滞星状神经节,解除星状神经节的过度紧张及功能亢进状态,使头、颈、上肢、心脏等血管扩张,可明显改善心、脑血管的血流量,增强机体的抗病能力及抗炎能力,调节内分泌系统,稳定全身自主神经系统。此治疗方法可从以下几个方面达到治疗效果。

(1)抑制疼痛:当患者出现疼痛症状时,交感神经兴奋,可引起初级感觉神经元的敏感和兴奋,血浆中反映交感神经活性的去甲肾上腺素含量上升。进行交感神经节阻滞后,其节前纤维和节后纤维的功能受到抑制,可阻断脊髓反射通路,减少脊髓内 P 物质和血浆儿茶酚胺的释放,降低交感神经的兴奋性,使其分布区内血管收缩、腺体分泌、肌紧张受抑制,改善局部组织缺血、缺氧和代谢异常,并能通过增加局部血液循环带走引起疼痛的炎症介质,从而阻断"疼痛—交感运动神经兴奋—局部缺血缺氧—疼痛"这一恶性循环。

(2)对心、脑血管的作用:心脏的重要神经支配主要来自星状神经节,但这种神经支配存在着不对称的情况,例如,左、右侧星状神经节阻滞对窦房结、心脏传导及心肌不应期的影响不同,甚至可表现出相反的效应;右侧星状神经节发出的节前纤维对心脏的交感神经支配占优势地位,右侧交感神经节阻滞对心率的影响较左侧明显,但是单侧阻滞对心血管的调节作用还存在争议。Kim等发现,对有头、颈疼痛的患者进行左侧星状神经节阻滞后,会增加心脏迷走神经的张力,而右侧阻滞则不会。星状神经节阻滞可扩张血管,增加血流动力学的稳定性。早期的实验研究证明,阻滞星状神经节可产生与静脉注射前列腺素 E 相似的扩血管、增加血流的作用。星状神经节阻滞可调节脑血管运动神经的功能,解除血管痉挛,增加脑血流速度,改善神经功能,明显增加脑部血流量。因此,星状神经节阻滞对脑血管意外等脑部疾病有较好的治疗效果。

(3)对内分泌系统和应激反应的作用:当机体受到缺血等刺激时,能够产生应激反应,应激反应通过大脑皮质、大脑边缘系统刺激下丘脑自主神经,通过交感神经系统的兴奋传导可使机体发生一系列的病理过程。星状神经节阻滞可使下丘脑血流量增加,能起到维持垂体激素平衡的作用,与交感神经引起的反应相对应。星状神经节阻滞通过影响下丘脑的内分泌系统而调节不同的应激激素,可减轻垂体 – 肾上腺皮质引起的不良应激反应。

对于高原衰退症、高原睡眠紊乱综合征来说,星状神经节阻滞有其独特的治疗作用。临床上,星状神经节阻滞主要有前侧入路法、高位侧入路法及辅助引导穿刺法等,其中前侧入路法最为常用。星状神经节阻滞成功的标志为注射侧出现霍纳综合征,表现为瞳孔缩小、眼睑下垂、眼球下陷、鼻塞、眼结膜充血等。

2. 相关解剖

星状神经节是指颈、胸部或颈下的交感神经节,由下颈部交感神经节和 T_1 交感神经节融合而成。它位于 C_7 和 T_1 椎体横突前方颈长肌的前面,椎动脉的前内侧,颈总动脉和颈静脉后中间,在气管和食管外侧。为了防止发生气胸,一般穿刺阻滞选择在 C_6 水平。

3. 超声引导穿刺方法

嘱患者取平卧位,将头稍偏向对侧。用高频线阵探头引导穿刺。在环状软骨切迹水平,将探头横向放置进行扫查(图 3 – 5)。找到 C_6 平面,可以看到 C_6 椎体和特有的"双驼峰"椎体横突的前、后结节,C_6 神经根、颈动脉和颈长肌,或找到 C_7 水平,可以看到特征性的沙滩椅样图像(颈 7 椎体的后结节)。颈长肌表面为星状神经节所在的疏松结缔组织,星状神经节呈低回声。因为星状神经节并不是每次均能在超声图像中显现,所以在行星状神经节阻滞时,并不强求寻找星状神经节,注射到疏松结缔组织内也可达到良好的效果。位置确认后,通过彩色多普勒模式选择穿刺途径。对局部皮肤进行常规消毒,采用平面内技术,用 10 cm 长穿刺针穿刺,到达颈动脉外侧颈长肌表面时,应避开重要的血管(如甲状腺下动脉、椎动脉),回抽,若无回血,则注射 1% 利多卡因 2～3 mL。退针后按压局部,以防形成血肿。

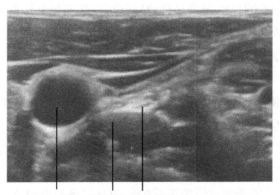

颈总动脉　颈长肌　椎前筋膜

图 3 - 5　星状神经节的穿刺靶点:椎前筋膜

4. 适应证

(1)头、颈及上胸部带状疱疹引起的神经痛。

(2)高原衰退症。

(3)高原睡眠紊乱综合征。

(4)头面部疾病(如偏头痛、紧张性头痛、丛集性头痛、颞动脉炎、脑血管痉挛、末梢性面神经麻痹、非典型面痛等)。

(5)耳鼻喉科疾病(如突发性耳聋、耳鸣、过敏性鼻炎等)。

(6)伴有循环障碍的疼痛(如雷诺综合征、闭塞性动脉疾病等)。

5. 禁忌证

有精神症状及不接受此治疗者;局部或全身感染者;服用抗凝剂或有出血倾向者;对局部麻醉药过敏者。

6. 并发症

局部出血、感染;神经损伤;附近脏器损伤(如气管、甲状腺损伤并发气胸等);药物误入血管,引起中毒反应。

二、胸部慢性疼痛微创介入治疗

胸部慢性疼痛包括躯体痛（来源于肌肉、韧带、关节和筋膜）和内脏痛（来源于胸膜、肺、心脏和食管）。该部位的疼痛还有相当一部分是由外周神经损伤导致的神经病理性疼痛，如手术后肋间神经痛、背根神经节神经元内大量水痘－带状疱疹病毒复苏后损伤胸脊神经引起的神经病理性疼痛。通过超声引导下的神经注射可以治疗这些神经病理性疼痛，降低慢性神经病理性疼痛的发生率。

（一）胸椎旁间隙阻滞

1. 相关解剖

胸椎旁间隙（thoracic paravertebral space，TPVS）为胸段脊柱两边外窄内宽的楔形间隙，其前外侧壁为壁层胸膜（$T_2 \sim T_{10}/T_{11}$）或膈肌（$T_{10}/T_{11} \sim T_{12}$），后壁为椎体横突、肋横突上韧带（superior costotransverse ligament，SCTL）和肋骨颈，内侧壁为椎体、椎间盘和椎间孔。TPVS 以胸内筋膜为界，分为前、后两个腔隙，胸膜外腔和胸内筋膜下腔，并与周围一些间隙相通。TPVS 向外延伸为肋间隙，向内可通过椎间孔与硬膜外间隙相通。相邻上、下节段的 TPVS 也相通，向上终止于中低位颈椎，向下通过膈肌的弓状韧带与腹膜后间隙相通，向前还可经椎前间隙与对侧 TPVS 相通。近端肋间神经血管位于 TPVS 内，注入 TPVS 的药物通常作用于本节段并扩散至相邻几个节段的肋间神经，并向近端神经根甚至硬膜外隙扩散。肋横突上韧带连接横突下缘和其下一节段肋骨颈上缘，与肋横突韧带、肋横突侧韧带一起稳定肋横突关节。横突外侧的肋间内筋膜与肋横突上韧带外侧缘相延续，且在超声扫描下清晰可见，临床上通常将药物注射于此延续部位与胸膜构成的间隙内来进行 TPVS 阻滞。

上胸段与中下胸段的 TPVS 稍有差异。$T_2 \sim T_4$ 肋骨颈基本重叠于胸椎横突前，横突外侧肋间内筋膜与胸膜之间的间隙较窄；T_5 以下肋骨颈位于同节段胸椎横突前上方，横突外侧肋间内筋膜与胸膜之间的间隙相对较宽。横突间隙和肋间隙从上到下逐渐增宽。

2. 超声引导穿刺方法

嘱患者取俯卧位。选用 5～12 MHz 高频线阵探头或 2～5 MHz 低频凸阵探头。将探头与脊柱垂直或稍成角（与肋骨走行平行）置于目标节段横突水平，仔细辨认肋横突关节、肋骨、横突、肋间内筋膜和胸膜等标志性结构。看到肋横突关节后,将探头向肋尾侧移动,直至肋骨消失,仅显示横突。在超声扫描中,横突下方即为肋横突上韧带及其深面的 TPVS(受横突声影遮挡,显示不清);而横突外侧缘显示的是高亮线之间的肋间内筋膜和胸膜形成的近端肋间隙,向内移行为 TPVS。

另外,可采用椎旁横断切面平面内入路。以横突为标志,从探头外侧向内进针,直至针尖到达横突外侧端下方的肋间内筋膜和胸膜之间(肋间隙与 TPVS 移行处),此时注射少量生理盐水后若出现胸膜下压现象,则表明针尖位置正确。一般情况下,每一节段注射 5 mL,也可根据疼痛范围注入更多的治疗药物。椎旁注射成功的标志为出现胸膜推移现象。

3. 适应证

肋间神经痛,包括术后或各种损伤后肋间神经损伤痛、带状疱疹后遗神经痛、胸部慢性术后疼痛综合征等。

4. 禁忌证

有精神症状及不接受此治疗者;局部或全身感染者;服用抗凝剂或有出血倾向者;对局部麻醉药过敏者。

5. 并发症

气胸(若操作中患者出现突发性咳嗽或者突发性胸痛,则应警惕发生气胸);壁层胸膜穿破(若穿破,则可考虑改行胸膜内镇痛);误注入血管内;药物扩散至椎间孔或椎管内;低血压等。

(二)胸神经根阻滞

1. 相关解剖

胸椎椎间孔为位于相邻两椎骨椎弓根之间的孔形管道,内通椎管腔,外接 TPVS,由四壁围成:前壁为上、下椎体和椎间盘后面及后纵韧带外侧部,后壁为关节突关节和黄韧带,上壁为上位椎弓根下切迹,下壁为下位椎弓根上切迹。胸神经根(thoracic nerve root,TNR)紧贴椎间孔上壁出椎管,在椎间孔外口处立即发出前支、后支、脊膜支和交通支,支配相应的组织结构。另外,大于 60% 的胸背根神经节(dorsal root ganglion,DRG)起始于椎间孔中部,终止于椎间孔外口,因此,在椎间孔外口处进行 TNR 阻滞,能较完善地阻滞 DRG 和 TNR 的所有分支。

超声引导下经胸椎椎板椎旁入路进行注射时,针尖越过接近胸椎小关节的 SCTL,该部位组织结构薄弱,注射药物能经小关节外侧渗入 TNR 附近。而且,椎间孔的前后径约为 1 cm,后壁距胸膜较远,发生气胸的风险相对减小。因此,超声引导下经胸椎小关节外侧(椎间孔外口)行 TNR 阻滞能大大提高阻滞的安全性和有效性。Luyet 等发现,在进行超声引导下胸椎小关节旁入路椎旁阻滞过程中,针尖到达椎间孔的概率高达 94%。

2.超声引导穿刺方法

嘱患者取俯卧位。选用 2～5 MHz 低频凸阵探头(图 3－6)。先将探头垂直脊柱置于目标节段横突上方,观察到肋横突关节,再将探头向尾侧移动,直至肋骨、横突相继消失,即可显示胸椎小关节突平面。该界面超声图像显示中间为目标节段胸椎椎板及小关节下关节突外侧缘,小关节下方即为神经根穿过的椎间孔,外侧为深面的胸膜线。因为胸膜在靠近椎体处出现转折,所以超声扫描下胸膜线由外向内逐渐黯淡。

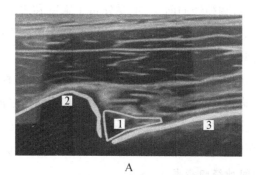

A

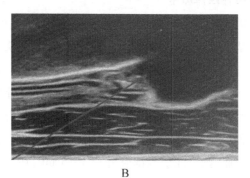

B

A.1—椎旁间隙;2—横突;3—胸膜。B.平面内或平面外:可通过下方的胸膜和上方的肋横突韧带来定位注射区域,在椎旁间隙注射时,可看到由于药液的压迫作用,使得胸膜出现向下移位现象。

图 3－6　2～5 MHz 低频凸阵探头引导穿刺

另外,还可选用小关节突横断切面平面内入路。从探头外侧向内采用平面内技术进针(约为中线外侧 4 cm),当针尖触及下关节突后外侧缘时,调整进针方向,朝下关节突深面继续向前再进针 0.5 ~ 1 cm(至椎体外侧),注射治疗药液。

3. 适应证

带状疱疹后遗神经痛等。

4. 禁忌证

有精神症状及不接受此治疗者;局部或全身感染者;服用抗凝剂或有出血倾向者;对局部麻醉药过敏者。

(三)肋间神经阻滞

1. 相关解剖

肋间神经是 12 对胸神经的前支,主要分布于胸壁和腹壁。其中上 2 对胸神经除分布于胸壁外,还分布于上肢;第 3 ~ 6 对肋间神经仅分布于胸壁;第 7 ~ 11 对肋间神经分布于胸壁和腹壁;肋下神经分布于腹壁和臀部。肋间神经由椎旁发出后,走行于相应的肋沟内,并与肋间血管相伴行,在整个行程中,肋间神经大部分位于肋间内肌和肋间最内肌之间。肋间神经在临近肋角之前发出一条外侧皮支,在近胸骨或腹直肌处移行为前皮支。肋间神经的外侧皮支在腋中线处穿出肋间肌和前锯肌,在此部位远端阻滞肋间神经时,只能阻滞前皮支。

2. 超声引导肋间神经阻滞术

首先定位出所需阻滞的肋间神经。可采用体表定位,也可采用超声定位,先定位出第 12 肋,再从下往上计数到所需阻滞的阶段。将探头放置于所需阻滞的肋骨水平上,使探头与肋骨垂直,距离脊柱后正中线 4 ~ 6 cm。在超声引导下调整探头,以清晰显示肋骨、胸膜、肋间肌等超声图像。目标肋骨的下缘即为肋间神经走行部位。多采用平面内进针技术,将 22G 穿刺针从探头尾侧端垂直皮肤进针,调整进针角度,使针尖穿过背部肌肉、肋间外肌、肋间内肌等,直至目标肋骨的下缘,回抽,若无回血,则可注射局部麻醉药 3 ~ 5 mL,在超声引导下可见药物在肋骨下缘扩散、胸膜呈不同程度的下陷。不推荐平面外进针技术,以免因针尖过深而引起气胸。

三、腰腿部慢性疼痛微创介入治疗

(一)腰椎小关节注射和脊神经后内侧支阻滞

1. 相关解剖

腰椎小关节由相邻腰椎上、下关节突的关节面连接而成,腰椎小关节的关节面主要呈上凹面型或平面型,即上关节突关节面呈凹面,下关节突关节面呈凸面,或上、下关节面均呈直平面,这对理解临床超声影像有所帮助。

腰脊神经后内侧支(medial branch,MB)由腰脊神经根后支发出,支配上位小关节的下部分和下位小关节的上部分,如 L_2 腰脊神经后内侧支支配 $L_2 \sim L_3$ 小关节的下部分和 $L_3 \sim L_4$ 小关节的上部分。$L_1 \sim L_4$ MB 绕过下位椎体横突根部和上关节突交界外侧缘;L_5 MB 绕过骶骨上关节突、骶骨翼间沟下行。在超声引导下,MB 阻滞的目标靶点 $L_1 \sim L_4$ 位于关节突和横突根部交界处,L_5 则位于上关节突和骶骨翼交界的凹槽处。因为腰椎小关节一般接受本节和上位节段脊神经后内侧支的双重支配,所以治疗时应至少阻滞相应水平和上位水平的脊神经后内侧支。

2. 超声引导穿刺腰椎小关节注射术

(1)轴位切面技术:嘱患者取俯卧位,将腰部略垫高。采用低频凸阵探头(2~5 MHz)引导穿刺。首先,定位腰椎节段。一般用矢状位,将探头纵向放置于腰、骶段脊柱中央,以显示 L_4 棘突、L_5 棘突及骶棘等。此时,平行移动探头至椎旁 2 cm 左右,显示腰椎椎板和骶骨,可见 L_4 和 L_5 椎板在超声图像中呈高回声,宽度均匀,下方呈低回声,骶骨虽呈高回声,但因为骶骨骨质连续,所以在超声图像中显示为连续的高回声超声图像,以此确定腰椎节段,然后,将低频凸阵探头横向置于相应腰椎棘突正中水平,此时超声图像可显示棘突、小关节及横突超声图像。中间棘突呈高回声,两侧可见上、下关节突。低回声的关节突关节间隙是腰椎小关节穿刺目标点。此时采用平面内技术,在离探头2~3 cm 处,由外向中线进针,直至到达上、下关节突间隙,此时可注射治疗药物。

(2)旁矢状位切面技术:嘱患者取俯卧位,将腰部略垫高。采用低频凸阵探头(2~5 MHz)。将探头纵向置于 $L_3 \sim L_4$ 椎旁 2~4 cm 处,可见腰椎小关节超声图像。在此超声图像中,可见上、下关节突及关节面,但有时典型关节面并不能清晰显现,更多见的是上、下关节面表现为连续性强回声的波浪状形态,波浪最高点是上、下关节突部位。一般采用平面内技术,由尾端向头端进针,注射药液。

3.腰脊神经后内侧支阻滞

嘱患者取俯卧位,略抬高腰部。采用低频凸阵探头(2~5 MHz)引导穿刺。将探头横向置于相应腰椎棘突正中水平。可轴位显示棘突、小关节及横突超声图像。在大部分情况下,超声图像并不能分辨出脊神经后内侧支,需通过解剖位置间接定位,上关节突和横突上缘(探头往头端缓慢平移,高回声横突影即将消失的位置)的交界处便是腰脊神经后内侧支针尖穿刺的靶点。采用平面内技术进针,由外侧向中线进针。应仔细辨别小关节、横突超声图像,注药前仔细回抽,确认回抽无血液或脑脊液,以免误入血管、椎间孔和椎管内甚至蛛网膜下隙。

4.适应证

腰椎小关节退行性变引起的腰背痛。

5.禁忌证

有精神症状及不接受此治疗者;局部或全身感染者;服用抗凝剂或有出血倾向者;对局部麻醉药过敏者。

6.并发症

误入血管、椎间孔和椎管内甚至蛛网膜下隙;神经损伤;局部感染、血肿或瘀斑等。

(二)腰丛神经阻滞

1.相关解剖

腰丛神经位于腰大肌间隙,腰椎横突前方,由 T_{12} 神经前支的一部分、$L_1 \sim L_3$ 神经前支和 L_4 神经前支的一部分组成。横突背面到腰丛神经的距离正常为 1~2 cm,与体型无关。腰丛神经除发出分支支配髂腰肌和腰方肌外,还发出髂腹下神经、髂腹股沟神经、生殖股神经、股外侧皮神经、股神经和闭孔神经,分布于腹股沟区及大腿的前部和内侧部。

2.超声引导穿刺方法

(1)轴位切面平面内腰丛神经阻滞术:其关键点在于分清腰大肌、竖脊肌及腰方肌在阻滞部位的解剖关系。横突前面深方、椎体侧面深方为腰大肌,横突背面浅方为竖脊肌,横突之间为腰方肌。腰丛神经位于腰大肌间隙,腰椎横突前方,运用超声引导轴位切面平面内技术进行腰丛神经阻滞时,需避开横突。肌肉及骨骼的解剖定位显得尤为重要。穿刺治疗时患者取侧卧位。采用低频凸阵探头(2~5 MHz),采用肌骨模式,可以选择 L_2~L_4 水平进针,本节以 L_3 水平为例。将超声探头横向置于 L_3 棘突处,确认高回声的 L_3 棘突;然后将探头向外侧移动,确定呈高回声的 L_3 横突(横突骨皮质为高回声影,下方呈低回声区)。评估其深度,此时超声图像显示腰大肌在横突深方、竖脊肌在横突浅方、腰方肌附着于横突;继续向外侧、前方移动探头,使超声探头与横突垂直,此时超声图像显示腰大肌在横突前方,竖脊肌在横突后方,腰方肌在横突浅面(图 3-7)。

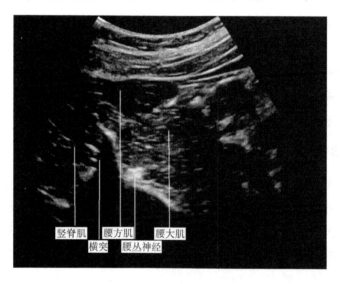

图 3-7　腰方肌下方的 L_4 横突与椎体及目标靶点:腰丛神经

　　首先将探头长轴垂直于患侧腋中线,置于髂嵴头侧并紧贴髂嵴,然后将探头向背侧移动,并逐渐出现腰方肌及腰方肌下方的 L_4 横突与椎体。

　　显示腰大肌、竖脊肌及腰方肌在阻滞部位的解剖关系结构后,可调节超声仪器至神经模式,此时可见腰丛神经在横突深面的腰大肌间隙内,呈高回声影。一般采用从脊柱侧椎旁进针的方法,在确定横突和腰大肌、竖脊肌、腰方肌和腰丛神经后,稍往尾端平行移动探头,在进针路径上避开横突。采用平面内技术,将穿刺针送达腰大肌内高回声的腰丛神经。进针时,在椎旁 3~4 cm 处进针,保持针干与探头平行。注意进针点与探头的关系,进针点宜远离探头,这样做的目的一是可以使穿刺针到达目标靶点的距离最近;二是可以最大程度地使穿刺针在探头下方显示。因为有时腰丛神经穿刺节段在 L_3 椎体水平,此时要注意肾脏的位置,可使用彩色多普勒超声模式观察血流,以确认肾脏位置,避免损伤肾脏等内脏器官。

（2）旁正中矢状位平面外腰丛神经阻滞术：嘱患者取患侧向上的侧卧位。采用低频凸阵探头（2~5 MHz），将探头纵向置于脊柱中线旁开3~4 cm处。在超声图像上，横突表现为"城垛样"特征，即间断的高回声波浪曲线，竖脊肌在横突表面，腰大肌在相邻横突之间及其深层。

3. 适应证

腰椎退行性病变引起的下腰痛和下肢疼痛；肿瘤转移性神经痛。

4. 禁忌证

有精神症状及不接受此治疗者；局部或全身感染者；服用抗凝剂或有出血倾向者；对局部麻醉药过敏者。

5. 并发症

全脊髓麻醉；神经损伤；局部感染、血肿或瘀斑等。

（三）选择性腰神经根阻滞

1. 相关解剖

腰神经根自脊髓发出，经椎间孔向前下外斜行。5对腰神经根经同序列椎骨下方的椎间孔穿出。椎间孔的顶部和底部是相邻椎体的椎弓切迹，其前界为相邻椎体后缘、椎间盘、后纵韧带外侧延伸部分，后界为上、下关节突及黄韧带外侧延伸部分。

2. 超声引导穿刺方法

（1）轴位切面技术：嘱患者取侧卧位，将患侧朝上。采用低频凸阵探头（2~5 MHz）引导穿刺。将探头横向置于患者目标腰椎节段棘突水平，首先确认小关节突和横突超声图像。参照腰丛神经阻滞时轴位显示"三叶草"的方法，将探头向外侧移动，距棘突4 cm左右，可清晰显示横突、腰大肌、竖脊肌、腰方肌及腰丛神经。然后，平行向尾端稍微移动一下探头，直至横突完全消失，于关节突下方可见椎体，关节突和椎体之间的区域为椎间孔外口，可见高回声神经根。超声图像显示横突后，再平行向尾端稍微移动，直至横突完全消失，在此过程中，可拍摄横突下方及关节突和椎体之间的椎间孔外口处高回声的神经根超声图像。

（2）旁矢状位切面技术（图3-8）：患者取俯卧位。采用低频凸阵探头（2~5 MHz）。将探头纵向平行置于脊柱患侧，缓慢向外侧移动探头，依次可见关节突和横突。当出现横突时，将探头再朝中线移动，直到关节突的外侧边缘重新出现。这个扫查的平面称为神经根出口平面。当探头位于神经根出口平面时,关节突在横突上方,超声图像显示横突与关节突融合成一宽大的低回声区,横突为关节突底部膨大部分。两个相邻横突之间会出现一条薄的高回声带,即横突间韧带。横突间韧带为重要的解剖标志,神经根位于横突间韧带腹侧。

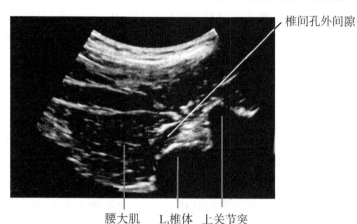

图3-8　目标靶点:椎间孔外间隙

　　穿刺时采用平面内进针的方法,进针点在脊柱旁探头内侧,将穿刺针越过关节突顶端,穿过横突间韧带,将药物注入椎间孔外间隙。

　　穿刺时采用平面内技术,即穿刺针与探头的长轴面平行,当针尖到达横突间韧带后,缓慢进针,穿过横突间韧带,即到达神经根周围。也可采用平面外技术,突破横突间韧带,到达神经根周围。穿刺时,应仔细辨别椎间孔,注意进针路径及进针深度,注药前应仔细回抽,确认无血液或脑脊液。

　　3.适应证

　　由各种原因引起的根性神经痛;累及腰神经的带状疱疹后遗神经痛等。

　　4.禁忌证

　　有精神症状及不接受此治疗者;局部或全身感染者;服用抗凝剂或有出血倾向者;对局部麻醉药过敏者。

　　5.并发症

　　误入椎管甚至蛛网膜下隙;神经损伤;局部感染、血肿或瘀斑等。

　　(四)腰椎侧隐窝微创介入治疗术

　　硬脊膜外腔的患侧间隙注射是近年来推广使用的一种新的病灶注射方式,

可使药物更直接地到达炎症病灶区,使抗炎镇痛药更集中地作用于病变神经根,或将胶原酶直接注射到突出的椎间盘处。如操作不慎,则药液易误入蛛网膜下隙或针头易刺中神经根。临床疼痛治疗中采用的硬膜外间隙阻滞与临床麻醉时的硬膜外麻醉不一样,需要将局部麻醉药和治疗药物的混合液注射在硬脊膜外腔的患侧间隙,从而发挥镇痛、溶解或神经调理作用。采用椎间关节内缘进针,向硬膜外间隙穿刺是一种方便有效的方法。采用这项技术时,强烈推荐在 CT 引导下进行穿刺治疗。这里重点介绍腰椎侧隐窝微创介入治疗术中的腰椎侧隐窝穿刺治疗术。

1. 相关解剖

硬膜外隙是衬于椎管内面的骨膜、骨的各条带与硬脊膜之间的腔隙。硬脊膜包绕着从枕骨大孔到圆锥末端的全部脊髓和脊神经根。在成年人,脊髓和脊神经根一直延伸到 S_2 水平。硬膜外隙向下延续为骶管,向外侧与椎旁组织和椎旁间隙相连。椎旁间隙由 48 个椎间孔构成,是脊神经离开椎管的出口。临床上将脊椎部位的硬膜外隙分为前间隙、后间隙及侧隐窝。

(1)前间隙:位于椎体后纵韧带两侧脊神经前根及脊髓的前面。这一间隙很小,其间有脊髓前动脉通过。前间隙是腰椎间盘突出后炎症较集中的部位,是髓核突破后纵韧带后暴露的位置,也是进行硬膜外阻滞时希望药物到达的部位,例如,注射胶原酶时,最好将胶原酶注射到此间隙。前间隙内血管分布少,造影剂和药物容易扩散。不过,前间隙较深,穿刺时易损伤神经、血管,甚至可能会刺入蛛网膜下隙,造成相关损伤。

(2)后间隙:在黄韧带、椎体膜、脊神经后根与脊髓后面间。$C_3 \sim C_5$ 较窄,T_3 以下渐宽,$L_2 \sim L_3$ 最宽处外侧有脊后动脉,近正中线处血管(包括静脉丛)分布较少。后间隙是进行硬膜外阻滞时注入药物的常用部位,其内血管分布少,有利于做椎管内穿刺。

(3)侧隐窝:为前间隙与后间隙的交界部位,即椎管两侧的前侧角,也是椎管内在脊神经进入椎间孔前逐渐变窄的部位。侧隐窝也指椎间孔内口至硬膜囊侧壁的腔隙,是神经根管的起始端,是许多病变的炎症病灶区,将药物注射到此部位可获得良好的临床疗效。但侧隐窝的穿刺技术较复杂,穿刺时易损伤神经、血管,甚至刺入蛛网膜下隙。侧隐窝也是硬膜外隙向神经根管过渡的部分,由于邻近椎间盘,在此处神经根最易受压和(或)发生炎症。经椎板外切迹或小关节内缘行硬膜外隙侧隐窝穿刺,可使药物集中在病变部位,而常规进行后正中棘突间硬膜外隙穿刺,药物远离病变部位或仅有少量药物到达病变部位,由此可见,穿刺侧隐窝注射的治疗效果较好。在 CT 引导下直接定位出穿刺目标位置,得到穿刺路径及其长度、穿刺角度等相关参数。穿刺到位后,可注射造影剂,再次确定穿刺无误后,可注射药物,进行相关治疗。

　　腰椎板外切迹是到达硬膜外间隙或侧隐窝的最短径路,为 10 ~ 12 mm。L_4 椎板外切迹的垂直投影均在椎体的侧后缘,即左、右椎板间距小于椎体横径。L_5 椎板外切迹亦多偏外,部分标本的椎板外切迹也垂直投影在椎体侧缘,沿 $L_5 \sim S_1$ 小关节内缘垂直进针,可达中线外 10 ~ 12 mm 处。国内有研究者对腰椎 CT 片和 X 线片进行了测量研究,结果发现,L_4 以上双侧椎板外切迹间距为 30 ~ 40 mm,硬膜囊横径均在 25 mm 以下,$L_5 \sim S_1$ 的双侧小关节内缘间距为 24 ~ 30 mm,硬膜囊横径均小于 20 mm。上述数据说明,经以上椎板外切迹或 $L_5 \sim S_1$ 小关节内缘进针,穿刺针均从硬膜囊外侧 3 ~ 4 mm 处和神经根的腋部穿过,不会损伤硬膜和神经根(图 3 - 9)。

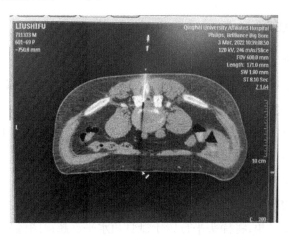

图 3 - 9　自 $L_5 \sim S_1$ 小关节内缘垂直进针至穿刺靶点

2. 操作技术

　　俯卧位穿刺法:嘱患者取俯卧位,在腹下垫枕。准确确定病变间隙的棘间位置,测量等比例腰椎正位 X 线片的小关节内缘间距,确定进针点;经进针点垂直穿刺,当针尖触及骨质时,为小关节,此时,在"C"形臂机辅助下确认穿刺针所在位置及行针方向,如行针方向无误,则注射 1% 利多卡因 0.5 ~ 1 mL,对穿刺针进行细微修正后,边进针,边加压,一旦阻力消失,则表明针尖已进入硬膜外隙侧隐窝,或在 CT 引导下直接定位穿刺目标位置,得到穿刺路径、穿刺长度及穿刺角度等相关参数。穿刺到位后,回抽,若无血液或脑脊液,则表明初步穿刺成功,可再次注射造影剂,确定穿刺无误后,注射药物,进行相关治疗。若进针过程中患者有下肢放射痛,则说明针尖触及神经根,应退至黄韧带或椎板外切迹,稍向下内调整进针方向,可经腋部神经根到达侧隐窝;若进针过程中回抽出脑脊液,则说明已穿破神经根袖,此时应放弃治疗。

3. 并发症及其防治

因为初学者不熟练,可能会使穿刺针触及神经根、血管,也可能会使穿刺针误入蛛网膜下隙,所以在应用胶原酶或神经损毁性药物时应特别注意。针尖刺入包绕神经根的硬膜下间隙,可因注射的胶原酶或神经损毁性药物进入蛛网膜下隙而引起严重的神经损伤。最好的防范措施是,在穿刺到位后回抽,若无血液或脑脊液,则初步确认穿刺成功,可再次注射造影剂,待确定穿刺无误后,再注射药物,进行相关治疗。推荐在 CT 引导下进行此项治疗,这样会使靶向治疗并发症的发生率降低。

(五)骶管注射

1. 相关解剖

骶管是骶骨内的骨性管道,其为椎管的延伸。蛛网膜下隙一般延伸至 S_2,其余都是硬膜外隙,直到尾骨。骶管内含有 5 对骶神经。后正中线 S_4 下后部和 S_5 全部后方有一个天生的裂隙,为骶裂孔,其上覆盖着骶尾韧带和脊上韧带。骶管两侧有骶骨角,骶尾韧带和脊上韧带深面为骶管硬膜外间隙。

2. 超声引导穿刺方法

嘱患者取俯卧位,将腹部略垫高。选择高频线阵探头(5~10 MHz)引导穿刺。仔细扣及骶骨角,将探头平行置于骶骨角水平。超声图像显示,双侧骶骨角为高回声影,呈"U"形。其中,进行浅层骶管注射时,探头定位结构为骶尾韧带和脊上韧带,深处为骶骨后缘,中间为骶管腔。旋转探头 90°,可获得纵向骶管和骶尾韧带界面。采用平面内技术,由尾端进针,突破脊上韧带和骶尾韧带后,进行骶管注射。

3. 适应证

坐骨神经痛、会阴痛等。

4. 禁忌证

有精神症状及不接受此治疗者;局部或全身感染者;服用抗凝剂或有出血倾

向者;对局部麻醉药过敏者。

5. 并发症

对有解剖变异的患者来说,若蛛网膜下隙过低,则可能误注入蛛网膜下隙;感染;血肿。

四、腹腔慢性疼痛的相关神经阻滞治疗

(一)腹腔神经丛阻滞

1. 相关解剖

腹腔神经丛位于后腹壁,相当于 T_{12} 和 L_1 椎体前上部,在腹主动脉上段的前面和两侧,围绕腹腔动脉和肠系膜上动脉的根部。由腹腔神经节发出的分支,大部分是节后纤维,也有少量的节前纤维,它们在腹丛分为肠系膜上、下神经节交换神经元。迷走神经后干的腹腔支参与组成肝丛、肾丛、脾丛、胰胃肠系上丛、胰胃肠系下丛等。上述脏器损伤或炎症病变均可产生内脏神经痛。

2. 操作技术

本操作须在 CT 引导下进行。术前开放静脉,术中监测生命体征。体表定位:嘱患者取俯卧位,确定第 12 肋下缘和 L_1 棘突下缘连线旁开 6～8 cm,在 CT 扫描下确定穿刺部位和深度。在局部麻醉下,用 14 cm 长 7 号穿刺针,与棘突成 30°～45°进针。在 CT 引导下,将穿刺针抵达 L_1 椎体外侧,继续将针尖滑向 L_1 椎外侧缘或经 L_1～L_2 椎间盘,用阻力消失法推至椎体前侧。注射 2～3 mL 造影剂后,若显示造影剂完全位于后腹膜与椎体前缘之间的腹主动脉和腔静脉周围,呼吸时不随腹腔脏器移动,则证明穿刺成功。注入治疗药液 20～30 mL,患者随即感觉腹部疼痛减轻,然后注射 75% 无水乙醇 20～30 mL。对癌症晚期不能俯卧者,本操作也可在侧卧位下进行,操作同前。

3. 适应证

上腹部原发或转移性肿瘤引起的内脏痛、腹腔血管痉挛性疼痛、腹部手术后内脏痛及不明原因的内脏痛。

4. 禁忌证

有精神症状及不接受此治疗者;局部或全身感染者;服用抗凝剂或有出血倾向者;对局部麻醉药过敏者。

5. 并发症及其防治

当注射药物剂量过多或患者身体条件较差时，可能会出现体位性低血压。术前应补充血容量。注射神经损毁药时，因其扩散至腰丛神经后可能会引起神经痛或运动障碍，故术后应取俯卧位4～6 h。穿刺时，宜选用细针，以免因损伤下腔血管而引起后腹膜血肿。术中应开放静脉，及时纠正各种并发症。

（二）上腹下神经丛阻滞

1. 相关解剖

上腹下神经丛又称骶前神经丛，位于 L_5～S_1 椎体前上侧的腹主动脉分叉处。其神经纤维来自腹主动脉丛、肠系膜下丛及腰神经节的第3内脏神经和第5内脏神经。上腹下神经丛继续向下延伸，进入直肠两侧的神经丛，随髂内动脉分成左、右腹下神经丛或神经，连接下腹下神经丛（盆丛）。其发出分支至双侧输尿管丛、精索丛、膀胱丛、直肠丛及髂丛。盆神经的副交感神经纤维也加入此神经丛，随乙状结肠血管、降结肠血管及其分支分布，也可单独形成腹膜后神经，支配结肠左曲或横结肠左侧、降结肠及乙状结肠。

2. 操作技术

本操作需在影像显示器引导下进行。体表定位：嘱患者取侧卧位或俯卧位，确定 L_5～S_1 棘突间隙，在旁开6～8 cm处做标记。在局部麻醉下，用12～16 cm长的7～9号穿刺针，与皮肤成60°在影像显示器的辅助下缓慢进针，直至椎体外缘。如穿刺针进入椎间盘时阻力明显增加，则继续加压进针，直至阻力消失，经影像显示器确认穿刺针位于 L_5 和 S_1 椎体前缘，缓慢注射造影剂2～3 mL，观察造影剂扩散范围，证实无误后，注射1%治疗药液15～20 mL，观察2～3 min后，若患者疼痛消失，则注射75%无水乙醇15～20 mL。退针后用创可贴贴敷穿刺针孔，嘱患者保持仰卧位4～6 h。

3. 适应证

治疗慢性和顽固性下腹疼痛，腰骶术后疼痛，直肠癌、前列腺癌、宫颈癌、卵巢癌、膀胱癌所致的疼痛和骶骨转移所致的疼痛。

4. 禁忌证

有精神症状及不接受此治疗者；局部或全身感染者；服用抗凝剂或有出血倾向者；对局部麻醉药过敏者。

5.并发症及其防治

并发症及其防治同腹腔神经丛阻滞。

（三）奇神经节阻滞

1.概述

交感神经链在尾骨的前方汇聚成一个末节交感神经节,即奇神经节。尾骨还有尾骨肌、臀大肌的肌腱和肛尾体附着。由于外伤或劳损,这些附着部位的慢性炎症是尾骨痛的重要原因。进行尾骨前间隙注射可以治疗这些肌腱附着部位的炎症,缓解疼痛。

2.穿刺

此治疗应在 CT 引导下穿刺(图 3 - 10)。

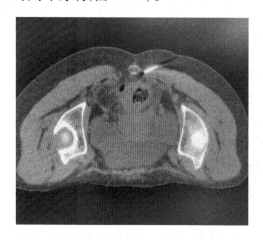

图 3 - 10 穿刺针在尾骨前间隙穿刺

第二节 高原地区慢性疼痛微创介入治疗技术

一、射频治疗

1920 年,Harvey Cushing 开始研究将射频用于电外科。但是直到 1950 年,射频损毁术才真正被用于治疗中枢神经系统疾病。20 世纪 60 年代中期,Rosomoff 首创经皮前外侧径路定位射频脊髓损毁术,用以治疗顽固性的恶性或非恶性疼痛。1975 年,Shealy 首次将射频消融术应用于慢性腰痛的治疗。20 世纪 80 年代初,

Sluijter 在局部麻醉及 X 线透视下进行经皮颈、胸和腰骶段脊神经疼痛综合征的射频损毁治疗。至 20 世纪 90 年代,Wilkinson 和 Stolker 相继发展了经皮脊髓胸段交感神经射频消融术及手术切开胸段背神经节的射频消融术。

(一)射频治疗疼痛的机制

射频(radio frequency,RF)就是射频电流,它是一种高频交流变化电磁波的简称。射频损毁的基本设备为一根绝缘良好的热电偶电极,其导电端即电极,可插入神经组织。电极外有一根特制的套管,以保证除了尖端外,整个电极是绝缘的。如果有电源接到此电极上,则周围组织的阻抗会使电流从电源端流向此组织。无论电流频率多高或多低,均会使周围组织变热,从而产生能量。因为其电极在周围组织中,所以周围组织可从电极中吸收热量,最后实现整个系统的热量平衡。此时,电极的温度与组织中最热的部分相等。既然电流从电极端流向周围组织,那么最热的部分也将是直接紧邻电极端的组织。在一定的电流下,达到热平衡大约需要 60 s,但在血管比较丰富的部位则有所不同。因为血管系统的阻抗大,所以需要较长时间和功率才能实现热平衡。有研究资料表明,控制损毁程度最满意的方法是保持电极温度 1~2 min。目前,射频介入治疗机制主要有两类:一类是利用热凝固作用阻断神经内部疼痛信号的传导,以达到镇痛目的;另一类是在椎间盘内热凝固髓核或纤维环,达到减压和减少椎间盘对神经根的炎性刺激目的(也称射频椎间盘成形术)。

然而,近年来的一些研究发现,接受射频治疗的神经所支配区域的感觉消失是短暂的,而疼痛缓解却能持续几个月,这种现象并不能由神经纤维热凝解释。因此,射频治疗还有其他机制。还有一些研究发现,除了热凝效应,射频治疗过程中的电场效应也是重要的治疗机制之一。

(二)针对神经的相关手术模式

针对神经的相关手术模式主要有标准射频损毁模式、脉冲射频损毁模式、双极射频损毁模式等。

1.标准射频损毁模式

(1)特点:标准射频(standard lesioning,SL)是一种连续的、低强度的能量输出模式。当射频能量被输送到目标组织后,目标组织内的电离子会快速运动,这种快速运动的摩擦会产生热量并损毁目标组织,射频电极可感应目标组织的温度,从而控制射频能量的输出。设定参数时,有几种因素可影响 RF 损毁。RF

时间是确定损毁大小的重要因素。当热产生和热丧失通过传导达到平衡时,损毁的大小就稳定了,达到平衡的时间一般是 30 ~ 60 s,一旦建立了平衡,则损毁变化是很小的。电极发出一定的电流强度将导致一定范围的损毁。电流强度越大,则组织温度越高,甚至会引起电极附近组织的炭化,这时组织阻抗增加,会限制损毁范围的扩大。当保持其他因素不变,增加电极长度时,就会产生较大范围的损伤。随着电极长度和表面积的增加,电流强度也会增加,以保持所需的温度。值得留意的是,因为 SL 的能量是连续输出的,射频强度集中于射频探针的侧部,而非顶端,所以当进行标准射频损毁神经时,应使射频探针与目标神经平行,而非垂直,以获取最佳的疗效。

（2）标准射频损毁模式的常用范围:①脊柱关节支神经根损毁术;②交感神经切除术;③三叉神经节(支)损毁术;④蝶腭神经节损毁术;⑤经皮脊髓(前侧柱)损毁术;⑥脊神经根损毁术等。

（3）标准射频损毁模式的实施步骤:影像定位—局部麻醉(全身麻醉)—穿刺—50 Hz 感觉测试—2 Hz 运动测试—麻醉—给予连续射频(70 ~ 80 ℃,60 ~ 90 s,2 个射频周期)。

2. 脉冲射频损毁模式

（1）特点:标准射频损毁模式的能量输出不适用于中枢性神经痛的治疗,并可能发生较长时间的损伤神经的危险。1997 年,Sluijter 提出了脉冲射频技术,该技术可在神经组织附近形成高电压,但温度低(电极尖端温度不超过 42 ℃),无高温神经破坏的风险。脉冲射频损毁模式是断续的、高强度的能量输出模式。静止期有利于散热,可避免温度明显升高和引发神经损伤的可能性。这种方法能选择作用于传递痛觉的 C 纤维,减少感觉或运动神经的损伤。其机制可能是 42 ~ 44 ℃ 的温度产生可逆性损害,这种温度可改变神经细胞的功能,但不会导致结构上的永久性损伤。目前,临床上使用脉冲射频损毁模式时,要求峰值电压不超过 45 V,或者在峰值电压下,温度不超过 42 ℃。脉冲射频损毁模式的能量相对集中于针尖,针尖部分的离子流远较针的其他部分强大,因此在脉冲射频损毁模式下,应将射频电极针垂直放置于目标神经处。

（2）脉冲射频损毁模式的优点:①安全,标准射频损毁模式的热损毁会彻底损伤外周神经,而脉冲射频损毁模式因为其独特的间断热损毁方式,可以只破坏外周混合型神经的感觉支,而不破坏运动支,即在打断疼痛信号传递的同时,保留了神经的运动功能;②无痛性过程;③无神经炎性反应;④无短暂感觉缺失;

⑤非神经破坏性,适用于 DRG。

(3)脉冲射频损毁模式的适用范围:神经性疼痛,如坐骨神经痛、根性疼痛;脊神经背根节治疗;对热敏感部位(非常狭窄的椎间孔或非常重要的脊椎节段,如 C_8、T_1 及骶部下段)的射频治疗。

(4)脉冲射频损毁模式的实施步骤:局部麻醉—穿刺—50 Hz 感觉测试—2 Hz 运动测试—给予脉冲射频(42 ℃,120～240 s,2 个射频周期)。

3.双极射频损毁模式

(1)背景:双极射频损毁模式由 Dr Matthew Kline 首先发现并应用于临床。在该模式中,一极作为射频电极针;另一极作为极板,以形成射频回路。该模式的目的在于形成较长的线形损毁范围。双极射频损毁模式的机制与单极射频损毁模式的类似。相关研究表明,双极射频损毁模式对治疗骶髂关节的疼痛有较好的效果。用双极射频损毁模式治疗前,可以不用做定位电刺激而直接进入该模式。

(2)优点:双极射频损毁模式的优势在于避免了传统的单点损毁模式繁杂的操作步骤,降低了手术风险,减轻了患者的痛苦。该模式在临床上主要应用于较深、较粗大的神经。目前,该模式在临床上已应用于骶髂关节疼痛的治疗。

(三)适应证

1.腰椎间盘突出症

经保守治疗 3 个月以上无效的慢性下腰痛和(或)有下肢根性疼痛症状的患者;患纤维环撕裂或包含性椎间盘,经椎间盘造影诱发结果为阳性的患者。

2.颈椎间盘突出症

肩颈部沉重、疼痛伴明显上肢根性酸胀、灼痛、麻木等症状,并经 MRI 证实有相应间隙椎间盘突出的患者;伴有持续头痛、头晕、耳鸣、眩晕并已排除内科相关疾病的患者。

(四)禁忌证

椎间盘突出症伴有以下情况为相对禁忌证或绝对禁忌证:严重的椎管狭窄;突出物明显钙化;X 线检查显示椎间盘低于正常高度 1/3,椎间盘脱出伴游离,有明显的进行性神经症状或马尾症状;合并精神或严重心理障碍。若具有以上情况中的一种,则不宜行该治疗。

（五）注意事项

在操作过程中,若患者突感剧烈疼痛,则应立即停止,然后在 CT 及"C"形臂机的辅助下确认穿刺是否正确;当再次开始治疗时,若患者仍疼痛难忍,则必须停止手术;完成射频热凝损毁术后,因为可能会有个别患者发生术后出血,所以应密切观察患者;确认患者安全后,再观察至少 2 h 才能让患者出院;术后 2 周内,患者可能会出现局部不适感,少部分患者术后会有部分感觉缺失,应告知患者相关情况。

二、等离子治疗

（一）等离子治疗疼痛的机制

等离子是一种以自由电子和带电离子为主要成分的物质形态,广泛存在于宇宙中,常被视为是物质的第四种形态,被称为等离子态或者超气态,也被称为电浆体。等离子治疗疼痛是通过在治疗区域产生等离子来发挥作用。等离子中包含有电离的气体、自由电子、离子(包括中性离子)、自由基、光子等多种成分。等离子本身是含有物理和化学活泼粒子的电中性混合物。这些活泼粒子能够做化学功,而带电原子和分子可通过溅射做物理功。因此,等离子可通过物理轰击和化学反应,治疗区域分子的连接断裂,例如,椎间盘的长链分子胶原及其类似物容易被等离子片段化,进而将胶原蛋白转变为液态或者气态物质,最终被吸收。

（二）等离子治疗的适应证

（1）颈肩痛:椎间盘源性颈肩痛。
（2）腰背痛:椎间盘源性腰背痛。
（3）压痛点治疗:网球肘。

（三）等离子椎间盘治疗的操作技术

在 CT 引导下,直接定位出穿刺目标位置,得到穿刺路径、穿刺长度及穿刺角度等相关参数后,消毒、铺巾,用 1% 利多卡因进行局部浸润麻醉,按取得的穿刺参数穿刺到位后,回抽,若无脑脊液或血液,则初步确认穿刺成功,可再次注射造影剂,确定穿刺无误后,进行治疗。也可在"C"形臂机的监视下初步定位后,常规消毒、铺巾,用 1% 利多卡因进行局部浸润麻醉,从病变间隙旁路进针,进针方向与皮肤成 45°~55°,用等离子体手术系统特制刀头外套管针刺入皮肤,在"C"形臂机的监视下进入相应椎间隙的预定位置,用左手固定好穿刺套管针,拔出针芯,用右手将手术刀头通过外套针管置入椎间隙的预定位置进行治疗,将治疗功率设置为 4 档。对髓核组织进行汽化和固化约 3 min。退出手术刀头,接负压吸引器约 2 min,拔除穿刺套管针,用无菌敷料覆盖伤口,手术结束。在汽化过程中,如出现同侧腰或下肢抽搐、发麻,则应暂停汽化,调整汽化棒方向、深度或擦干汽化棒上的血迹后,才可继续进行手术。

(四)并发症及其防治

1.治疗后疼痛

在完成等离子治疗后,给予非甾体抗炎药治疗 7~10 d。

2.治疗后感染

术前 8 h、术后 3 d 预防性使用抗生素。

三、胶原酶化学溶解治疗术

胶原酶的化学本质是蛋白质。Sussman(1968)首先提出并证明胶原酶可以溶解术中切取的人体椎间盘组织,证明胶原酶能迅速、选择性地溶解髓核和纤维环中的胶原纤维。我国上海医药工业研究院于 1973 开始进行胶原酶研制工作,1975 开始用胶原酶治疗腰椎间盘突出症的临床研究。Sussman(1975)通过研究发现,向脊柱旁及硬膜外注射胶原酶有相当大的安全范围,但向蛛网膜下隙注射胶原酶可引起严重的并发症。

(一)作用机制

当外源性胶原酶以酶原的形式被大量注入病变椎间盘时,就会被其中的酶激活物激活。当胶原酶被激活后,作用于胶原分子的全部 3 条 a 链,距氨基酸端 3/4 处,将胶原分子水解为 3/4 和 1/4 两个片段,溶解度增加,易解链、变性并被其他蛋白酶水解,最终降解为相关的氨基酸,进而被血浆中和、吸收。随着椎间盘总体积的明显缩小,突出物减小或消失,进而对神经组织的压迫得以缓解或消除,使临床症状得以改善或消失。侯树勋在山羊椎间盘内注射胶原酶,对该腰椎间盘突出症模型进行实验,结果表明,胶原酶对正常及突出的椎间盘可以产生同等程度的溶解减压作用。此外,还有研究结果表明,胶原酶可对磷脂酶 A_2 的活性产生显著的抑制作用,从而对脊神经根炎发挥很好的治疗作用。

（二）适应证

（1）典型的根性痛。

（2）受累神经皮肤节段感觉异常，神经牵拉征阳性。

（3）神经物理学检查：可有肌萎缩、肌无力、感觉异常及反射改变。

（4）对 CT 或 MRI 检查为阳性结果的根性痛患者，经 2 个月保守治疗无效的根性痛患者，或经保守治疗有效、每年发作 2 次以上、经外科手术治疗后再发作的根性痛患者，经影像学诊断具有溶解适应证。

（三）禁忌证

（1）对胶原酶过敏者。

（2）有外伤或由内科疾病导致脊髓或马尾神经损伤者。

（3）有椎间盘炎或椎间隙感染者。

（4）有心理或精神障碍者。

（5）有骨性椎管狭窄或椎间孔狭窄者，后纵韧带骨化、黄韧带肥厚者，椎间盘钙化或游离者。

（6）孕妇和儿童。

（7）有严重基础病的患者，特别是有重要脏器功能不全的患者及凝血功能障碍的患者。

（四）操作方法

1. 胶原酶化学溶解术穿刺入路

（1）腰椎间盘胶原酶化学溶解术穿刺入路：包括硬膜外前间隙注射（盘外法）和盘内法。

硬膜外前间隙注射（盘外法）：按照局部解剖和进针路径的不同，可将腰椎间盘胶原酶化学溶解术穿刺入路分为以下四种方法。①经椎间孔安全三角区进针至突出髓核附近的旁路法（图 3 - 11）；②经椎板外切迹或小关节内缘穿刺至侧隐窝的硬膜外前间隙法；③经骶管裂孔插管，从硬膜外前间隙至突出髓核周围的骶管裂孔前间隙法（图 3 - 12）；④经棘突间隙进针，从硬膜外后间隙插管至突出髓核周围的硬膜外前间隙法。

盘内法指将胶原酶注射到突出的椎间盘髓核或纤维环内的方法。盘外法指将胶原酶注射到突出椎间盘后缘的硬膜外前间隙的方法。

（2）颈椎间盘胶原酶化学溶解术穿刺入路：①对侧颈前入路盘内注射法；②经颈间孔硬膜外侧前间隙穿刺注射法；③后入路硬膜外侧前间隙接近法；④后入路颈部硬膜外侧前间隙直接注射法。

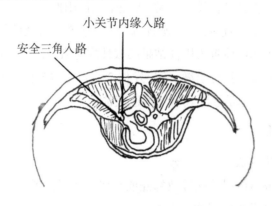

图3-11 椎间孔安全三角区穿刺及小关节内缘穿刺

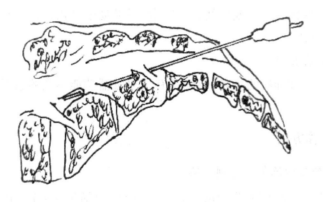

图3-12 从骶管裂孔硬膜前间隙穿刺置管

2.胶原酶注射

首先在CT或"C"形臂机的辅助下证实穿刺针尖到达目标位置。用盘内法消融前，应快速注入造影剂（碘海醇）0.5 mL，可观察到造影剂向突出物内弥散；用盘外法消融前，应快速注入试验剂量（在进行腰椎间盘治疗时，注射2%利多卡因4 mL和地塞米松5 mg的混合液5 mL；在进行颈椎间盘治疗时，注射1%利多卡因3 mL），观察15~20 min，若确定无脊髓麻醉表现及造影剂定位试验未出现异常，则可遵循微量、分次、缓慢的原则缓慢注射胶原酶。

3.胶原酶注射剂量

（1）颈椎间盘：具体如下。①盘外法注射：600 ~ 900 U/（2 ~ 3）mL。②盘内法注射：60 ~ 120 U/（0.2 ~ 0.4）mL。

（2）腰椎间盘：具体如下。①盘外法注射：600 ~ 1200 U/（2 ~ 4）mL。②盘内法注射：120 ~ 240 U/（0.4 ~ 0.8）mL。

4.术后管理

嘱患者取患侧朝下侧卧位 6 h（盘内注射可取侧卧位或仰卧位），严格卧床休息 3 ~ 7 d，卧床期间可滚动翻身，防止并发症（如褥疮等）的出现。术后应常规应用抗生素，以预防感染，并给予抗炎镇痛药，以增加患者的依从性。嘱患者卧床 1 周后，应在使用颈托、腰托保护颈椎、腰椎后再起床。对患者及其家属进行必要的康复指导，告知患者应用颈托、腰托既可保护颈椎、腰椎，也可减少因椎间盘再疝出而致急性神经卡压的风险。

（五）并发症

结合药理作用与技术特点，胶原酶化学溶解术的并发症大致分为以下三类。

1.药理因素相关并发症

药理因素相关并发症包括过敏反应、疼痛症状一过性加重、尿潴留和肠麻痹及术后神经根损伤等。

2.操作因素相关并发症

操作因素相关并发症包括血管、神经根损伤，误将胶原酶注入蛛网膜下隙及椎间隙感染等。

3.术后脊柱失稳性腰背痛

术后脊柱失稳性腰背痛可发生于进行椎间盘内注射的患者，与胶原酶的应用剂量和浓度具有直接关系。

因胶原酶的药理特性及对穿刺技术、影像学技术的要求比较高，故开展此微创治疗术时要慎之又慎。

四、神经调控治疗（中枢神经电刺激）

世界神经调控学会将神经调控定义为利用植入性或非植入性技术，采用电刺激或药物手段改变中枢神经、外周神经或自主神经活性，以改善患者疼痛症状，提高患者生活质量的生物医学工程技术。

现代神经调控技术的应用开始于 20 世纪 60 年代,当时,Melzack 和 Wall 提出了疼痛闸门控制理论。之后,脊髓电刺激就逐步被用于治疗慢性难治性疼痛,随之又出现了脑深部电刺激、周围神经刺激及运动皮层电刺激等治疗技术。随着脊髓电刺激的应用,神经调控的概念逐渐建立起来。神经调控技术可应用于多种慢性临床疼痛性疾病及周围神经血管病变所致疾病等。神经调控技术发展迅速,涉及生物医学和生物技术等多个学科领域,为疼痛病患者提供了新的治疗选择和可能性。

(一)脊髓电刺激

脊髓电刺激疗法已成为疼痛临床核心治疗手段之一。椎管内刺激电极植入的部位包括硬膜外隙、硬膜下隙及蛛网膜下隙,其操作方法基本一致。

1.作用机制

脊髓电刺激的治疗机制尚未完全阐明,目前学术界认为其与下列机制有关。

(1)对 Aβ 纤维进行电刺激,可逆行抑制同节段脊髓对细纤维传递的痛觉信息的接收。

(2)抑制脊髓丘脑束传导并兴奋下行抑制通路(如脊髓延髓束、脊髓皮质束、脊髓丘脑束等)的传导。

(3)抑制交感神经系统的异常兴奋性。

(4)抑制脊髓背角兴奋性氨基酸的产生并促进内源性镇痛物质的释放。

2.操作方法

(1)电极植入部位与电极选择:目前,电极已有多种型号,如导管电极、双极电极、三极电极等。电极植入的位置和排列方式对疗效影响很大。电极一般植入在与疼痛范围相对应的脊髓节段或上升数个节段。对下肢疼痛患者,应将电极放置于 $T_{12} \sim L_1$;对心绞痛患者,应将电极放置于 $T_{1、2}$脊髓中线或左侧;对上肢疼痛患者,应将电极放置于 $C_{4、5}$;对头面部疼痛和颅内疼痛患者,应将电极置于$C_{1、2}$,也可考虑刺激延髓或丘脑;对单侧疼痛患者,应将电极放置在同侧;对双侧疼痛患者,若放置 2 个以上电极,则可将电极于两侧并列放置,若只放置 1 个电极,则可将电极放置于脊髓正中部。若疼痛范围较广,则应选择刺激背角神经纤维;若疼痛范围很局限,则可选择单纯刺激相应的脊神经背根。

(2)植入电极与测试:宜在局部麻醉条件下完成。嘱患者取俯卧位或侧卧位,根据电极预期放置位置,一般使用 Tuohy 针,从标记的椎间隙采用正中旁径路向头部进针,倾斜角度小于45°。在透视下确认进针位置。如患者疼痛范围较大,则可选择使用2个电极,此时需穿刺2根 Tuohy 针,对2根穿刺针可以平行或者相差1个节段放置。借助影像学仪器确认穿刺针进入硬膜外隙,导入临时测试电极并在影像学仪器辅助下确认电极位置。成功放置电极后,连接电极末端与体外临时延伸导线、体外刺激器,然后开始测试,若刺激所产生的麻刺感能完全或基本覆盖患者主诉疼痛范围,则表明测试成功,此时缓慢取出穿刺针,重新检查刺激电极,确认没有发生电极移位的情况后,将电极固定在棘上韧带或脊旁深筋膜处。进行 7~10 d 连续的体外测试,根据患者的反应调整刺激参数(电压 5~10 V,脉宽 0~400 μs,频率 20~120 Hz)。如患者疼痛缓解50%~70%、生活质量显著改善、镇痛药物用量明显减少,则表明测试成功,可放置永久性的神经刺激系统。

(3)永久性电极的放置:取出测试电极后,在影像引导下放置永久电极,根据不同的电极系统,采用经皮穿刺或椎板切开的方式放置永久性刺激系统。永久性电极放置操作方法基本同测试电极的放置方法。将永久电极放置至硬膜外隙所要求的位置后,再将神经刺激系统放置到腹壁下腰部边缘或臀部外区,并在皮下与插入电极相互连接。

3.适应证

适应证:目前主要应用于经规范药物治疗无效或不能耐受药物副作用的腰背部手术后疼痛综合征、复杂性区域疼痛综合征、粘连性蛛网膜炎、周围神经病理性疼痛、幻肢/残肢痛、难治性癌痛等。

4.禁忌证

(1)有严重基础病的患者,特别是有重要脏器功能不全的患者及凝血功能障碍的患者。

(2)有脊柱裂的患者,行椎体及椎管内术后存在瘢痕粘连或肿瘤占位。

(3)穿刺及电极放置部位感染。

(4)药物滥用或认知障碍。

(5)已安装心脏起搏器者及孕妇。

5.并发症

(1)穿刺导致血肿、神经损伤及感染。

(2)电极或神经刺激系统移位或断裂。

(3)顽固性脑脊液漏。

（4）电极放置部位有不适感或疼痛。

（二）深部脑刺激

深部脑刺激又称脑起搏器治疗技术。该技术是利用脑立体定向手术在脑内特定神经核团的位置放置电极，通过高频电刺激可抑制异常电活动的神经元，从而起到治病的作用。

目前，深部脑刺激的作用机制还不十分清楚，这里不再介绍。

五、患者自控镇痛技术

（一）概述

患者自控镇痛（patient – controlled analgesia，PCA）作为一种有效、安全的镇痛方法，在临床上已经应用 40 余年。近年来，PCA 在国内外已经被越来越多地用于难治性癌痛等的治疗中。PCA 的优势在于，当患者体验到疼痛时，可将预定的小剂量药物通过镇痛装置注入而进行镇痛。PCA 注药的途径是通过静脉注射、皮下注射及硬膜外注射等。在应用 PCA 时，可根据患者的疼痛程度连续性或间断性地给药，避免血药浓度与镇痛程度发生周期性变化，以较少的治疗量取得较好的止痛效果。PCA 的根本目的在于通过这种给药方式，使血药浓度始终维持在镇痛药物的最小有效镇痛浓度，从而既保证了镇痛效果，又减少了不良反应。

在用 PCA 进行难治性癌痛等的治疗前，首先要进行阿片类药物的滴定。近年来，随着对阿片类药物认识的加深及治疗知识的逐渐普及，一些新的滴定方法及药物也开始应用于癌痛的治疗。自 2010 年起，《NCCN[①] 临床实践指南：成人癌痛》推荐使用静脉或皮肤途径对患者（特别是对无法吞咽或有阿片类药物肠道吸收障碍的患者）进行药物滴定。

PCA 的出现起源于临床实践的需要。早期镇痛治疗采用的是定时、定量肌内注射和持续静脉滴注镇痛的方法，但应用此类方法时，患者的药物需求量因个体化差异不能得到圆满的解决，经常会出现用药过量的风险。为了解决这个问题，1971 年，Sechzer 提出了按需镇痛的概念。1980 年，Austin 等学者发现，镇痛药物的最低有效浓度在不同患者身上的个体差异非常大，而通过 PCA 方法，可

---

① NCCN 指美国国家综合癌症网络。

使阿片类药物的浓度基本维持在最低有效浓度水平或稍偏上,优于传统的阿片类药物治疗方法,从而在理论上确立了PCA的优势。1990年,微电脑PCA泵的问世,使PCA治疗进入更精确、更可靠和更安全的时代。近10年来,随着大数据时代信息化建设和互联网的发展,无线镇痛泵系统在临床逐渐得到开展与应用。镇痛泵内设定的参数及运行情况(包括剩余药量和报警情况等)均能通过无线信号发射给基站,监测台能显示镇痛泵的所有信息并进行远程调控。此外,无线镇痛泵系统可以实现自控镇痛的信息化和规范化管理,有利于疼痛临床数据的规范收集。近几年,植入式鞘内输注系统可以增加一支体外遥控装置,在预设定的剂量和间隔时间限定的条件下,患者可以根据突发疼痛加重的情况,自控单次给药,用以改善爆发痛的问题,同时可保证用药安全。该系统可以被视为一种特殊的蛛网膜下隙PCA。

(二)PCA的适应证和禁忌证

1.适应证

PCA作为一种患者可以自我参与治疗的镇痛方法,在临床上广泛地应用在各种急性疼痛(尤其是术后疼痛)的治疗中,并取得了良好的效果。此外,PCA在产科分娩镇痛中也有广泛的应用,尤其是硬膜外PCA,镇痛起效快,效果确切,用药量少,结合硬膜外间隙持续给药的优势,不仅可为产妇提供满意的镇痛效果,而且对于不能正常进食者或常规阿片类药物止痛效果欠佳的难治性癌痛患者,也是比较合适的选择。PCA在难治性癌痛的治疗中安全、有效、用药个体化、起效迅速,对频繁出现爆发痛的难治性癌痛患者、存在吞咽困难或胃肠道功能障碍的患者及临终患者的姑息止痛治疗方面尤其适用,是难治性癌痛的重要治疗手段。

2.禁忌证

(1)不愿意接受PCA镇痛的患者。

(2)对阿片类药物过敏、严重血容量不足、低氧血症的患者。

(3)严重睡眠呼吸暂停或上呼吸道阻塞。

(4)严重凝血功能障碍、菌血症。

(5)对因精神异常、年龄过小或过大、缺乏沟通评估能力导致无法自我控制PCA使用的患者,应谨慎应用。

(6)由于活动受限导致无法控制按钮的患者,为相对禁忌证,必要时可由医护人员或家属操作。即使将 PCA 用于适宜的患者,也要经常检查和监测 PCA 泵的工作状态。

(三)PCA 的临床分类

PCA 按照使用途径可分为静脉 PCA、硬膜外 PCA、皮下 PCA、鞘内 PCA 及局部神经阻滞 PCA 等。临床上应根据患者不同的需要采用不同的给药途径。

1. 静脉 PCA

静脉 PCA 通过静脉给药,是应用最为广泛的途径。静脉 PCA 的常用药物有阿片类药物(如吗啡)及非甾体抗炎药(如酮咯酸)等。静脉 PCA 操作简单、起效快、效果可靠,广泛适用于生存期较短的晚期癌痛患者、因胃肠道功能紊乱而不能口服止痛药物的患者、伴有急性疼痛且需通过静脉快速滴定止痛药物的患者。在滴定出最低有效浓度的用药量后,可以改用缓释口服或贴剂治疗等方法。静脉 PCA 的并发症主要是穿刺局部感染导致的菌血症及由血液回流导致的静脉穿刺管血栓(定期冲管非常重要)。

2. 硬膜外 PCA

硬膜外 PCA 多适用于有胸部以下的区域性难治性癌痛且采用其他方法效果欠佳的患者。近年来,临床上广泛采用长效局部麻醉药(如罗哌卡因和左旋丁哌卡因)实施硬膜外 PCA,药物浓度大多为 0.1% ~ 0.3%,其中以 0.2% 最为常用。虽然硬膜外 PCA 药物用量小、镇痛效果可靠、对全身影响小,但是因作用局限、操作复杂、无菌要求较高,故临床适应证选择性高。

3. 皮下 PCA

皮下 PCA 较静脉 PCA 更为简便、并发症少,但易受局部给药部位组织条件的影响,可出现堵管、吸收不良等输注问题。皮下 PCA 的优点如下。①与口服药物相比:不能进食的患者也可应用皮下 PCA;可避免每天数次地口服药物;可根据症状调节药物用量;可取得持续的疗效;药物的血药浓度稳定,不易出现副作用;可根据患者的疼痛程度、治疗效果等采用不同类型镇痛药物联合的方法,以提升镇痛效果、减少副作用。②与持续静脉点滴相比的优点:操作方法简单;小型输液泵装置携带方便,患者的行动不受限制;不易引起过量给药及全身感染;使在家治疗成为可能。

4. 鞘内 PCA

鞘内 PCA 目前多借助的是植入式鞘内输注系统。鞘内 PCA 用药量小、镇痛效果确切、患者恢复快、对难治性癌痛及因阿片类药物副作用而不能耐受大剂量药物的患者有较好的镇痛效果。不过，鞘内 PCA 操作方法复杂，使用时既需要医务人员具备更专业的知识、更严格的护理技术，还需要相对昂贵的注药设备。鞘内 PCA 对无菌要求更高，使用时需特别警惕细菌感染的风险。

5. 局部神经阻滞 PCA

局部神经阻滞 PCA 多用于浅表神经丛的连续给药，适用于难治性的神经病理性疼痛的治疗，多用于四肢镇痛。进行局部神经阻滞 PCA 操作时，通常将植入神经鞘内的硬膜外导管连接 PCA 泵，将神经阻滞用药液注入臂丛神经鞘、股神经鞘、腰丛神经或坐骨神经处。近年来，通过 B 超辅助定位周围神经，可明显提高周围神经阻滞 PCA 的成功率，促进局部神经阻滞 PCA 的普及。因为需要使用置管持续注药模式，所以局部固定（预防脱落）、穿刺局部保护（防止局部感染）、管路通畅（预防管路弯折）是保证治疗质量的基本要求。

（四）PCA 治疗中主要药物的选择

1. 吗啡

吗啡止痛效果可靠，对所有的疼痛均有明显的缓解作用。吗啡在长期使用后，需要增加剂量才能维持止痛效果，因此长期使用吗啡的镇痛效果还不明确。在使用吗啡的过程中，若患者不良反应明显，则可以考虑更换其他阿片类药物。与口服吗啡一样，经静脉或皮下使用吗啡也会出现恶心、呕吐、便秘等不良反应，但这些不良反应较口服吗啡要轻微一些。

2. 氢吗啡酮

氢吗啡酮皮下注射的平均生物利用度是静脉注射的 78%。对无法经口服或透皮吸收阿片类药物的癌痛患者，推荐首选氢吗啡酮。在需要大剂量皮下给药时，氢吗啡酮的效果优于吗啡。对癌痛患者（尤其是对癌症爆发痛及阿片类药物耐受的患者）来说，氢吗啡酮高效的镇痛作用及特殊的代谢方式较其他阿片类药物更具有优势，疗效更显著，更适合癌痛患者的长期镇痛。

3. 芬太尼及其衍生物

芬太尼是一种强效的阿片类镇痛药物，起效迅速，但作用时间短，需频繁给药，缺乏镇静和稳定情绪的作用。芬太尼与阿片 μ 受体的结合能力强，其镇痛作用是吗啡的 80～100 倍。芬太尼衍生物（如舒芬太尼和阿芬太尼）也有用于 PCA 的研究报道。芬太尼及其衍生物具有脂溶性高的特点，进出血脑屏障较容易;芬太尼及其衍生物与阿片μ受体的结合、分离较容易,作用时间短,反复给药后,容易出现药物蓄积。其中阿芬太尼作用时间最短,难以达到稳定的血药浓度,因此临床应用较少。

4.舒芬太尼

舒芬太尼不仅镇痛作用强,而且毒性作用弱,是安全性最高的阿片类镇痛药。舒芬太尼血流动力学稳定性更优。在使用舒芬太尼镇痛的过程中,患者血压、呼吸等生命体征无明显变化,不良反应的发生率较低。

六、鞘内药物输注系统植入治疗术

近年来,随着姑息治疗学的不断发展,WHO三阶梯镇痛治疗原则和《NCCN临床实践指南:成人癌痛》已被各级医生掌握,80%左右肿瘤患者的疼痛症状能够通过规范的药物镇痛得以缓解,但仍有10%~20%患者的疼痛症状仅通过常规的药物治疗效果不理想和(或)会出现无法耐受的不良反应。尽管这部分患者不多,但这一点对医生和患者的困扰已超过其他疼痛所带来困扰的总和,已成为医生、患者共同面临的棘手问题。

1979年,Wang等首次将吗啡用于蛛网膜下隙镇痛。1982年,Harbaugh等首次应用植入式椎管内药物输注系统进行持续、长期的吗啡镇痛治疗。越来越多的文献和临床实践证实,与全身用药相比,对难治性慢性疼痛患者,鞘内镇痛技术能在不影响运动、感觉和交感神经功能的情况下产生显著的镇痛效应,不良反应的发生率也更低,因此,目前在全世界范围得到了普及与认可。鞘内药物输注系统植入术(Implantable drug delivery systems,IDDS)是一种微创手术,在影像学引导下,经皮穿刺将导管放置于蛛网膜下隙中,通过皮下隧道与注药泵或皮下输注港相连,完成植入后,将药物输注到蛛网膜下隙,使之作用于脊髓相应的靶点,阻断疼痛信号向大脑传递,从而实现有效镇痛的目的。2000年,IDDS获得了国家食品药品监督管理局(现已调整为国家市场监督管理总局)的批准,并于2003年年底在我国获准应用。目前,国内用于癌痛治疗的IDDS装置有半植入式和全植入式两种。完成鞘内有效镇痛后,可使难治性癌痛患者摆脱疼痛困扰,明显改善生活质量,生存期也可能获得延长。可以说,鞘内药物输注系统植入治疗术为疼痛临床医生治疗难治性癌痛增加了一种有效的手段。

鞘内药物输注系统植入治疗术是通过埋藏在患者体内的药物输注泵将泵内的药物输注到患者的蛛网膜下隙,作用于脊髓或中枢相应位点,阻断疼痛信号向中枢传递,使疼痛信号无法到达大脑皮质,从而达到控制疼痛目的的方法。目前,国内外用于鞘内泵配制的药物种类较多,如阿片类药物(如吗啡、芬太尼、舒芬太尼、氢吗啡酮等)、局部麻醉药、钙通道阻滞剂、a_2受体激动剂及 N - 甲基 - D - 天冬氨酸(N - methyl - D - aspartate,NMDA)受体拮抗剂等,其中吗啡的临床应用最广,芬太尼、舒芬太尼、氢吗啡酮亦被视为一线药物。

(一)操作方法

1. 预试验

在硬膜外隙或蛛网膜下隙留置导管,可根据患者试验前口服或静脉注射的阿片类药物的剂量来换算,选择合适的药物剂量,将药物自留置导管注入。鞘内途径的吗啡用量约为胃肠外途径吗啡用量的 1/300,一般推荐初始剂量为 0.5 mg,长期输注最大可达 30 mg/d,如果鞘内吗啡用量达 30 mg/d 以上时患者的疼痛仍未缓解,则应考虑将吗啡换为舒芬太尼或氢吗啡酮,也可更换为其他镇痛方式。若患者疼痛程度至少缓解 50%、生活质量显著改善,则表明预试验成功。一般预试验的试验期为 2~3 d。亦可行单次蛛网膜下隙穿刺注射阿片类药物,所用剂量同上,观察指标同上,一般试验 2 或 3 次。

2. 手术操作

嘱患者取侧卧位。采用 16 G Touhy 穿刺针,在影像引导下,于 $L_{2,3}$ 或 $L_{3,4}$ 间隙椎弓根的内侧缘,距离正中线 1 cm,针尖目标为上一个半椎体的棘突中点,穿刺至蛛网膜下隙,将导管沿头侧方向放置到理想位置。如果导管难以顺利放入,则可适当调整患者姿势,缓慢旋转穿刺针并调整穿刺针的深度、角度。放入导管后,以穿刺针为基准,纵行切一小口,暴露棘上韧带及椎旁肌肉筋膜,剥离切口边缘,使筋膜区域剥离的范围足够大,然后退出穿刺针,拔出导管内的引导钢丝,用固定器将导管缝合固定在筋膜上。接着,行泵植入荷包(多选下腹部),深度不超过 2.5 cm。用皮下隧道器将导管沿皮下走行与泵连接。泵植入后,开始治疗。必须计算泵管和导管内的容量,从而确定需要从储存器输出到导管端的药物的填充量。

(二)适应证

鞘内药物输注系统植入治疗术主要适用于治疗以下两类患者的疼痛。

1. 癌痛

鞘内药物输注系统植入治疗术适用于口服阿片类药物有效,但剂量极大或不能耐受其副作用,预期寿命大于 6 个月并排除椎管内转移的患者。当患者的预期寿命小于 6 个月时,应认真权衡该方法的利弊。

2.非恶性疼痛

鞘内药物输注系统植入治疗术还适用于不适合进行进一步保守治疗或其他介入治疗、不存在药物依赖或成瘾、心理状态稳定、无 IDDS 的相对禁忌证及绝对禁忌证的患者。

(三)禁忌证

1.IDDS 的绝对禁忌证

不愿意接受此治疗、有全身感染、有手术部位感染、有凝血障碍、对放置导管或泵及要使用的药物过敏的患者。

2.IDDS 的相对禁忌证

患者存在器官功能衰竭或者体型过瘦、无法完成治疗;正在接受抗凝治疗的患者;有心理障碍的患者;可能存在影响脑脊液循环且可能会出现鞘内镇痛疗效欠佳的肿瘤转移等原因、椎管内转移的患者等;对药物成瘾的患者。

因为鞘内药物输注系统植入治疗术的特殊性及费用昂贵,所以在采用该方法前应进行详细评估(尤其是评估难治性癌痛患者的生存期)。

(四)并发症

鞘内药物输注系统植入治疗术并发症的发生与患者的情况、穿刺、导管连接器放置、导管固定技术、所用药物等有密切关系。

(1)与操作相关的并发症主要有椎管内血肿、神经损伤、感染、脑脊液漏等。

(2)与放置导管相关的并发症主要有由折断、泄漏、移位、打结等导致药物输注失败等。

(3)与药物相关的并发症主要有由药物本身或药物不适当的联用引起的尿潴留、低血压、呼吸抑制、便秘等不良反应及药物耐受等。

(4)其他并发症主要有导管尖端炎性包块形成或慢性神经损伤、输注泵固定太浅或因患者极度消瘦而使刀口愈合欠佳、因出现感染而使植入手术失败、泵储药器污染及再灌注时污染等。

七、三氧治疗

(一)三氧治疗的机制

三氧因具有鱼腥气味、浓度高时呈淡蓝色,故又被称为臭氧。临床上用医用三氧发生器产生的 O_3 与医用 O_2 依据治疗需要按一定比例混合得到 $O_2 - O_3$ 气体,或依不同治疗需要用医用三氧发生器产生的 O_3 和二次蒸馏水或植物油配制成三氧化水或三氧化油,用于相关疾病的治疗。

氧化应激反应与核转录因子变化可能是三氧治疗的作用机制之一。我们可以将三氧看作一类活性氧分子,它在体内不同环境下可与多种有机化合物发生反应(主要是氧化反应)。尽管氧化应激反应的具体过程目前还无法被清晰描述,但机体发生氧化应激反应后,氧化应激水平可发生偏移,进而会导致氧化应激像第二信使一样通过各种信号通路发生反应,迅速对抗已经出现的氧化反应,以维持机体内环境的稳定。

对于已经发生或正在发生的局部炎症反应,三氧的作用机制可能与活性氧调节机制类似。已经发生损伤的细胞通过活性氧调节可出现修复或死亡两种结局。对局部使用三氧治疗,可使已濒临死亡的细胞加速坏死,进而由周围细胞进行修复;处于修复状态的细胞则通过调节进行环境适应,以加速修复机体损伤。

三氧的全身治疗有免疫学机制方面的效能,以往的研究发现,三氧治疗能够调节免疫因子浓度的变化。这可能和三氧与白细胞的相互作用有关。三氧与白细胞的相互作用可产生免疫因子,免疫因子可通过免疫调节激活免疫系统,发挥治疗作用。

(二)三氧自体血疗法

三氧自体血疗法是将人体的血液在体外与等体积、一定浓度的医用三氧混合,再通过静脉回输身体的一种疗法。三氧自体血疗法以其适用范围广、疗效确切而被广泛应用于临床,其临床应用方式主要为局部(如关节、椎间盘、激痛点等)注射。三氧自体血疗法已在临床应用多年,无急性或迟发性不良反应发生的报道。

三氧自体血疗法可分为三氧大自体血疗法和三氧小自体血疗法两种。通常所说的三氧自体血疗法是指三氧大自体血疗法。

三氧作用于全血后,可产生活性氧和脂类氧化产物。这两种产物分别作用于各种血液成分(如单核细胞、血小板、红细胞)、内皮细胞和其他器官,通过氧化、诱导、激活循环系统和免疫系统等的代谢和功能来治疗各种疾病,改善机体的功能状态。三氧自体血疗法可治疗多种疾病,如糖尿病、高尿酸血症、感染性疾病、疼痛性疾病等。

在应用三氧自体血疗法时,三氧的浓度可直接关系到治疗的效果。一般而言,三氧的治疗浓度范围较宽,为 10 ~ 60 μg/mL,而 20 ~ 40 μg/mL 浓度被认为是生理剂量,可激发急性的、可准确评估且低水平的氧化应激反应,从而产生疗效。这种低水平的氧化应激反应可使机体的抗氧化防御系统得到增强。如果三氧的浓度低于 10 μg/mL,则三氧将被血液中的抗氧化剂中和,进而导致治疗无效。如果三氧的浓度高于 60 μg/mL,则是有害的。

部分晚期疾病患者在首次接受三氧大自体血疗法(尤其是较高的三氧浓度)的情况下会感到疲惫、困倦,因此,三氧大自体血疗法要从低剂量开始,从 30 μg/mL 逐渐上升至 60 μg/mL,并密切观察患者反应。在三氧大自体血疗法的疗程方面,一开始每周 2 次,随着患者临床症状的改善,可改为每周 1 次,然后每月 2 次,最终调整为每月 1 次,持续数月。

(三)三氧局部治疗

三氧局部治疗是指通过穿刺等手段将治疗浓度的三氧注入局部治疗区域,以达到治疗疾病目的的方法。三氧可通过拮抗炎症反应中免疫因子的释放、减轻疾病部位炎症反应、增加局部氧供应、减轻水肿、促进组织修复来达到镇痛、替代激素的目的。三氧具有强大的抗菌能力,注射后不易发生局部感染。

1. 椎间盘三氧注射

三氧具有很强的氧化性,可氧化椎间盘髓核内的蛋白多糖,使突出的髓核回缩,达到机械性减压的目的,从而治疗椎间盘突出症。对临床诊断明确、非手术治疗无效的颈椎间盘突出症和腰椎间盘突出症患者,可行经皮穿刺椎间盘三氧注射。

椎间盘三氧注射应在导管室、手术室或 CT 室的影像透视辅助下进行,穿刺入路以侧后方入路最为常见。椎间盘内注射的 $O_2 - O_3$ 混合气体的浓度为 30 ~ 45 μg/mL。通常 1 次椎间盘三氧注射治疗后即可产生效果,必要时可在 1 周后重复注射 1 次。

对合并椎管狭窄、黄韧带重度肥厚、腰椎滑脱、脊柱及椎管内肿瘤、脊髓压迫症、马尾综合征、椎间盘钙化等的患者,椎间盘三氧注射治疗效果欠佳。

2.关节腔三氧注射

关节腔三氧注射常见的注射部位包括颞下颌关节、肩关节、骶髂关节、髋关节、膝关节与踝关节。关节腔三氧注射可用于治疗关节炎、关节损伤等。在该方法中,三氧注射量与关节容量密切相关。根据笔者的临床实践经验,颞下颌关节的三氧注射量为 1 mL,其他部位的三氧注射量为 3 ~ 5 mL。进行关节腔三氧注射时,三氧化水的浓度为 23 μg/mL,$O_2 - O_3$ 混合气体的浓度为 10 ~ 30 μg/mL。一般每周注射 1 或 2 次。可根据病情、治疗次数调整治疗参数。

3.神经根(神经节)三氧注射

神经根(神经节)三氧注射的注射部位包括半月神经节、背根神经节等。神经根(神经节)三氧注射多用于治疗神经病理性疼痛。进行神经根(神经节)三氧注射时,应在影像引导下穿刺。一般对半月神经节注射 20 ~ 30 μg/mL 的三氧 2 ~ 3 mL,对背根神经节注射 20 ~ 30 μg/mL 的三氧 3 ~ 5 mL。

4.肌筋膜三氧注射

肌筋膜三氧注射适用于单纯肌肉、筋膜、韧带损伤所致的疼痛和肌肉痉挛。肌筋膜三氧注射的注射量可根据病变区的组织学特征确定,一般对筋膜表面、骨膜面、韧带注射 3 ~ 5 mL,对肌间隙、关节滑膜组织注射 5 ~ 10 mL,常用浓度为 $O_2 - O_3$ 混合气体 10 ~ 30 μg/mL,三氧化水 10 ~ 23 μg/mL。一般每周注射 1 或 2 次,3 次为 1 个疗程。

5.三氧自血回输疗法

三氧自血回输疗法是免疫刺激剂疗法。其适应证有纤维肌痛症、疫苗过敏等。其具体方法为采静脉血 5 mL,收集到预填充 5 mL $O_2 - O_3$ 混合气体的 20 mL 一次性注射器中,振动 30 s,然后缓慢进行肌内注射。一般 5 ~ 10 次为 1 个疗程。

第三节　高原慢性疼痛的其他治疗

一、超激光疗法

超激光全称为直线偏振光近红外线,波长 600 ~ 1600 nm,在 0.785 cm^2 的面积上输出功率可高达 1800 mW,可透射人体组织 5 cm 以上。临床上根据不同的使用目的,设计出了以下 4 种不同功率、焦点和形状的透镜组。A 型透镜组:输出功率 500 mW,焦点直径 3 mm,因光线集中,故可出现针刺样刺激感。B 型透镜组:输出功率 1800 mW,焦点直径 10 mm,可达体内深部,刺激感较 A 型透镜组温柔,有温灸感。C 型透镜组:输出功率 2200 mW,焦点直径约 10 cm,适用于范围较大的浅表病灶。SG 型透镜组:输出功率 1500 mW,焦点直径 7 mm,适用于星状神经节照射。因超激光疗法适应证范围较广、无创伤、无痛苦,故患者的依从性较高。

(一)作用机制

(1)降低神经兴奋性,减弱肌张力,达到解除肌肉痉挛、缓解疼痛的目的。

(2)促进组织活性物质的生成和致痛物质的代谢,消除炎症。

(3)扩张血管,增加血流量,改善局部微循环,加强组织营养,促进创伤愈合。

(4)调节自主神经系统,促进淋巴循环,稳定机体内环境,增强机体免疫力。

(二)治疗方法

超激光疗法包括穴位照射法、痛点照射法、局部照射法、星状神经节照射法和特殊照射法等。

(1)穴位照射法:用 A 型透镜组,以 80%～100% 的输出功率照射,照射 2 s 停 3 s,每个穴位 5 min,每日 1 次。

(2)痛点照射法:用 B 型透镜组,以 100% 的输出功率照射,每点 5 min,每日 1 次。

(3)局部照射法:用 C 型透镜组,以 100% 的输出功率照射,照射 3 s 停 1 s,每次 5～10 min,每日 1 次。

(4)星状神经节照射法:使用 SG 型透镜组,选用 70%～80% 的输出功率照射,照射 2 s 停 4 s,每侧 8～10 min,每日 1 次,10～15 d 为 1 个疗程。

(5)特殊照射法:对鼻腔、外耳道、口腔等部位的炎症和溃疡可采用特殊照射法治疗,根据不同部位选用不同的透镜组,一般选用 80% 的输出功率。

(三)适应证

适应证:各种慢性肌肉痛和关节痛、神经痛、肌腱鞘炎、腰痛、颈椎病、肩关节周围炎、颈椎间盘突出症、腰椎间盘突出症、带状疱疹后遗神经痛、术后神经痛、血管性头痛、紧张性头痛等。

（四）禁忌证

禁忌证：孕妇、新生儿、带有心脏起搏器的心脏病患者、出血性疾病患者、恶性肿瘤患者、对光线过敏者等。

（五）注意事项

眼、甲状腺和性腺部位不能照射。在照射过程中，应根据每位患者的耐受能力随时调整输出功率，以免造成局部烫伤。

二、体外冲击波疗法

体外冲击波（extracorporeal shock wave，ESW）是利用声波经由发射器发射后集中成高能量的冲击波，其能量是超声波的 1000 倍左右。它作用于人体组织后，可导致不同密度组织之间产生能量梯度差及扭拉力，产生裂解硬化骨、松解粘连、刺激微血管再生、促进骨生成等作用，达到组织再生及修复的目的。利用体外冲击波治疗骨骼肌肉系统疾病的方法称为体外冲击波疗法（extra corporeal shock wave therapy，ESWT）。根据冲击波波源产生的不同形式，可将 ESWT 分为液电式 ESWT、电磁波式 ESWT、压电式 ESWT 和气压弹道式 ESWT 4 种。其中，前 3 种需通过反射体将能量聚集于治疗部位进行治疗。气压弹道式 ESWT 则不需要集中能量，它是通过物理学介质（如空气等）传导的机械性脉冲压强波，将气动产生的脉冲声波转换成精确的弹道式冲击波，通过治疗探头的定位和移动，以放射状扩散的方式传送至治疗部位，进而对人体肌肉等的疼痛、粘连及肌腱的钙化产生良好的治疗效果，因此，气压弹道式 ESWT 更适合于治疗软组织慢性损伤性疼痛。

（一）冲击波的生物学机制与效应

1. 挤压和拉伸机制

冲击波可产生直接的破坏性力学效应，具有压力相和张力相。冲击波在压力相时可发挥直接的挤压作用，在张力相时可发挥间接的拉伸作用（空化效应），因而可达到治疗钙化性疾病（如跟骨骨刺）的目的。

2. 镇痛效应

体外冲击波能够对位于皮肤、肌肉、结缔组织、骨关节的疼痛感受器施行强刺激，激发无髓鞘 C 纤维和 Aδ 纤维启动"门控"疼痛控制系统，进而发挥镇痛效应。无髓鞘 C 纤维将信号传导至脊髓后角,再到中脑导水管周围灰质,同时又可作为抑制信号再传回后角,使疼痛信号不发生作用。有髓鞘的 Aδ 纤维也可抑制纤维导入的脊髓信号的传输。随着疼痛记忆的消失,正常的运动方式得以恢复,不再需要神经和肌肉的代偿保护作用,从而避免了慢性疲劳性疼痛的发生。

3. 成骨效应

冲击波可通过直接作用和间接作用促使新骨形成。

4. 代谢激活效应

冲击波可改变局部细胞膜的通透性。这一点主要体现在两个方面。一方面,冲击波可改变离子通道,导致细胞膜分子间距增大,使神经膜的极性发生变化,通过抑制去极化作用产生镇痛效应;另一方面,冲击波可使细胞内外的离子交换过程变得活跃,促进代谢终产物的清除和吸收,从而使慢性炎症减轻和消退。

(二)治疗方法

1. 选择合适的辅助手段

ESWT 治疗的能量较高,多数患者无法耐受由此引起的疼痛,因此,对 65% ~95% 的患者可选用治疗区域外敷或外涂利多卡因凝胶等。在接受能流密度为 0.12 ~0.20 mJ/mm^2 的患者中,多数有痛感。据笔者观察,95% 以上的患者可耐受对治疗部位进行的镇痛处理。

2. ESWT 的定位

准确定位是提高 ESWT 疗效的重要因素之一。ESWT 的定位方法主要有以下两种。

(1)体表解剖标志结合激痛点定位:以体表解剖标志作为定位依据,并以触痛点为冲击点。定位时应根据血管、神经的解剖走行,避开重要的神经、血管。

(2)超声定位:超声可清晰显示骨骼周围的软组织(如肌肉、肌腱、关节囊、韧带、滑囊、血管等)病变。

3. ESWT 的治疗能量及频次的选择

(1)能量的选择:①对肌筋膜炎及滑囊炎,一般选择能流密度 0.08 ~0.18 mJ/mm^2,能量 6 ~12 kV;②对骨折不连接、骨折延迟愈合及股骨头缺血性坏死,一般选择能流密度 0.18 ~0.28 mJ/mm^2,能量 12 ~26 kV。需要指出的是,具体的治疗能量应根据不同治疗机的参数选择,同时应针对不同疾病灵活掌握治疗能量。

（2）频次的选择：①对软组织病损，每次治疗 800 ~ 1500 频次，每次治疗间隔 3 ~ 5 d；②对骨组织病损，可采用足量 1 次法，一般冲击 4000 ~ 6000 频次，也可采用适量多次法，每次治疗 1000 ~ 2000 频次，治疗 3 次以上，每次治疗间隔 3 ~ 5 d。

（三）适应证

1.骨组织疾病

ESWT 在骨组织疾病中的适应证主要有骨折延迟愈合、骨折不连接及成人股骨头缺血性坏死等。

2.软组织慢性损伤性疾病

ESWT 在软组织慢性损伤性疾病中的适应证主要有肩峰下滑囊炎、肱二头肌肌腱炎、钙化性冈上肌肌腱炎、肱骨内上髁炎、网球肘、弹响髋、胫骨结节骨骺骨软骨炎及跟痛症等。

3.其他

ESWT 对以下疾病有典型的适应证：肩周炎，肌腱炎（钙化性、非钙化性），网球肘，高尔夫球肘，肩关节、肘关节或膝关节的滑囊炎症，颈肩僵硬，跟腱痛，髌骨综合征，伴有或不伴有骨刺的足底筋膜炎，由内侧胫骨压力症导致的胫骨疼痛，由足跟骨刺引起的疼痛，肌筋膜扳机点区域疼痛，颈椎病，腰椎间盘突出症，骨性关节炎，骶髂关节炎，腱鞘炎，术后肌腱粘连，颅颌功能紊乱症。

（四）禁忌证

1.全身性因素

从全身性因素的角度看，ESWT 的禁忌证包括：严重心脏病、心律失常及高血压病患者；安装有心脏起搏器者；未治愈的出血性疾病患者；血栓形成者及孕妇；有精神障碍、认知障碍及不能充分配合者。

2.治疗部位因素

从治疗部位因素的角度看，ESWT 的禁忌证包括：局部感染及皮肤破溃；治疗部位有关节及皮下有明显渗出者；治疗部位有大血管及重要神经干或肺组织者。

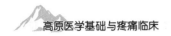

第四节　高原慢性疼痛的针刀疗法

针刀疗法是将中医传统针刺疗法与现代手术疗法相结合的一种治疗方法。该方法具有见效快、损伤小、操作简单等优点,是疼痛临床常用的治疗方法之一。

一、针刀疗法的机制

针刀是将针灸针和手术刀融为一体的小型治疗器具,既可分别发挥针和刀的作用,又可联合发挥针刀的综合效应。

(一)针刺效应

针刺效应指针刀可像针灸一样用来针刺穴位。因针刀的针体比针灸针的稍粗,故其刺激作用更强、更持久。因针刀顶端刀刃锐利,故其快速进皮时没有明显的痛感。因针刀的针体坚韧且有针柄,故其行针方便。针刀的缺点是不能行捻转手法。

(二)手术效应

手术效应指针刀可松解粘连组织,切开压力增高、组织水肿的关节囊,切断挛缩的肌纤维或筋膜,松解瘢痕、钙化组织块或痛性硬结。进行针刀操作时,可首先进行局部麻醉或注射抗炎镇痛药,然后再进行针刀手术治疗。

二、针刀疗法的一般操作方法

(一)进针方法

1. 定点

找准进针点,搞清敏感的压痛点层次和周围解剖关系,确定病变部位后标记、消毒。

2. 定向

使针刀的刀口线与大血管、神经及肌纤维走向平行。若肌纤维方向不与神经血管方向平行,则应服从神经、血管走行方向。

3. 加压分离

用右手拇指、食指捏住针柄,用其余3指托住针体,稍加压力而不刺破皮肤,使进针处形成一个长形凹陷,使刀口下的神经、血管分离到刀口两侧。

4.刺入

继续加压,直至出现坚韧感,此时表明刀下组织已接近骨质,稍加压即可刺透组织,接着进针到需要的深度并施行各种手术。

这里需要注意的是,步骤2~步骤4应在超声引导下进行。

(二)手术方法

1.纵行剥离法

纵行剥离法适用于粘连、瘢痕发生在肌腱附着点者。刺入时刀口线应与肌纤维走向平行,当刀口到达骨面时,按附着点的宽窄,分几条线疏剥,疏剥范围不宜过大,以免将肌腱附着点撬起。

2.横行剥离法

横行剥离法适用于粘连发生在肌纤维的非附着点。刺入时刀口线应与肌纤维走向平行,当刀口到达骨面时,使针刀与肌肉或韧带呈垂直方向铲剥,将肌肉或韧带从骨面上铲起,感觉针下松动时出针。

3.切开剥离法

切开剥离法适用于几种软组织(如肌纤维)之间发生粘连、瘢痕且范围较大者。刺入时刀口线应与肌纤维走向平行,刺入后将粘连或瘢痕切开。

4.瘢痕刮除法

若瘢痕发生在腱鞘壁、肌肉附着点或肌腹处,则先沿软组织纵轴切开数条刀口,再反复疏通2或3次。当刀下有柔软感时,表明瘢痕已切碎,此时可将其从附着点处刮除。

5.通透剥离法

对范围较大的病灶,可选择数点进针,进针点可选在肌间隙或其他软组织的间隙处。当针刀到达骨面时,将软组织从骨面铲起(附着点除外),并将软组织间的粘连或瘢痕疏通、切开。

6.肌纤维切割法

肌纤维切割法适用于部分肌纤维紧张或挛缩引起的疼痛或功能障碍者。刺入时,应使刀口线与肌纤维方向垂直,刺入后切断少量紧张、痉挛的肌纤维,可使炎症立即消除。此法可广泛应用于四肢、腰背痛的治疗。需要注意的是,应用此法时,所切割的肌纤维不宜过多。

三、针刀疗法的适应证和禁忌证

(一)适应证

(1)由各种慢性肌肉、韧带损伤(如外力损伤、累积损伤、病理性损伤等)所致的软组织粘连及由此产生的疼痛。

(2)由滑囊炎、腱鞘炎等所致的疼痛。

(3)由非脑源的外伤性肌痉挛和肌紧张引起的不适和功能障碍。

(4)由肌肉韧带骨化引起的疼痛。

(二)禁忌证

(1)发热、有局部或全身感染者。

(2)施术部位有难以避开的重要血管、神经和脏器者。

(3)有凝血功能障碍或其他出血倾向者。

(4)严重高血压、糖尿病、冠心病或重要脏器功能不全者。

(5)有精神症状者。

四、针刀疗法的注意事项

针刀疗法应在超声引导下进行,操作时应严防神经、血管及重要组织器官的损伤。因此,在实施时应注意以下几点。

(1)必须明确诊断,定位准确。

(2)必须严格掌握适应证、禁忌证。

(3)必须具备扎实的解剖知识和熟练的操作技术,以防止误伤神经、血管和健康组织。

(4)必须严格执行无菌操作原则,以防止发生感染。

(5)治疗前必须检查针刀,防止针刀卷刃或折断。

(6)预防患者晕针,耐心解释病情,解除患者的紧张、恐惧心理,必要时采取卧位治疗。

(7)注意防止术后出血。

(8)防止术后重新粘连,鼓励患者进行早期活动和自我按摩,必要时注射药物,防止发生再粘连。

第五节　高原慢性疼痛的心理治疗

疼痛是人的一种不愉快的感觉和情绪体验,它除了与刺激因素及神经冲动相关联外,还受到人的主观性、个体性的影响。因此,疼痛不仅是一个生理过程,而且也是一个复杂的心理过程。在慢性疼痛中,心理表现尤其突出。因此,在进行疼痛治疗时,在治疗器质性疾病的同时,进行心理治疗有着十分重要的意义。

心理治疗亦称精神治疗或谈话疗法,是运用心理学的原则和方法,通过语言、表情、行为及周围环境来影响及改变患者原来不健康的认识、情绪及行为等,从而达到改善其心理状态、端正其对疾病的认识、解除其顾虑、增强其战胜疾病的信心、消除或缓解其现有症状的目的的方法。在高原地区,随着高原睡眠紊乱综合征及高原衰退症的影响,患者的心理问题更加复杂,其心理治疗更应考虑高原性因素的影响。

一、影响疼痛的心理社会因素

心理社会因素可直接影响疼痛的感觉效应,可影响个体对疼痛的感受和耐受,甚至一些慢性疼痛症状也是通过一些心理学机制被巩固下来的。

(一)文化与教育背景的影响

个体对组织受创或创伤程度的简单体验,与其对疼痛原因、后果的认识有关。个体的文化程度和教养在其对疼痛的认识和所产生的情绪反应中有着重要作用。在同样的刺激条件下,不同的个体会有不同的感觉和反应。疼痛感因人而异,因文化程度而异。

(二)疼痛经历的影响

有过疼痛经历的人,对以后的疼痛感受有一定影响,如曾经接受过手术而有难以忍受的疼痛经历的人,再次手术时会对手术产生恐惧心理,即使是较小的手术创伤,也会使患者感觉疼痛难忍。

(三)注意力的影响

如果个体将注意力集中到疼痛部位,则会感觉到疼痛更加剧烈难忍。相反,如果个体将注意力高度集中于与疼痛无关的活动上,如播放个体喜爱的音乐或有一位老朋友来看望他,与之交谈童年趣事,则个体常常会"忘记"疼痛或感觉疼痛明显减轻,甚至体验不到疼痛感。

(四)情绪状态的影响

一个人在兴奋、愉快的情绪状态下,疼痛感受可被抑制;相反,在抑郁、焦虑的情绪状态下,会引起痛阈降低,即使轻微的伤害刺激也可能感到疼痛,甚至是强烈的疼痛。抑郁常常引起慢性疼痛和持续性疼痛。

(五)环境因素的影响

在高原地区,受高原睡眠紊乱综合征及高原衰退症的影响,个体的心理问题会更加复杂,因此对其进行心理治疗时,更应考虑高原性因素的影响。此时,对于患者来说,要打消对高海拔的恐惧,积极地适应低氧环境。

(六)其他因素的影响

人格、人际关系、宗教信仰、早年经历、暗示或催眠、疼痛所处的情境和对生活的期待等都可对个体的疼痛体验产生影响。

二、心理治疗的基本形式

(一)个别治疗

个别治疗指医生根据患者的不同情况进行个别施治。

(二)集体治疗

集体治疗指将情况类似的患者或有共同问题的人集中起来,由专门的医生主持进行集体的治疗活动。这种方式除了医生对患者进行解释、鼓励和指导外,主要是通过患者间的交流与互助,发挥集体的积极作用,从而改善患者的不良情绪和消极的主观感受。

(三)富氧室及其他吸氧形式

富氧室可初步让患者消除低氧反应,达到积极习服的目的。此外,其他的吸氧形式还有家庭吸氧治疗等。

三、心理治疗的具体方法

心理治疗是现代医学模式的重要组成部分,在疼痛治疗中具有十分重要的作用。心理治疗的具体方法有行为疗法、精神分析法(心理动力学疗法)、支持疗法、暗示或催眠疗法等。这些方法都可应用于慢性疼痛的治疗。

（一）行为疗法

许多慢性疼痛患者常常表现出许多与疼痛相关的行为，如不敢活动、过分静止、经常服用止痛药、长期卧床等。行为疗法就是通过各种方法，消除患者原来形成的条件反射，使之建立新的条件反射，形成健康的行为。在行为治疗中，除医生的作用外，还强调患者自我调节的作用。

（二）精神分析法（心理动力学疗法）

精神分析法（心理动力学疗法）是指在治疗过程中通过分析患者的某些思想、感情和问题，引导患者认识到导致这些症状的原因，使其产生顿悟，获得生活与对抗疾病的勇气，从而使症状消除或缓解的方法。这种疗法要求患者敢于揭示自己的内心世界，否则治疗效果就不会好。对慢性疼痛的治疗，不宜单纯使用精神分析法（心理动力学疗法），最好与其他疗法结合使用。

（三）支持疗法

支持疗法是指通过医生对患者的同情、关心、安慰、支持，使患者对医生产生信任和树立信心，愿意听从医生的劝告和指导，重新建立起自尊心和自信心的方法。医生要教给患者一些有关疾病治疗的科学知识和辩证思维方法，提高其进行自我调整的能力。

第四章 慢性高原病性疼痛

长期生活、工作在高海拔地区的人员,在逐渐出现高原红细胞增多症、高原衰退症、布氏菌病、高原血压异常和高原性心脏病等慢性高原病的同时,也会使各类慢性疼痛因高海拔、低氧分压、低气温等特殊自然环境而在临床表现中带有一定的地域特色。作为高原地区的医务工作者,在进行具体的诊疗过程中要充分考虑到高原性因素的影响。

第一节 高原红细胞增多症

高原红细胞增多症是由高原低氧引起的红细胞过度代偿性增生的一种慢性高原病。其病变多呈慢性过程,后期常伴有全身多个系统、器官、组织不同程度的损害。

一、发病率

高原红细胞增多症多在海拔高度3000 m以上地区发病,目前有关其发病率的报道不尽一致。李万寿等(1998)报道,在海拔高度2500~2900 m的地区,仅有极少数易感者罹患高原红细胞增多症,发病率为1.05%;在海拔高度3000 m以上的地区,高原红细胞增多症发病人数增多,发病率为3.75%;在海拔高度4000 m以上的地区,高原红细胞增多症的发病率显著增高,可高达11.83%。三个不同海拔高度地区高原红细胞增多症的发病率有显著的差异($P < 0.01$)。在高原移居人群中,高原红细胞增多症的发病率为5.57%;在高原世居人群中,高原红细胞增多症的发病率为1.21%。两组人群高原红细胞增多症的发病率有极显著的差异($P < 0.001$),移居者的明显高于世居者的。男性高原红细胞增多症的发病率5.40%;女性高原红细胞增多症的发病率为1.02%。男性高原红细

胞增多症的发病率较女性的显著升高（$P < 0.01$）。

二、发病因素

（一）海拔高度及居住时间

高原红细胞增多症的发病率随海拔的升高而上升。这是因为海拔越高,空气越稀薄,大气中氧分压越低,从而导致机体缺氧加重,发病率升高。

移居高原时间的长短与本病的发病有很大关系。邹恂达等对 1207 例高原红细胞增多症患者进行了研究,结果发现,移居高原地区 1 年内者的发病率为7.8%,移居高原地区 1～5 年者的发病率为 34.2%,移居高原地区 5～10 年者的发病率为 39.4%,移居高原地区 10 年以上者的发病率为 18.6%。

（二）民族

大量的流行病学调查发现,我国青藏高原地区世居藏族人群高原红细胞增多症的发病率显著低于移居汉族人群的。Lahiri 等的调查发现,喜马拉雅山脉世居夏尔巴人不易患高原红细胞增多症,而南美高原地区印第安人红细胞的生理水平较高且易患高原红细胞增多症。Hackett 等的研究结果发现,移居青藏高原的汉族和移居南美安第斯山区的西班牙人慢性高原病的发病率明显高于当地世居者的。而我国藏族及其支系的夏尔巴人极少发生高原红细胞增多症,原因在于这一群体有较高的静息通气水平并保持着完整的低氧通气驱动。而南美印第安人的血红蛋白值则明显比我国藏族人的高,红细胞增多为其适应性的特征。从人类进化的角度看,在青藏高原繁衍生息的藏族人,其适应历史远远超过了其他高原群体,在长期的自然环境中逐步建立了完整的高原适应体系,获得了最佳的高原适应性。

（三）性别

高原红细胞增多症以男性多见。冉云德等对西藏军区总医院 1961—1990 年收治的 1240 例高原红细胞增多症患者进行统计分析,结果发现,在高原红细胞增多症患者中,男女比例为 58:1。其原因有:①雄激素可以促进 EPO 分泌并与其协同促进红细胞生成,而雌激素则可抑制 EPO 的作用,减少红细胞的生成;②女性月经相当于放血治疗;③女性一般基础代谢率低、体表面积小、氧耗量小、劳动强度低等。

（四）环境因素

局部气候环境对高原红细胞增多症的发生有一定影响。在相同海拔高度的不同地区,同样人群的发病率有一定差异。在水草茂盛的湖畔或树木较多的河谷居住人群发病率低,植物通过光合作用向周围释放出氧气和水分,对高原干燥低氧环境起着调节和改善作用,有利于人体适应高原环境。

（五）职业

体力劳动与脑力劳动在耗氧上有很大差异。运动时的最大耗氧量($VO_{2\,max}$)可达静息状态的20余倍。在高原低氧环境中,当机体耗氧量增加时,必然会造成机体缺氧加重,高原红细胞增多症的根本原因在于缺氧,因此耗氧量大的体力劳动者的发病率要比脑力劳动者的高。在运动应激状态下,高原红细胞增多症肺循环的储备能力明显降低,右心负荷明显加重,心功能受损,运动耐受能力降低。

（六）吸烟

吸烟与高原红细胞增多症的发病亦有关系。在高原红细胞增多症患者中,吸烟者的比例达80%。吸烟者的高原红细胞增多症发病率及平均血红蛋白含量均明显高于不吸烟者的。吸烟者碳氧血红蛋白明显高于不吸烟者,低氧时,CO 与 Hb 的结合能力比 O_2 与 Hb 的结合能力大210倍,且碳氧血红蛋白很难解离,会使 Hb 失去运氧能力;CO 还能抑制红细胞的糖酵解,使 2,3 – DPG 含量减少、氧离曲线左移,从而加重组织缺氧、诱发高原红细胞增多症。

三、病理学改变

高原红细胞增多症患者可因红细胞过度增生、血黏度显著增高、血液发生淤滞、微循环出现障碍而导致器官组织严重缺氧,进而引起病理性改变。高原红细胞增多症后期的病理损害十分广泛,可累及全身各脏器,尤以耗氧量较大的脏器(如脑、心、肺、肝等)受累为重,其次为肾、胃、肠、脾、肾上腺、膀胱、肠系膜等。受累组织的细胞呈低氧性浊肿变性、组织间质水肿。病变严重的局部组织可出现灶性坏死或片状出血(如血管内血栓形成),导致各脏器的血栓栓塞,甚至造成患者猝死。

高原红细胞增多症患者还可出现血管改变。患者全身小动脉及毛细血管均可受累,可因毛细血管密度增加、血管呈节段性内皮细胞肿胀、细胞核突向管腔、管壁旁形成空泡而使血管受压、管腔变窄、基底膜局灶性溶解、微动脉及小动脉中层平滑肌细胞增生。这种小血管的改变,在肺、脑、心、肝等血管的改变中较为多见。几乎所有脏器的小血管可发生充血、淤血,有的患者在肠系膜、脾、肾静脉等处可见血栓形成并可引起相应的脏器梗死。

长期的慢性低氧刺激,可使颈动脉体的平均体积及重量明显高于平原地区人群的。光镜下可见小叶数目增多、小叶直径增大、细胞体积增大、瘤样增生、主细胞空泡多、主细胞直径大于平原地区人群的。电镜下可见致密核囊泡的大小无明显差异,但嗜饿核周空晕细胞明显增宽、嗜饿核缩小、线粒体增大。

四、发病机制

高原地区居住的人群(不论是移居人群,还是世居人群),其血液中的红细胞数和血红蛋白含量均明显高于平原地区人群的。这有利于提高血液的携氧能力,改善组织的氧供,是机体适应高原低氧环境的有效途径之一。但红细胞的增生必须有一定的限度,不能过度增生。为此,有研究者提出了"最适血细胞比容"的概念。高原红细胞增多症呈慢性发病过程,患者常说不出准确的发病时间,多在逐渐发生缺氧症状后方去就医。一旦发病,便迁延多年,在高原低氧环境中不能自愈,转入平原地区后,红细胞、血红蛋白、血细胞比容可恢复正常,症状消失,然而再返回高原地区后又会复发。随着高原红细胞增多症病情的发展,可逐渐引起全身多系统的损害,并出现相应的临床症状和体征。目前多数意见认为高原最适的血细胞比容是 0.50% ~ 0.52%。低于此值,血氧水平降低;高于此值,血液黏度增大。当血细胞比容 > 0.65% 时,红细胞已对人体无所裨益,进一步的红细胞增多将使血液黏度显著增高、血流减慢、循环阻力增加,从而导致循环障碍并加剧低氧血症和组织缺氧。低氧血症和组织缺氧又会反过来刺激红细胞增生,从而形成恶性循环,发展为高原红细胞增多症。

高原地区移居或世居人群,由高原低氧环境引起机体低氧血症、通气驱动不足、夜间睡眠周期性呼吸或呼吸暂停、肺泡换气功能障碍、肺动脉高压及血液流变学异常等因素均可加重业已出现的低氧血症。当 PaO_2 下降时,通过肾内和肾外(如肝、脾、脑、睾丸等器官)的氧感受机制,引起 EPO mRNA 表达增加,使肾内和肾外 EPO 的合成与释放增多,EPO 通过作用于骨髓中的靶细胞膜上受体,发挥促进红系祖细胞增生的生理作用。虽然 EPO 的合成与释放增加是高原红细胞增多症发病的基础,但它不是唯一的影响因素,血液因子对造血过程的调节作用也是高原红细胞增多症发病的重要因素。雄激素、促肾上腺皮质激素、cAMP/cGMP 值下降及 EPO 抑制因素作用减弱均可促进高原红细胞增多症的发病。当发生低氧血症时，人体胃泌素分泌增多，可引起胃酸和内因子分泌增多，从而促进 Fe^{2+} 和维生素 B_{12} 在消化道的吸收，提供制造红细胞和血红蛋白所必需的原料。Hb 含量和红细胞数增多、全血容量增大、血浆量相对减少、血液黏度增大，可导致血流缓慢、血液在微循环中淤滞、容量血管（尤其是微静脉和小静脉）的静脉压明显增高，进而使水分由血管内进入组织间液，血浆量再次减少，血液出现浓、黏、聚、凝等特点，微循环发生严重阻滞，组织间的物质和气体交换发生严重障碍，进一步会加重低氧血症和组织缺氧。缺氧可损害毛细血管，引发毛细血管渗漏综合征，使血液中的水分进一步渗漏到组织间液，造成血浆量的持续减少，血液长期处于浓缩状态，加重低氧血症和组织缺氧，使机体呈恶性循环状态。因此，血液流变学异常也是高原红细胞增多症发病的重要环节。

五、治疗

高原红细胞增多症是高原地区的常见病，迄今尚无满意的治疗方法。在高原地区，主要对高原红细胞增多症采取以下治疗原则，即提高机体的携氧能力、改善缺氧状况、减少红细胞数、改善症状、疏通血液、改进微循环。临床上对该病的治疗措施如下。

（一）一般治疗

减少劳动时间、减轻劳动强度、尽可能避免剧烈的体力活动、保证充足的睡眠和休息、降低耗氧量，对稳定病情、减少并发症（如高原性心脏病、消化道出血等）是有肯定效果的。应嘱患者避免进食刺激性食物，禁烟、酒，补充适量的 B 族维生素和维生素 C 等。

（二）间断吸氧

一般采用鼻饲管或面罩给氧，每日 3 或 4 次，每次 1 h，氧流量以 1~2 L/min 为宜。轻症患者经吸氧后 SaO_2 可增高，发绀及缺氧症状可减轻。重症患者只经吸氧治疗无明显疗效。近年来，应用高压氧舱治疗高原红细胞增多症收到了比较满意的效果。

（三）三氧自血回输疗法

临床研究表明，三氧自血回输疗法治疗高原红细胞增多症可取得较好的效果。

(四)栓塞的治疗

1.意义

无论是对弥散性血管内栓塞,还是对较大血管栓塞,都可用抗凝血疗法(包括解聚、疏通微循环,应用肝素或双香豆素疗法等)治疗。对血栓,应及早手术,以免造成不良后果。

2.出血疗法

若出血由血管内凝血引起,则首先要进行肝素治疗。若已出现纤溶系统亢进,则可并用抗纤溶药物,如氨甲苯酸(对羧基苯胺)等;若主要是低凝状态,发生纤溶系统亢进,则应进行抗纤溶治疗,并可输入血浆及蛋白质,补充凝血因子;若出血主要为血管渗出性,则可用 B 族维生素、维生素 E 等治疗;若合并上消化道出血且内科治疗方法未奏效,则应及时考虑进行外科手术治疗,以抢救患者的生命。

(五)降低肺动脉压和减轻右心室负荷

酚妥拉明、硝普钠、硝苯地平等均有扩张小动脉、小静脉,降低心脏前、后负荷,降低耗氧量,增加心肌收缩力等作用,临床上可根据患者的病情具体选用。

第二节　高原衰退症

高原衰退症过去在我国被称为慢性高原反应,在疼痛专科则以非疼痛的疼痛科疾病予以治疗。在高原地区生活的健康人中,多数有头昏、头晕、失眠、疲倦、记忆减退等不适症状。因为这些症状并不集中在某个人身上,所以难以达到某种类型慢性高原病的诊断。因此,将慢性高原反应另列为一种类型是必要的、合适的。

1982 年,第 1 次全国高原医学学术讨论会召开,会上进一步明确了高原衰退症的命名及诊断标准,即该病有以下特征:①发病一般在海拔高度 3000 m(少数低于此海拔高度也可发生)以上的地区,多数症状为居住高原较长时间后逐渐出现,少数症状则由急性高原反应迁延不愈所致;②其主要症状类似于神经衰弱综合征的症状,间或伴有自主神经功能紊乱征象,有时可伴有水肿、原因不明的肝大、蛋白尿等,血压可偏高或偏低;③一般都有减重、消瘦及体力和脑力劳动能力明显减退的客观依据;④上述征象在转至海拔较低地区或平原地区后会有明显减轻或消失。

从20世纪70年代到20世纪90年代,高原医学工作者经过长期的临床观察,进一步证实了高原衰退症是客观存在的并对其进行了更深入、准确的总结,认为该病是由对高原低氧环境适应不良所致,是移居者在高原慢性缺氧过程中出现的一系列脑力及体力衰退现象。脑力衰退症状主要有头痛、头晕、失眠、记忆力减退、注意力不集中、思维能力降低、情绪不稳、精神淡漠等,同时还有食欲减退、体重减轻、体力减退、极度疲乏、工作能力下降、性功能减退、月经失调等,少数患者还有血压降低、脱发、牙齿脱落、指甲凹陷、间歇性水肿、轻度肝大等。该病病程迁延,呈波动性,逐渐加重,但转至低海拔地区或海平面地区后,症状可逐渐减轻或消失,在高原地区则往往不会转变为高原红细胞增多症或显著的肺动脉高压。

在世界其他地区也有高原衰退症的报道,不过称谓各异。例如,南美学者将高原衰退症称为适应病或适应衰退,印度学者则将高原衰退症称为狭义的慢性高山病。我国原来将高原衰退症称为慢性高原反应,不过此术语概念模糊,与此同时,慢性高原反应绝不单纯是急性高原反应在时间上的延续,将此二者并称为高原反应并不妥当。此后,有人建议将慢性高原反应改称为高原功能失调,但此概念的含义仍不明确。1981年,在加拿大召开的第7届国际低氧讨论会上,有学者将机体长期逗留在海拔高度5000 m以上的登山运动员出现的失眠、疲乏、食欲缺乏、体重下降、精力和体力减退等现象命名为高原衰退(其实这一名称早在1953年就有学者曾提到)。我国学者经过在青藏高原的长期观察后发现,多数患者在久居海拔高度4000~5000 m的地区后发病,但少数患者在海拔高度3000 m以上的地区也可发病。以上表现仍与慢性高原反应的临床特征相同,因此,有鉴于国内外学者的观点,学术界将此病命名为高原衰退症。

临床上对高原衰退症的诊断必须注意以下两点。①原"慢性高原反应"的诊断条件过宽,使得短时或轻度症状者亦被列入。众所周知,在高原地区,受心理因素、情绪变化或劳动的影响,易出现头痛、心悸、疲乏、失眠等现象,但相关诱发因素一旦消除,则这些症状就会消失,故不宜将此类症状列入本型的诊断标准中。②高原衰退症的临床症状、体征与其他各型慢性高原病的症状、体征并无不同,因此在诊断高原衰退症时,应持审慎态度,以免因掩盖其他疾病的诊断而延误治疗时机。

一、发病率

吴天一等(1983)报道,在海拔高度 2260～2800 m 的地区,高原衰退症的发病率为 1.06%,在海拔高度 3050～3800 m 的地区,高原衰退症的发病率为 3.94%,在海拔高度 4068～5226 m 的地区,高原衰退症的发病率随海拔的升高呈现出不断增加的趋势。1973 年,研究人员调查了西藏自治区拉萨市(海拔高度 3658 m)739 例慢性高原病患者的相关情况,结果发现,其中50%的患者经常有头晕、失眠、疲倦、记忆力减退等高原衰退症的症状,同时有心界扩大、肺动脉瓣区第二心音亢进或分裂、心尖区可闻及Ⅰ～Ⅱ收缩期杂音及肝大、脾大等体征,因此认为在海拔高度 3658 m 的拉萨市,高原衰退症的发病率高达50%以上。

二、发病机制

对于一部分人来说,当机体暴露于高原低氧环境中后,即通过神经、体液的调节,可使内环境保持相对稳定,内环境的相对稳定状态可使机体摆脱外界环境的约束而自由生活,这部分人在临床上可无任何症状和体征,属于习服良好型;相反,还有一部分人,处于高原低氧环境中后,通过长时期不间断的调节过程,内环境始终不能保持相对稳定状态,反而表现出一系列的功能失调和病理形态上的改变(即发生高原衰退症),属于习服不良型。高原衰退症体现了自进入高原地区开始,机体就试图通过神经、体液调节来保持内环境的相对稳定,但始终不能达到平衡,进而呈现出一些临床表现的过程。

(一)神经、内分泌功能紊乱

有研究报道,海拔越高,高原衰退症患者记忆力的减退越明显,其中短时记忆或瞬时记忆的减退最为显著。就中等海拔高原居民来说,一般记忆力从 40 岁开始减退,60 岁以后明显减退,记忆力减退的年龄比平原地区居民的提前 10 年。高原地区居民睡眠时的脑电图主要表现为觉醒反应频繁、深睡期明显减少或消失、睡眠多停留在浅睡期或中度睡眠期,因为睡眠质量差,所以易出现疲乏、记忆力下降、注意力不集中、工作效率降低等表现。

相关研究证明,长期居住在高原地区的居民的血浆皮质醇比平原地区居民分泌减少,表明其肾上腺皮质功能减退。高原地区居民血浆皮质醇含量降低,可能是由长期低氧时肾上腺皮质直接抑制所致,同时也反映出慢性缺氧时个体丘脑下部－垂体－肾上腺轴调节功能的异常。有研究者认为,高原地区居民血浆中甲状腺素(T_3、T_4)水平明显低于平原地区居民的,这可能与高原低氧环境引起的激素合成和分泌障碍有关。

(二)微循环障碍及免疫功能低下

血液流变学研究表明,高原衰退症患者的外周血中红细胞增多、全血黏度增加、血小板聚集性增高。外周血的这些改变可使血流更加缓慢、淤积,不利于组织血流灌注和氧气的运输、交换,会影响组织、器官的结构和功能,进而使机体多器官发生功能衰退。有的学者还发现,长期生活在高原地区的居民存在着免疫功能的失调,主要表现为细胞免疫水平明显下降、体液免疫水平明显下降、循环免疫功能受损、机体免疫防御功能和免疫自稳功能降低、接受外源性和内源性抗原的机会增多,进而导致细胞功能失调和代谢障碍并引起机体的功能衰竭。

三、临床表现

(一)临床症状

1.脑力衰退

脑力衰退表现为头痛、头晕、失眠、记忆力减退、注意力不集中、思维和判断能力降低、情绪不稳及精神淡漠等。记忆力减退的主要表现为近记忆力减退,即患者对过去几周、几天经历的事难以记起。注意力不集中多表现在阅读时注意力不集中,很难一次读完一篇文章。失眠有时表现为入睡困难、睡眠较浅、极易唤醒,有时表现为早醒,再次入睡相当困难。

2.体力衰退

体力衰退表现为食欲缺乏、体重减轻、疲乏无力、劳动及工作能力降低、性功能减退、月经失调等。

(二)体征

高原衰退症患者的常见体征包括血压降低、脱发、牙齿脱落、指甲凹陷、间歇性水肿、肝大、脾大等。

(1)血压降低:多表现为收缩压降低及脉压缩小,可能与心脏功能下降有关。

(2)脱发:多表现为均匀性脱落,完全脱落者少见。开始时,患者会发现头发光泽减退、头发脆性增加且易断,继之头顶及前额双侧头发脱落,患者大多表现为头发稀疏、无光泽。

（3）水肿：高原衰退症患者一般为晨起颜面和双下肢凹陷性水肿，返回平原地区后，水肿多可在短时间内消退。

（4）肝大、脾大：高原衰退症患者大多有肝、脾增大，但肝功能多为正常，返回平原地区后，增大的肝、脾可在短时间内恢复至正常大小。

四、治疗

（一）间断吸氧

一般采用鼻饲管或面罩给氧，每日 3 或 4 次，每次 1 h，氧流量以 1~2 L/min 为宜。

（二）星状神经节阻滞治疗

对症状轻者，每日进行星状神经节阻滞治疗 1 次（隔日左右交替）；对症状较重者，每日进行星状神经节阻滞治疗 2 次（上、下午左右交替）；对有条件者，可在彩超引导下穿刺治疗，注射药物为 1% 利多卡因，每次 2~3 mL。

（三）中药治疗

长期服用党参、黄芪、茯苓、人参、西洋参、刺五加、红景天、银杏叶等，可以提高机体缺氧耐力，减轻疲劳，维持机体功能的相对平衡。

（四）对症治疗

对于高原衰退症患者的症状可用药物治疗。例如，对头痛者可给予非甾体抗炎药（如塞来昔布）；对失眠较重者可适当给予安眠药（如阿普唑仑）。

（五）其他措施

返回平原地区后，高原衰退症患者的某些症状可逐步完全恢复，甚至再次返回高原地区后亦不复发。对那些返回高原地区高原衰退症仍复发的患者（特别是症状较多又重的患者）来说，最好返回平原地区或在低海拔地区生活和工作。

五、预防

（一）进行适当的体育锻炼

有证据表明，在高原低氧环境下长时间从事重体力劳动不利于健康，因此，在高原地区从事体育锻炼有其特殊性,最好是选用太极拳、八段锦、散步等活动量小的运动项目,时间也不宜太久,每天坚持 0.5 ~ 1 h 即可,夏秋季运动时间可稍长些,而春冬季活动时间可适当缩短。

(二)避免过度疲劳

当人体长期处于疲劳、应激状态时,易引发各器官功能失调、早衰,因此,要防止高原衰退症的发生,就必须注意劳逸结合,这也是在高原地区治病防病的根本原则。

第三节　布氏菌病

布氏菌病属自然疫源性人畜共患病。其传染源主要是病畜,以带病的牛、羊为主,猪较少。母牛、母羊患病后,常引起流产或死胎,其阴道分泌物具有较强的传染性,其皮、毛、乳汁、尿液、胎盘、羊水等都有细菌存在。牧民接生牛、羊,剥牛、羊皮,剪羊毛,挤乳,屠宰病畜,加工肉类等是布氏菌病重要的传播途径。

一、症状与体征

布氏菌病潜伏期变化大,一般为 5 ~ 60 d,有时数月。布氏菌病的病原体是通过感染的动物及其排泄物和污染的食物进行传播的。刚开始发病时,患者会出现中度发热;急性发作时,患者会夜间发热加重,肝大、脾大或淋巴结增大是这个时期的典型特征。

此外,布氏菌病患者还经常出现骨关节疼痛、肿胀等。布氏菌病男性患者易出现睾丸肿大症状,女性患者可有月经不调、流产、白带过多等症状。发病初期,布氏菌病患者的骨关节症状不明显,但当体温逐渐下降时,骨关节症状会相继出现。布氏菌病患者疼痛或骨关节活动障碍的部位多见于大关节,如髋关节、肩关节、肘关节、膝关节等。

布氏菌病患者还会有其他症状,如乏力、食欲缺乏、精神倦怠等,类似于感冒。

布氏菌病不会自行痊愈,但可以转变成慢性病。作为慢性病,布氏菌病的临床症状有很多种,可导致多个器官或脏器的病变,在患者的感染组织中常可观察到具有组织学特征的肉芽肿。

二、治疗

1. 一般治疗

在布氏菌病急性期,患者应卧床休息,多饮水,进易消化的饮食,保证热量。必要时医生可给予患者解热镇痛药及镇静药。

2. 病原治疗

抗菌药物主要用于急性期及慢性复发的患者。常用药物包括以下几种。①链霉素与四环素联合:链霉素 1 g/d,分 2 次肌内注射;四环素 2 g/d,分 4 次口服,疗程 3 周。②复方磺胺甲噁唑与链霉素联合:前者每次 2 片,每天 3 次,后者剂量同上,疗程 3 周。

3. 慢性期的治疗

对慢性期患者,宜采取病原治疗与特异性脱敏疗法相结合的方法。特异性脱敏疗法有以下几种。①菌苗治疗:首次剂量为每天 25 万个菌体,以后逐渐增加剂量,疗程结束时,菌苗可达每天 1.5 亿个菌体,10～15 d 为 1 个疗程。②水解素及溶菌素治疗:首次剂量为 1% 水解素 + 溶菌素溶液,1 mL/d,逐步增至 2 mL/d,10～15 d 为 1 个疗程。

慢性布氏菌病无特效治疗药物,一般采用中医药治疗。因为慢性期患者症状复杂,不同人有表现不同,有的以过敏症状为主,有的以内分泌紊乱为主,还有的以免疫功能低下为主,所以医生应根据不同情况给予适当的治疗方法。

三、预防

(1)加强对传染源的管理是控制本病的根本措施,例如对死亡后的病畜进行焚烧或掩埋处理。

(2)切断传播中间环节,如为病畜接生、治疗时做好消毒、隔离等。

第四节　高原睡眠紊乱综合征

高原特殊的自然环境对人的影响是多方面的,其中神经系统对高原高寒低氧最敏感,最易受影响,进而会出现一系列的神经功能失调症状。在高原低氧、低气压等特殊环境下,机体的神经、呼吸调节功能和昼夜生理节律均有变化,随着海拔的升高,将会引起睡眠模式的紊乱及夜间周期性呼吸的发作。许多研究表明,居住在高海拔地区的人们存在着严重的睡眠紊乱,脑力活动可发生衰退,其变化程度与海拔高度和在高原停留时间的长短有很大关系。初入高原地区的人睡眠期间出现的典型症状有频繁觉醒、周期性呼吸、气短、多梦和头痛。头痛和急性高原病症状可能在晨起时加重,白天减轻。相关研究发现,在首次到达海拔高度 3050 m 和 3815 m 地区的人当中,睡眠功能紊乱者达 83%。脑电图结果表明,在高原地区,人的睡眠质量会明显降低,轻度睡眠增加,深度睡眠及快相睡眠减少,甚至快相睡眠消失。慢性缺氧可使大脑的感觉和智力的敏感度降低,记忆力和分析能力丧失。高原低氧对神经功能的影响可导致睡眠结构的改变,引起失眠及睡眠质量的降低。其结果是加深了中枢神经功能的紊乱,使患者对高原环境的适应能力下降,甚至可能引发夜间睡眠呼吸暂停综合征等,使高原睡眠紊乱综合征的机制变得更为复杂。

潘磊(2007)对 30 例高原移居者的多导睡眠检测结果与其在平原地区的进行了比较,结果发现,观察对象均出现了睡眠功能紊乱和明显的去氧饱和作用,主要表现为睡眠结构改变、周期性呼吸、平均血氧饱和度下降及氧减饱和度指数增加。与平原地区比较,非快速眼动睡眠中 I 期(分别为 10.19% ±6.14%、7.29% ±5.62%)、II 期(分别为 52.65% ±10.65%、41.92% ±12.45%)睡眠增加,其中以 II 期睡眠增加更为明显,最高占比为 73%,III 期(分别为 6.97% ±6.77%、15.12% ±10.65%)、IV 期(分别为 6.95% ±6.77%、11.49% ±7.45%)深睡眠减少。快相睡眠减少,其中 5 例无快相睡眠,5 例无 IV 期睡眠。因为作为核心睡眠的慢波睡眠的比例下降,所以入睡后觉醒次数及睡眠期转换次数增加,整夜睡眠多处于表浅状态,呈片断状睡眠,睡眠的连续性遭到严重破坏,睡眠质量差,进而会导致工作效率、警觉性的下降。在 Lake Lusious 的调查问卷中,60% 的被调查者在高原地区睡眠后出现了头晕,53.3% 的被调查者有日间困倦、嗜睡,90% 的被调查者有疲乏,43.3% 的被调查者有睡眠困难,这进一步说明高原睡眠紊乱综合征对高原移居者日间活动具有不利影响。在高原地区睡眠时,移居者普遍存在低氧血症,并且随着海拔的升高,移居者的 SaO_2 会进一步下降。低氧血症可导致中枢神经系统的不稳定,产生呼吸波动,导致周期性呼吸的发生,周期性呼吸发生的时间与低氧性过度通气的时间呈正相关。30 例移居者在海拔高度 3800 m 的地区睡眠时,入睡前的平均 SaO_2 高于睡眠期间的平均 SaO_2,睡眠期间均出现周期性呼吸,周期性睡眠均发生在 II 期睡眠阶段。在 II 期睡眠阶段,既可见周期性呼吸,又可见规律性呼吸,周期性呼吸发生的最高次数为 19

次,最长时间为 199.35 min,占总非快速眼动睡眠的 59.07% 。当周期性呼吸发生时,呼气末 CO_2 水平下降,而血氧饱和度无明显下降,与非快速眼动期的规律性呼吸时的平均 SaO_2 相比,周期性呼吸时的平均血氧饱和度略高(分别为 86.25% $\pm$ 2.33% 、83.33% $\pm$ 3.27% , $P < 0.05$),这表明在高原地区睡眠时出现的周期性呼吸在维持夜间平均血氧饱和度方面有一定作用,进一步验证了 Masuyama 等的"在高原地区睡眠时周期性呼吸是一种生理上的保护反应"的结论。

一、基本表现

(一)频繁觉醒

Anholm 等对模拟海拔高度 7620 m 高原环境中的 5 例受试对象进行了为期 6 周的研究,结果发现,平均每例受试者夜间觉醒 37 次,在回到海平面后平均为 15 次,总睡眠时间由 337 min 减至 167 min。受试对象在高原地区的快相睡眠占整个睡眠时间的百分比由 18% 降为 4% 。短暂觉醒由 22 次/时增加至 161 次/时。部分研究人员认为,频繁觉醒在一定程度上是由周期性呼吸引起的。有证据表明,当周期性呼吸强度增加时,觉醒的频率会上升。可以想象,呼吸暂停后,要连续进行几次深呼吸,此时肌张力显著增强,势必会引起觉醒。然而,即使是没有周期性呼吸的人,在高原地区觉醒的次数也较在平原地区的多,这说明频繁觉醒的发生还存在其他机制。此外,频繁觉醒可使人处于一种睡眠剥夺状态,从而出现日间疲乏、困倦等表现。

(二)周期性呼吸

早在 19 世纪,人们就已经注意到了高原周期性呼吸现象。1857 年,当 Tyndall 第 1 次登上勃朗峰时,同伴就惊奇地发现他在熟睡过程中出现了呼吸暂停。1886 年,意大利生理学家 Mosso 在进行高原现场研究时,从其哥哥身上观察到了一种奇怪的呼吸现象,即在 3 或 4 次深呼吸后出现约 10 s 的呼吸暂停,这种变化在睡眠期间持续出现。他还观察到其他形式的反常呼吸,如由深呼吸和浅呼吸组成的周期性呼吸。典型的周期性呼吸包括 2 或 3 次深呼吸,接着是 18 ~ 20 s 的呼吸暂停。周期性呼吸在由平原地区进入高原地区的人当中相当普遍,并具有较大的个体差异。研究表明,在海拔高度 3050 m 以上的地区,几乎所有的人在睡眠期间都会出现周期性呼吸,清醒休息状态时偶尔也会出现,女性的周期性呼吸较男性的少见,而高原世居者没有这种呼吸。呼吸暂停后,患者要进行几次连续的深呼吸,此时常常因感觉气短而导致频繁觉醒。发生周期性呼吸时,打鼾者会令同伴非常难受。在海拔高度 3050 m 以上的地区,周期性呼吸的频率并不随海拔的上升而增加,多数周期性呼吸发生于非快速眼动睡眠期,吸氧后可消除。Masuyama 等的研究表明,有高通气反应者周期性呼吸频率高且持续时间长。他们还发现,周期性呼吸时间越长,睡眠时动脉血氧饱和度越高,周期性呼吸时动脉血氧饱和度比周期性呼吸开始前明显升高,由此推测,周期性呼吸能改善人体动脉血的氧合作用。

虽然周期性呼吸看似一种反常呼吸,但它不仅是一种无害现象,而且对由平原地区进入高原地区的健康人来说在生理上是有益的,因此应被视为机体的一种自我保护机制,而不是急性高原病症状,而频繁觉醒和严重的睡眠紊乱通常被认为是急性高原病症状。周期性呼吸是发生于正常人身上的一种现象,而与此相似的呼吸模式——陈-施呼吸是发生于心力衰竭患者身上的一种呼吸现象。150 年前,Cheyne 和 Stokes 首先描述了这种呼吸方式,因此它被命名为陈-施呼吸。陈-施呼吸随心力衰竭程度的不同而变化,可长达 40 s。它包括过度通气期和呼吸暂停期,这两期持续时间相近。周期性呼吸伴有动脉血 PO_2 和 PCO_2 的周期性变化,心力衰竭患者的陈-施呼吸虽然周期长,但 PO_2 也有类似的周期性变化。值得注意的是,在上述两种呼吸模式中,呼吸时 PO_2 最低,而呼吸停止时 PO_2 最高,这是循环时间和颈动脉体对 PO_2 变化反应延迟的结果。

(三)夜间呼吸窘迫

在高原地区居民中,由气短引起的觉醒非常普遍,并常伴有无法深呼吸的感觉和胸部束缚感。与心力衰竭引起的呼吸窘迫不同,这种感觉不能因坐起及走动而缓解,可持续数小时,甚至整个晚上,并伴有恐惧感。这些症状在起床开始活动后即可消失。出现这种呼吸窘迫的原因可能是睡眠性低氧血症导致的轻度高原肺水肿。众所周知,高原肺水肿的症状往往在夜间加重。不过,这种解释也仅仅是一种推测,因为目前还没有关于这方面的研究来证实。

(四)睡眠性低氧血症

正常人在睡眠期间,中枢神经系统活动减弱,表现为体温控制丧失,肌肉弛缓,疼痛阈值上升,呼吸、心率及血压下降。呼吸活动减慢可导致动脉血 PCO_2 轻度上升及相应的 PO_2 轻度下降。多数正常人到达高原地区后,可出现睡眠性低氧血症,有些人甚至比较严重。

Sutton 等经过研究发现,在海拔高度 3355 m 的地区,受试者均出现了睡眠性低氧血症,经过 8~11 d 的短期习服,睡眠时动脉血氧饱和度升高的情况可以得到改善,但更长时间的习服似乎并不能减轻睡眠性低氧血症。虽然周期性呼吸时 SaO_2 变化较大,但并不伴有更严重的睡眠性低氧血症。睡眠性低氧血症可引发头痛和(或)气短,并导致频繁觉醒,这可能是急性高原病症状在夜间和起床后最初几小时加重的原因。此外,夜间血液发生浓缩,表现为血红蛋白浓度及血细胞比容在起床时比睡前高。

(五)睡眠时的心脏节律

在高原地区,伴随着周期性呼吸,心率和心脏节律也会发生周期性变化。例如,深呼吸时心率加快,呼吸停止时心率减慢。Cumming 记录了他本人在海拔高度 5033 m 地区睡眠时的心电图,结果发现有明显的窦性心律失常,当心率降低至 33 次/分时,还可见到房性期前收缩及交界性逸搏心律的情况。Horri 等观察了 14 例登山者在海拔高度 4400 m、7800 m 及 5710 m 时的 24 h 动态心电图的变化,结果发现,清醒时的平均心率为(94±4.9)次/分,睡眠期的平均心率为(75±6.7)次/分,睡眠期最低心率为(62±5.0)次/分,有些登山者的正常心律可完全消失,其睡眠时的平均心率与清醒时的相近,QT 间期延长非常显著。

一项在低压舱中对 7 例受试者模拟海拔高度 5492 m、6100 m、7620 m 环境进行的研究表明,人体在 60 s 内心律由窦性心动过缓变成了窦性心动过速。在每一海拔高度,最慢心率都很接近,但最快心率出现于海拔最高处,可达到 105 次/分,心率的这种快周期可能与周期性呼吸相关。每一周期先出现 6 次慢性心跳,接着增加到 16 次慢性心跳。周期长度随海拔的增加而缩短。在海平面没有观察到这种现象。在海拔高度 3813 m 的地区,可观察到周期性呼吸及心率的周期性变化,但变化的幅度较小。

缓慢性心律失常在每一海拔高度都很普遍,而在海平面较少见。常见的心律失常有:①P 波阻滞,无 PR 间期延长;②窦性停搏或明显的心动过缓,伴交界性或室性逸搏心律;③窦性心动过缓,心率可降至 24 次/分,不伴有逸搏心律;④房室分离,无交界性逸搏心律;⑤室性心律。在高原地区出现这些心律失常的机制尚未阐明,因为在平原地区的睡眠呼吸窘迫综合征患者中也有相似的心律失常并伴有心率的周期性变化,所以有学者推测睡眠性低氧血症可能是一个重要原因。给这类患者注射阿托品后可以减轻心动过缓的症状,从而消除周期性心律失常。但是吸入100%氧气对减轻心律变化的作用较小,这说明心律失常可能是迷走神经作用于窦房结的结果。

（六）高原困倦

平原地区人员在到达高原地区数小时内最容易感到困倦,表现为哈欠、瞌睡等,一有休息机会即可入睡。曾经有1名登山者在攀登美国的雪士达山（海拔高度2900 m）时,远远落在其他人后面。当同伴下山寻找时,发现他正睡在一块巨石下面,已经发绀。他被唤醒后神志不清并有定向障碍。有学者推测,睡眠性低氧血症可能是导致该登山者发绀和神志不清的原因。进入高原地区的人员应对这一现象有所了解并做好防范,否则可能会产生十分严重的后果。

二、发病机制

高原睡眠频繁觉醒的机制尚未阐明。有些觉醒是由周期性呼吸、气短、头痛及低氧作用于神经系统引起的。间断性的呼吸道阻塞也可以引起觉醒,特别是打鼾者更易出现。

周期性呼吸与低氧血症、低动脉血PO_2及内在的正常呼吸节律相关。内在的正常呼吸节律具有增、减的周期性变化。这种周期性变化出现于睡眠状态,而不是清醒状态。由于呼吸中枢的精确控制,动脉血PCO_2的变化非常轻微,PCO_2的上升可刺激呼吸,而PCO_2的下降可产生呼吸抑制作用。这个系统反应非常迅速,在高原地区,特别是初入高原地区时,呼吸主要由感受动脉血PO_2的外周化学感受器控制。低氧性过度通气可引起动脉血PCO_2下降,使其对呼吸的控制作用减弱。由于外周化学感受器对动脉血PO_2的反应比较缓慢,致使呼吸的正常节律性变化加强,呼吸减弱导致动脉血PCO_2上升并刺激呼吸;呼吸增强可降低动脉血PCO_2、增加PO_2,后者对颈动脉体的呼吸刺激作用丧失,因此可产生周期性呼吸。当发生周期性呼吸时,呼吸暂停的周期性变化不是由呼吸道阻塞引起的,而是由呼吸刺激未达到阈值所致,因此在呼吸暂停期内不存在呼吸肌、膈肌或腹部的运动。到高原地区1~2周后,起初的呼吸性碱中毒由于碳酸氢盐的分泌而得到代偿,周期性呼吸的趋势减弱,然而PCO_2仍然较低,有些人在高原地区停留期间一直都有周期性呼吸。高原世居者则不表现出周期性呼吸。

睡眠性低氧血症可能是由碱中毒和低PO_2引起的通气衰减对中枢呼吸控制机制产生抑制所致。睡眠期间,即使是在海平面地区,中枢神经系统的功能也会下调,导致通气下降。高原地区通气下降的幅度与海平面地区的相似,但由于氧解离曲线形状的变化,动脉血氧饱和度下降得更多,可致使某些人发生低氧性呼吸抑制。动物实验证实,严重低氧可导致呼吸抑制。如果高原肺水肿患者出现严重缺氧,则吸氧可引起反相的通气增强,这说明低氧抑制了呼吸中枢。另一个可能抑制呼吸中枢的因素是心动过缓导致的脑血流量减少。显然,当心率降至30次/分,甚至出现心脏停搏数秒时,心排血量及脑血流量均会显著减少。此外,上述变化也可抑制呼吸中枢活动和通气运动。

正是以上诸多原因,促使肌筋膜炎的产生及激痛点的形成。睡眠功能紊乱使患者长期处于亚健康状态,患者的心理状态会进一步恶化,原有的肌筋膜炎症状会进一步加重,乃至形成恶性循环,使原有疾病迁延不愈。

三、预防和治疗

(一)药物对高原睡眠紊乱综合征的预防和治疗作用

哈振德等(2004)的研究表明,睡前口服复方红景天和乙酰唑胺可以减轻睡眠性低氧血症,还可以减弱周期性呼吸,降低觉醒频率,缓解急性高原病症状。

1.复方红景天和乙酰唑胺

通过增加慢波睡眠比例、减少觉醒次数和时间、维持睡眠结构的连续性,可以改善高原地区移居者的睡眠质量,提高动脉血氧分压和 SaO_2,抑制 PB(以呼吸运动逐渐增强、增快又逐渐减弱、减慢与呼吸运动消失交替出现各 1 次为 1 个周期)和 SA(口鼻气流消失 10 s 以上)的频繁出现,进而改善移居者的睡眠质量。复方红景天和乙酰唑胺通过改善睡眠质量、减轻机体的缺氧性损伤,从而使大脑的警觉性得以提高。另外,巴比妥类药物及可待因、地西泮等在海平面地区使用时可抑制呼吸,在高原地区使用时由于氧解离曲线形状的改变,同样程度的抑制会导致更严重的低氧血症,因此一般不主张使用这些药物。因为充足的睡眠有利于大脑充分休息,增加全身抵抗力和对低氧的耐受能力,所以有高原反应并伴睡眠功能紊乱者可服用小剂量的镇静安眠药,但要随时关注镇静安眠药对患者的影响。

2.富氧室的建立及其对高原地区移居者睡眠的影响

增加氧气浓度可极大改善人体的睡眠质量和认知能力。夜间吸入低流量氧气能够增加 PO_2,进而使气短、头痛症状缓解。起初,氧气可延长周期性呼吸的暂停相,但数分钟后,周期性呼吸即可恢复。吸入氧气虽可消除呼吸暂停,但深、浅呼吸周期仍存在。最近,通过空气调节设备向房间内注入氧气以提高氧气浓度的技术已经成熟。这在降低有效高度方面非常有效。氧气浓度每增加1%,可使有效高度降低300 m。换而言之,海拔高度5000 m的房间内如含有27%的氧气,则其有效高度就是3000 m。我们在海拔高度5380 m将室内氧气浓度增加到27%~28%,嘱5位受试者入室内休息和睡眠10 h,然后进行心电图,口、鼻气流,胸腹部呼吸运动监测,同时检测SaO_2的变化,记录呼吸暂停的次数和时间,并与常氧组进行比较。结果表明,富氧组呼吸频率增加、脉搏减慢,均无统计学意义($P > 0.05$),但SaO_2的增高有非常显著的差异($P < 0.001$);常氧情况下频发的SA在富氧环境中得到明显改善。这说明在高海拔地区适度提高局部环境吸入气中的氧浓度可明显纠正机体缺氧,抑制呼吸障碍的发生,改善睡眠质量,从而提高移居者的健康水平和免疫力。因为富氧室的制作经济简便,很容易在高原地区推广应用,所以在高原地区建立富氧室是改善高原地区移居者睡眠质量的有效措施之一。

(二)高原睡眠紊乱综合征的其他治疗

1.间断吸氧

一般采用鼻饲管或面罩给氧,每日3或4次,每次1 h,氧流量以1~2 L/min为宜。

2.星状神经节阻滞

对症状轻者,每日进行星状神经节阻滞1次(隔日左右交替);对症状较重者,每日进行星状神经节阻滞2次(上、下午左右交替);对有条件者,可在彩超引导下穿刺治疗,注射药物为1%利多卡因,每次2~3 mL。

3.中药治疗

长期服用刺五加、银杏叶等,可以提高机体的缺氧耐力,减轻疲劳,维持人体功能的相对平衡。

第五节 高原环境下的痛风

一、病因及发病机制

痛风是长期嘌呤代谢紊乱和(或)尿酸排泄减少所致的一组代谢性疾病。

痛风的临床特点为高尿酸血症、反复发作的急性关节炎、痛风石形成、痛风石性慢性关节炎和关节畸形、累及肾脏引起的慢性间质性肾炎和肾结石等。

痛风可分为原发性和继发性两大类。原发性痛风的病因及发病机制至今尚未完全明确,一般认为可能与以下因素有关。

（一）嘌呤代谢紊乱导致尿酸生成增加

次黄嘌呤 – 鸟嘌呤磷酸核糖转换酶缺乏、磷酸核糖焦磷酸合成酶活性增高、溶血、骨髓增生性疾病、红细胞增多症、横纹肌溶解症、剧烈运动、食用富含嘌呤的食物等均可导致尿酸生成过多。

（二）尿酸排泄减少

尿酸排泄减少是痛风发病的主要机制,由此因素致病者占发病患者总数的90% 左右。在高原低氧环境中,糖酵解增强、乳酸生成增多,当乳酸经肾排泄时,可竞争性地抑制近曲小管中尿酸的排泄,使血尿酸浓度增高。高原低氧环境中血尿酸生成增多,与在高原地区的居留时间及海拔高度有密切关系。肾功能不全、甲状腺功能减退症、左旋多巴、乙胺丁醇、吡嗪酰胺、烟酰胺、环孢素 A 等均可导致尿酸排出过少。

（三）混合因素

葡萄糖 – 6 – 磷酸酶及果糖 – 1 – 磷酸醛缩酶缺乏、乙醇等因素既可引起尿酸盐生成过多,又可使尿酸排出减少。

（四）环境因素

在高原低氧环境中,乳酸生成增多,可进而使尿酸生成增多。

（五）遗传因素

在原发性痛风患者中,10% ~25% 有阳性家族史,因此,学术界认为原发性痛风是性染色体显性遗传病。

（六）其他因素

痛风发病具有明显的年龄特征,以中年人最为多见。近年来,痛风的发病呈低龄化趋势,40 ~50 岁成为发病高峰年龄。从性别角度看,痛风的男女发病率之比约为 20∶1。此外,痛风发病还与种族、饮食结构、精神因素、高血糖、高胰岛素血症及高三酰甘油血症等相关。

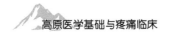

二、临床表现

痛风的发展有四个阶段,即无症状高尿酸血症、痛风急性发作、痛风发作间期和慢性痛风石性痛风。痛风各阶段的临床表现具体如下。

(一)无症状高尿酸血症

许多患者在第 1 次痛风发作前已存在高尿酸血症多年,甚至有可能终身不出现症状,这被称为无症状高尿酸血症。只有在发生关节炎时才称为痛风。最终有 5% ~ 12% 的高尿酸血症患者表现为痛风发作。

(二)痛风急性发作

痛风首次发作通常是在单关节,但严重的多关节痛风也可以是这种疾病的首发表现。大约半数患者痛风的首发部位在第 1 跖趾关节,多在夜间(尤其是凌晨 1—2 点)突然发生,表现为急性关节炎症状,受累关节及周围软组织可出现红、肿、热、痛且疼痛剧烈,伴明显触痛、头痛及白细胞计数增高等。刚开始,痛风可能会间隔几个月或几年发作 1 次,但往往随着时间的推移发作会更频繁,持续时间会更长,并涉及多个关节。男性大多在 40 岁左右开始痛风发作。痛风四季均可发病,但以春、秋季为多。痛风症状的发作与饮食有紧密关系。

(三)痛风发作间期

痛风在第 1 次发作消退后开始进入痛风发作间期,在此期间关节可恢复正常。当有诱发因素存在时,痛风症状就有可能发作。

(四)慢性痛风石性痛风

痛风石在严重、长期的高尿酸血症间期形成。痛风石易发生在尺骨鹰嘴、远端指(趾)间关节、腕关节等,病程越长,则形成痛风石的机会越多。痛风石形成部位的皮肤外观为大小不一的不规则隆起,位于皮肤菲薄部位的痛风石容易破溃并形成瘘管,可有白色粉末或牙膏状尿酸结晶排出,瘘管周围组织呈慢性肉芽肿,不易愈合。尿酸盐沉积在关节内,可造成关节骨质及软骨的破坏,进而使关节出现疼痛、肿胀、僵直、畸形,关节功能受损,形成慢性痛风石性痛风。

三、辅助检查

(一)血尿酸测定

目前,国内外普遍采用尿酸酶法测定血尿酸浓度,特异性较高。血尿酸浓度在我国正常男性为 178～416 μmol/L,在我国正常女性为 148.5～356 μmol/L。

（二）尿尿酸测定

尿尿酸是反映肾小管对尿酸的重吸收和分泌功能的一项指标,在临床上可用于判断高尿酸血症是由尿酸生成过多还是由尿酸排泄减少引起的,或是两者兼有。在进食低嘌呤饮食 5 d 后,正常人 24 h 尿尿酸应小于 600 mg,或常规饮食 24 h 尿尿酸应小于 1000 mg。如果血尿酸升高,而 24 h 尿尿酸小于 600 mg,则为尿酸排泄不良型,否则可能是产生过多型,区别两者对治疗有一定的价值。

（三）关节滑液检查

痛风性关节炎患者的滑液量增多,滑液呈白色且不透亮,黏性低,白细胞计数常超过 50×10^9/L,中性粒细胞比例超过 75%。其中最具特征性的是在偏光显微镜下,可见到被白细胞吞噬的或游离的尿酸盐结晶,该结晶呈针状并有负性双折光现象,这一现象在关节炎急性期的阳性率为 95%。

（四）组织学检查

对于可疑的痛风石组织,可做活检。

（五）X 线检查

当发生早期急性关节炎时,仅有受累关节周围软组织肿胀。当急性关节炎反复发作时,可在软组织内发现不规则的团块状致密影,即痛风结节。在痛风结节内可有钙化影,称为痛风石。痛风石在软骨沉积后可造成软骨破坏、关节间隙狭窄及关节面不规则。对病程较长者,可在关节边缘见到偏心性半圆形骨质破坏,其中较小的骨质破坏似虫蚀状,随着病情进展,可逐渐向中心扩展,形成穿凿样改变。

四、诊断与鉴别诊断

（一）诊断

目前,我国临床常用的主要是 WHO 制定的筛查诊断标准,在检查过程中若有以下情况,则可协助确诊:①血尿酸浓度增高;②自关节腔取滑液,进行偏光显微镜检查,若有针形尿酸盐结晶,则可协助确诊;③进行痛风石活检或穿刺,取内容物检查,证实为尿酸结晶;④受累关节 X 线检查、关节腔镜检查等可协助确诊;⑤对诊断困难者,用秋水仙碱诊断性治疗后可迅速显效,具有特征性的诊断价值。

(二)鉴别诊断

本病应与类风湿关节炎、骨性关节病、外伤性骨关节病及其他原因导致的肾功能损害性疾病相鉴别。

五、治疗

痛风的治疗原则是控制高尿酸血症、预防尿酸盐沉积、迅速终止急性关节炎发作、防止尿酸结石形成和肾功能损害。

(一)健康指导

嘱患者进低嘌呤、低脂肪饮食,适当减轻体重,大量饮水,戒烟、酒,加强体育锻炼,定期检查等。痛风急性发作时应绝对卧床休息,抬高患肢,以免受累关节负重。

(二)急性发作期治疗

在急性发作期,应积极治疗,主要是控制症状、减轻疼痛。常用药物有以下几种。

1.秋水仙碱

秋水仙碱主要是通过抑制炎症细胞的趋化,控制炎症的发生、发展,为治疗痛风的一线用药。服用秋水仙碱时,开始剂量为 0.5 mg/h 或 1 mg/2 h,直至症状缓解或出现胃肠道反应(如恶心、呕吐、腹泻等),24 h 总量为 6~8 mg。

2.非甾体抗炎药

非甾体抗炎药(如吲哚美辛、塞来昔布等)可在 24 h 内显著缓解疼痛症状。

3.降尿酸药

降尿酸药主要包括促尿酸排泄药和黄嘌呤氧化酶抑制药,适用于痛风急性发作每年 2 次以上、有痛风结节或有关节损害的患者。必须在痛风急性发作完全缓解后使用降尿酸药,否则波动的尿酸水平可加重炎症反应。在使用药物的过程中,要定期复查血尿酸和肾功能。

(1)促尿酸排泄药:①丙磺舒,每次 0.25 g,每日 2 次,口服,逐渐增加剂量,耐受剂量为 1~3 g/d;②苯溴马隆,50~125 mg/d,大剂量可导致肝毒性;③磺吡酮,初始剂量为 50 ~ 100 mg,每日 2 次,逐渐增至 200 ~ 400 mg,每日 2 次。

（2）黄嘌呤氧化酶抑制药:别嘌醇,50 ~ 450 mg/d,可通过抑制黄嘌呤氧化酶,有效抑制尿酸生成。

（3）非布司他:可用于缓解由痛风引起的关节肿胀、关节变形和关节痛等症状,适用于痛风患者高尿酸血症的长期治疗,推荐非布司他片的起始剂量为 20 mg,每日 1 次。可于 4 周后在医生指导下根据血尿酸浓度逐渐增加剂量,每次可增加 20 mg,最大剂量为 80 mg/d。当血尿酸浓度达到目标值（小于 360 μmol/L）后,可维持最低有效剂量,详情请遵医嘱。

非布司他与非甾体抗炎药或秋水仙碱联用,可预防患者在治疗初期因组织中沉积的尿酸盐动员而造成的痛风发作。

4. 间断吸氧

一般采用鼻饲管或面罩给氧,每日 3 或 4 次,每次 l h,氧流量以 1 ~ 2 L/min 为宜。

5. 三氧自血回输疗法

每周 2 次。

6. 物理治疗

物理治疗是一种辅助治疗方法,一般应在慢性期使用,对于正处于发热或关节炎症急性发作期的患者,应暂时停用,以免造成受累关节肿痛、炎症加剧。常用的物理治疗方法有电疗法、温热疗法、超声波疗法等。

7. 手术治疗

对由痛风石引起的关节畸形、皮下巨大痛风石形成或破溃形成窦道等,可通过手术进行矫治。

第六节　肌筋膜疼痛综合征

一、概述

肌筋膜疼痛综合征是一种常见的由致病因子导致的颈、肩、腰、背部软组织损伤或发育不良有关的局部慢性疼痛综合征。此病在高海拔、低氧压、较寒冷环境中更为多见,治疗周期较长。其特征是在机体不同部位的肌肉和筋膜内出现多个激痛点及肌肉紧张,且激痛点对刺激敏感,容易出现局部疼痛和牵涉痛。肌筋膜疼痛综合征可见于任何年龄段,以中年人居多,其发病率可达 30%~93%。肌筋膜疼痛综合征患者可出现持续疼痛,随着年龄的增长,其躯体活动范围会不断减小。

二、病因

目前,我们对肌筋膜疼痛综合征的确切病因尚不十分了解。学术界认为肌筋膜疼痛综合征是致病因素有局部解剖特点、损伤、不良姿态、寒冷和潮湿环境及精神心理因素等。

(一)局部解剖特点

骨骼肌具有收缩特性,是运动系统的动力部分。一般情况下,骨骼肌两端附着于骨或软骨上,中间会越过 1 个或多个关节,骨骼肌收缩时,可因在关节两端进行直线牵引而产生关节运动。骨骼肌两端附着处分别为起、止点,较固定的一端为起点,多活动的一端为止点。

每块骨骼肌由肌性部和腱性部构成,肌性部为肌纤维,柔软,具有收缩、舒张功能,借肌腱附着于骨上。每块骨骼肌有丰富的血管、淋巴管,受一定的神经支配,具有特定的功能,因而可将每块骨骼肌视为一个器官。

筋膜是包被在肌、肌腱表层或在它们之间的结缔组织。按厚度、密度及所含脂肪、胶原纤维、弹性纤维、组织液等成分比例的不同,可将筋膜分为浅筋膜和深筋膜。深筋膜与肌肉关系密切,除连接各肌成为肌群,引导分布到肌肉的神经、血管和淋巴管,保护肌肉免受摩擦外,常成为肌肉的起点。在某些部位,深筋膜常插入肌群间并附着于骨上,构成肌间隔。肌间隔与其外层的深筋膜和骨膜共同构成骨纤维鞘。

背部深筋膜浅层很薄,覆盖在斜方肌、背阔肌表面,而其深层则很发达,被称为腰背筋膜。背部深筋膜向内附着于棘突和椎体横突,向外由深、浅两层会合为腹横肌和腹内斜肌的起始腱膜。背部深筋膜上端附着于第 12 肋下缘,下端附着于髂嵴。临床研究发现,肌筋膜疼痛综合征的激痛点多在肌肉的起点附近,少见于肌肉的止点,这说明受生物力学的影响,当关节活动时,肌肉收缩产生的拉力可传导至起点处,使此处受张力最大(容易造成慢性劳损),易发生机械性损害,激发无菌性炎症。另外,受部分肌肉、筋膜解剖特点的影响,易使病变好发于颈部、肩部和腰部沿脊柱分布的骶棘肌群等部位。

（二）损伤

受肌肉、筋膜、骨骼、关节间解剖特点的影响,当肌肉、筋膜的应力点处于超负荷状态(如负重)时,突然扭转、屈或伸颈部、背部及腰部,易因牵拉而导致肌肉、筋膜的急性损伤。患者也可无明显损伤史,而是由反复、轻微的损伤积累所致,或因急性损伤后诊治不当、日久失治而迁延形成慢性疼痛,常可持续数月乃至数年。

（三）不良姿态

当日常生活、工作中长期处于一种不良姿势时,可因某种肌群长时间、超负荷活动而使该部位的肌肉、筋膜处于过度紧张、痉挛状态,进而产生机械性损害。肌筋膜疼痛综合征多见于某种职业,与劳动时保持屈颈、弯腰、久坐或过度牵拉等姿势有关。

（四）寒冷、潮湿

寒冷、潮湿常常是肌筋膜疼痛综合征的诱因。肌筋膜疼痛综合征患者有处于寒凉、潮湿环境生活史,或身体某部位长时间暴露在寒冷、潮湿条件下。

（五）精神心理因素

精神心理因素(如精神刺激、心理压力等)被认为是引发肌筋膜疼痛综合征的因素之一。有研究者发现,部分肌筋膜疼痛综合征发生在患者一段时期处于情绪应激后,因而提出精神心理因素是该病的致病因素。

三、临床特征

颈、肩、腰部骨骼肌持续性疼痛、酸胀、僵硬感与触及紧张带和激痛点,是肌筋膜疼痛综合征的重要特征。

(1)疼痛在其区域内间歇性发作,也可呈持续性轻中度乃至重度疼痛、灼痛,伴酸胀、僵硬、不适感。疼痛晨起加重,稍事活动后可缓解;劳累、寒凉、久坐或保持固定姿势后疼痛可加重。疼痛严重者可影响工作、生活质量。

(2)疼痛多好发于室内、坐位工种,女性多于男性,体弱(如患有慢性疾病)者发病率会升高。

(3)疼痛多发生于颈部、肩部和腰部沿脊柱分布的骶棘肌群等部位。

(4)压痛区通常在肌肉的附着点/肌肤处,激痛点分散,可同时有数个乃至数十个,但都分布在紧张带内。

（5）可在疼痛区内触及条索状紧绷的肌肉硬节。

（6）强压激痛点可引起局部和向远处的放射痛,但放射部位与神经分布区域不一致。

（7）弹拨硬结或横向弹拨一束紧绷的肌肉(紧张带),或针刺激痛点,可诱发局部肌肉抽搐。

（8）于激痛点内注入少量局部麻醉药后,疼痛、压痛即刻消失,而纳洛酮可拮抗此疗效。

（9）实验室、影像学检查均无阳性表现,可借此与其他性质的肌肉疼痛相鉴别。

四、治疗

（一）锻炼和物理治疗

锻炼和物理治疗是肌筋膜疼痛综合征的重要治疗方法。物理治疗包括冲击波及偏振光治疗。冲击波治疗可 3~5 d 1 次,5~10 次为 1 个疗程;偏振光治疗可每天1 次,10 次为 1 个疗程。

（二）药物治疗

口服非甾体抗炎药和在肩关节激痛点处外敷洛索洛芬钠凝胶贴膏可以缓解局部疼痛。

（三）局部注射

在肌筋膜疼痛综合征临床症状形成的过程中,激痛点及其牵涉区对腰背部、骶尾部及臀部的症状有着特殊影响,因此,对局部注射 1% 利多卡因加地塞米松 5 mg 的混合液时,一定要反复确认激痛点,并可在激痛点注射 1% 利多卡因加地塞米松 5 mg 的混合液,以帮助消除局部炎症反应。与此同时,可在激痛点注射浓度为 30 μg/mL 的三氧 3 mL。

（四）神经阻滞治疗

临床上,可在超声引导下行胸、腰椎椎旁神经阻滞治疗,胸、腰椎脊神经后内侧支阻滞治疗及关节突的注射治疗。

（五）射频技术

可在超声或 CT 引导下行脊神经后支脉冲射频调控或射频热凝损毁术。

（六）心理疗法

（1）肌筋膜疼痛综合征与常处于紧张、焦虑的状态有密切关系。在进行心理治疗时，应采取不同方法，以解除患者的紧张、焦虑情绪，让其了解本病的长期性和可逆性，增强战胜疾病的信心。

（2）嘱患者保持稳定的心理状态，规律生活，放松紧张、焦虑的心态，鼓励其积极参加感兴趣的活动和锻炼，注意预防生活中的各种应激反应和诱因，保证充足睡眠，戒烟、酒。

（七）间断吸氧

一般采用鼻饲管给氧或面罩给氧，每日 3 或 4 次，每次 1 h，氧流量以 1 ~ 2 L/min 为宜。

（八）传统中医治疗

传统中医治疗主要有针灸治疗及静脉点滴刺五加注射液等。

第五章 高原环境下的慢性疼痛

第一节 概 述

一、高原环境对体力劳动能力的影响

平原地区居民移居高原地区后,劳动能力会降低,降低的程度与海拔高度、进入高原地区的速度及在高原地区的习服程度等因素有关。随着对高原环境的习服,移居者的劳动能力可逐渐恢复,但始终无法达到其在平原地区的劳动能力水平。即便是高原地区的世居者,其劳动能力也会低于条件相同的平原地区居民和他们自身在平原地区的劳动能力。

目前,因为个体差异大且各种相关报道差异较大,所以学术界对高原移居者劳动能力的习服时间还没有给出明确标准。但有一点是可以肯定的,那就是劳动能力的习服时间要比安静状态的习服时间长得多。目前多数观点认为,劳动能力习服是一个比较长的代偿过程,完全习服需要 3~6 个月,甚至更长。虽然海拔高度不同,但习服所需要的时间基本一致。

平原地区居民进入高原地区后,当进行体力劳动时,有氧代谢供能和无氧代谢供能的比例会发生明显变化。据 Malhotra(1976)报道,在海拔高度 3100 m 的高原进行台阶试验(每一级台阶高 38 cm,30 阶/分,持续 4 min)时,人体总能量的消耗接近在平原时的水平,但在所需的总能量中,无氧代谢供能由在平原地区的 20.4% 增加到 25.6%,有氧代谢供能则减少。

(一)高原环境对移居者无氧劳动能力的影响

国内外多数学者的研究结果表明,在海拔高度 4500 m 以下的地区,高原低氧环境对人体的无氧劳动能力没有明显的影响;还有研究甚至表明,人体在高原

地区(甚至在海拔高度 5200 m 的高原地区)停留时间 <5 周,无氧代谢过程并不会随海拔高度的变化而改变。

目前,临床上通常用无氧劳动能力和最大运动功率(W_{max})来评估无氧代谢情况。以往用最大耗氧量、氧债,以及急、慢性缺氧时的最大血乳酸浓度评估无氧代谢情况,所得结果往往有争议。研究人员通过对肌肉活检获得数据(如乳酸浓度、ATP 变化、磷酸肌酸和葡萄糖储量、糖分解活性)的研究和对乳酸释放的研究发现,当海拔升高至 5500 m 时,并未见到无氧容量改变的证据,而在海拔高度 5200 m 的地区进行短时剧烈运动所得的 W_{max} 也没有异常。一般情况下,评估无氧代谢情况的运动方式如下:①台阶试验,可较好地揭示非乳酸性 W_{max};② 7~10 s 急速快跑,不仅能引起非乳酸代谢,而且能引起乳酸旁路代谢。研究发现,在运动期间测定的 W_{max} 并无差别,然而当运动时限大于 30 s 时,情况就有所不同。原因在于,在高原地区进行上述试验时,多多少少会有有氧代谢的参与,会影响无氧代谢的效能。但是,总体来看,在海拔高度 5000 m 以上的地区,只要停留时间不超过 5 周,则无氧代谢过程不会随海拔高度的变化而有明显改变。不同海拔高度移居者无氧劳动能力的变化情况见表 5-1。

表 5-1　不同海拔高度移居者无氧劳动能力的变化情况

海拔高度	组别	例数	背力	跳远	60 m 跑	每分钟俯卧撑
500 m	平原世居者	60	113.0 ± 16.24 kg	2.15 ± 0.45 m	8.50 ± 0.45 s	26.0 ± 0.26 次
3680 m	高原世居者	57	109.0 ± 13.3 kg	2.09 ± 0.14 m	9.10 ± 0.62 s	23.0 ± 8.20 次
	移居 8 d 者	58	118.2 ± 16.72 kg[1]#	2.07 ± 0.16 m	9.10 ± 0.53 s	27.4 ± 7.39 次[1]
	移居 7 个月者	54	128.0 ± 18.10 kg[1]	2.16 ± 0.16 m[2]	9.15 ± 0.62 s	42.0 ± 14.3 次[1]
	移居 15 个月者	29	118.0 ± 19.00 kg[2]	2.14 ± 0.14 m	9.08 ± 0.70 s	38.0 ± 11.3 次[1]
	移居 27 个月者	29	124.6 ± 14.59 kg[1]	2.13 ± 0.18 m	9.14 ± 0.48 s	38.0 ± 11.6 次[1]

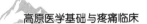
续表

海拔高度	组别	例数	背力	跳远	60 m 跑	每分钟俯卧撑
4350 m	移居 7 个月者	22	111.9 ± 13.44 kg	2.24 ± 0.16 m	8.97 ± 0.50 s	38.0 ± 13.5 次
	移居 15 个月者	31	112.0 ± 14.90 kg	2.21 ± 0.15 m	9.19 ± 0.56 s	38.4 ± 14.0 次
	移居 27 个月者	34	108.3 ± 18.00 kg	2.16 ± 0.17 m	9.02 ± 0.60 s	34.5 ± 9.1 次

注:与高原世居者相比,[1]$P < 0.01$,[2]$P < 0.05$。

从表 5-1 中可见,在海拔高度 3680 m 和 4350 m 的地区,移居时间不同的高原移居者在背力、跳远、60 m 跑等项目的成绩方面与其在平原地区时没有明显的降低,甚至还要比其在平原地区的水平高,这主要是由于受试者接受锻炼的结果,与低氧因素无关。与高原世居者比较,高原移居者在背力、跳远、60 m 跑等项目的成绩方面也没有显著的降低。但是,容易被忽视的是,在无氧劳动后,乳酸性氧债的增加比在平原地区的更突出,劳动者的疲劳感更明显,更容易出现功能衰竭状态。受低氧等因素的影响,高原移居者体力恢复的时间延长,比在平原地区时增加 1/3 ~ 1/2。

(二)高原环境对移居者有氧劳动能力的影响

平原地区居民进入高原地区后,有氧劳动能力降低非常明显且具有一定的规律性。在缺氧这个始动因素的作用下,最大心排血量减少、通气过度、肺弥散受限、低氧通气敏感性降低等是移居者有氧运动能力下降的主要原因。

Stoneham(1993)的研究结果表明,平原地区居民进入高原地区后,与未习服阶段相比,习服后的运动水平较高,心率降低,PaO_2 能够维持在较高的水平。

低氧对劳动能力的影响主要表现在有氧劳动能力的下降。随着移居者低氧习服水平的提高,其有氧劳动能力会逐步提升,其中以世居者的有氧劳动能力为最高,但是低于平原地区居民的水平。这也进一步表明,人体对低氧的习服能力是有一定限度的。

1. 高原环境对极量劳动能力的影响

极量劳动指劳动者进行持续的有氧劳动,劳动强度逐渐增加,直至功能衰竭的劳动。当劳动强度达到最大、劳动者接近功能衰竭时,测定劳动者的心、肺功能,可用以评价劳动者的极量劳动能力水平。

有研究人员对空运进入海拔 3680 m 和 4350 m 地区后不同时间移居者的极量劳动能力指标进行了测定,并将之与移居者在平原地区的相同指标及高原世居者的相同指标进行了比较,结果见表 5−2。

表 5−2　不同海拔高度有氧劳动能力的变化情况

海拔高度	组别	例数	HR_{max}	$VO_{2\,max}$	$PO_{2\,max}$	总做功量
500 m	平原世居者	60	191 ± 8.1 次/分[1]	43.9 ± 5.58 mL/(kg·min)	0.23 ± 0.023 kPa	179.2 ± 31.17 J[2]
3680 m	高原世居者	57	185 ± 16.4 次/分	41.5 ± 8.60 mL/(kg·min)	0.22 ± 0028 kPa	98.1 ± 20.39 J
	移居 8 d 者	58	180 ± 8.9 次/分	33.8 ± 3.26 mL/(kg·min)[2]	0.19 ± 0.026 kPa[2]	65.0 ± 18.29 J[2]
	移居 7 个月者	54	183 ± 9.9 次/分	37.1 ± 4.08 mL/(kg·min)[2]	0.20 ± 0.021 kPa[2]	76.9 ± 16.09 J[2]
	移居 15 个月者	29	187 ± 8.0 次/分	40.4 ± 4.85 mL/(kg·min)	0.21 ± 0.022 kPa[1]	80.5 ± 13.70 J[2]
	移居 27 个月者	29	188 ± 9.8 次/分	39.7 ± 4.15 mL/(kg·min)	0.21 ± 0.028 kPa[1]	81.0 ± 14.68 J[2]
4350 m	移居 7 个月者	22	178 ± 8.0 次/分	34.0 ± 3.71 mL/(kg·min)	0.19 ± 0.022 kPa	76.4 ± 16.27 J
	移居 15 个月者	31	184 ± 9.7 次/分	34.2 ± 3.45 mL/(kg·min)	0.19 ± 0.018 kPa	76.4 ± 15.28 J
	移居 27 个月者	34	182 ± 11.2 次/分	34.7 ± 3.59 mL/(kg·min)	0.18 ± 0.019 kPa	77.3 ± 15.38 J

注:HR_{max} 指最大心率,$VO_{2\,max}$ 指最大摄氧量,$PO_{2\,max}$ 指最大氧分压。与高原世居者相比,[1] $P < 0.05$;[2] $P < 001$。

表 5−2 表明,平原地区居民进入高原地区后,早期极量劳动能力下降较明显,尤其是最大做功能力下降非常明显。随着习服水平的提高,极量劳动能力水平可逐渐提高,在海拔高度 3680 m 的地区,移居者 7 ~ 15 个月极量劳动能力可

达到稳定水平,但仍然低于平原地区的极量劳动能力水平。其中 HR_{max} 和 VO_{2max} 可达到高原世居者水平,但是 PO_{2max} 和总做功量仍较低。还有研究表明,高原世居者的 VO_{2max} 高于高原移居者的。在海拔高度 4350 m 的地区,移居者的各项指标均低于在海拔高度 3680 m 地区时的,但是 7 个月后即可达到稳定水平,这表明在高海拔地区,人的体力降低更明显,但是相对恢复较快。

陈俊民等的研究表明,在高原地区,女子自行车运动员的 VO_{2max} 为 2.8 L/min,比平原地区女子自行车运动员的 VO_{2max} (3.6 L/min)低 22.2%,但与平原地区运动员在高原地区(2260 m)训练期间的 VO_{2max} 值(2.8 L/min)基本一致。Mcardle (1981)认为,随着海拔高度的增加,VO_{2max} 呈指数降低,在海拔高度 1500 m 以上的地区,海拔高度每上升 300 m,则 VO_{2max} 可下降 1.5% ~ 3.5%。也有研究者认为,超过海拔高度 1500 m 后,海拔高度每升高 1000 m,则 VO_{2max} 可下降约 10%。在海拔高度 3000 m、4000 m 和 5000 m 的地区,VO_{2max} 可分别下降 24.5%、26.7% 和 34.2%。不过,这只是一般而言,不同个体之间则有很大差异。据 Young 报道,在海拔高度 4300 m 的地区,VO_{2max} 的下降范围在 9% ~ 54%,平均下降 27%。因方法、时间、对象、试验者等的不同,故可出现不同结果。此外,VO_{2max} 的降低还与性别有关,超过海拔高度 1600 m 后,海拔高度每升高 300 m,则男性的 VO_{2max} 可降低 2.1%,而女性的 VO_{2max} 只降低 1.6%。

对于高原地区 VO_{2max} 的下降,学术界一般认为是由最大心排血量下降所致。而心排血量的降低是由每搏量的减少引起的。谢增柱等(1987)在低压舱内进行的试验表明,移居者初入高原时每搏量减少,左心室舒张末容积明显减少,但左心室射血分数和左心室平均周径的缩短率无明显变化,这表明初入高原时每搏量的下降与心肌收缩性的变化无关,而是由心脏前负荷减少所致。

Young 通过研究发现,从平原地区进入高原地区后,VO_{2max} 下降的绝对值与平原地区时的 VO_{2max} 值呈正相关。尹昭云(1993)也通过研究发现,高原地区无氧阈下降的百分比与平原地区时无氧阈的大小呈正相关。经常参加体育锻炼者的 VO_{2max} 比不经常参加体育锻炼者的 VO_{2max} 下降得更明显,这说明有氧运动能力较好的个体,到达高原地区后有氧运动能力下降较多。但是。VO_{2max} 的下降与进入高原前是否参加体育锻炼无关。对于上述现象,目前学术界还没有很好的解释。Shephard 认为,上述现象的出现可能是有氧运动能力较好的个体心排血量较大,血流通过肺毛细血管的速度较快,使肺弥散量与氧解离曲线斜率和心排血量乘积之比减小,进而导致血氧饱和度下降的结果。还有研究人员认为,上述现象的出现主要与个体代谢能力的不同有关。

2. 高原环境对亚极量劳动能力的影响

在大多数情况下,人体主要进行的是亚极量强度的劳动,亚极量劳动比极量劳动更能反映人体的做功效率。研究人员以蹬车 90 W 作为劳动负荷,测定了劳动者的亚极量劳动能力,结果见表 5-3。

表 5-3 受试者 90 W 劳动负荷测定结果

海拔高度	组别	例数	VO$_2$	HR	PO$_2$	η
500 m	平原世居者	60	1.474 L/min[1]	145 次/分	0.156 kPa[1]	17.53%
3680 m	高原世居者	57	1.727 L/min	166 次/分	0.184 kPa	14.96%
	移居 8 d 者	58	1.818 L/min[1]	177 次/分	0.171 kPa[1]	13.19%
	移居 7 个月者	54	1.915 L/min[1]	180 次/分	0.170 kPa[1]	13.49%
	移居 15 个月者	29	1.944 L/min[1]	183 次/分	0.177 kPa	13.29%
	移居 27 个月者	29	1.997 L/min[1]	183 次/分	0.176 kPa	12.93%

注:与高原世居者相比,[1] $P < 0.01$。

由表 5-3 可知,与高原移居者相比,在定量负荷劳动条件下,高原世居者的心率较慢(说明其心功能储备较大)、VO$_2$ 和 PO$_2$ 较低(说明其对氧的利用率更高),因此,高原世居者做功能力更强、做功效率更高、低氧耐力更好。同时进行的 1000 m 计时跑测试也表明,高原世居者耗时显著短于高原移居者的。Pugh 等发现,人在高原地区从事与海平面地区同样强度的劳动时,高原移居者的 HR 明显高于海平面地区世居者的 HR。Pugh 等还发现,在同一劳动强度下,高原移居者和海平面世居者的心排血量相同,心排血量与 VO$_2$ 呈正线性关系,但高原移居者的最大心排血量明显低于海平面世居者的。

宋长平等对不同海拔高度、不同负荷劳动时人体心率的变化进行了研究,结果表明,随海拔高度和(或)负荷的增加,心率也增加,而且 5 min 后心率恢复数减小,甚至可出现心电图的 ST-T 改变(表 5-4、表 5-5)。

表 5-4 不同海拔高度负荷运动后心率的变化

海拔高度	HR$_{安静}$	HR$_{50 W}$	HR$_{100 W}$	HR$_{150 W}$
450 m	59.7 ± 8.44	86.9 ± 15.67	115.1 ± 18.66	153.9 ± 21.51

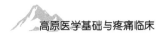

续表

海拔 高度	HR_{安静}	HR$_{50 W}$	HR$_{100 W}$	HR$_{150 W}$
2260 m	68. 9 ± 1L75	103. 3 ± 11. 46	122. 4 ± 16. 15	159. 1 ± 20. 93
3000 m	74. 7 ± 12. 50	109. 7 ± 11. 86	129. 7 ± 16. 93	165. 6 ± 19. 45
3450 m	80. 7 ± 11. 60	115. 4 ± 13. 35	140. 3 ± 20. 00	172. 3 ± 15. 92
4100 m	85. 1 ± 12. 31	122. 1 ± 12. 85	147. 9 ± 17. 95	179. 1 ± 12. 41

表 5 - 5　不同海拔高度负荷运动后心率恢复比和 ST - T 段改变比

海拔 高度	5 min 心率恢复比			ST - T 段改变比		
	HR$_{50 W}$	HR$_{100 W}$	HR$_{150 W}$	HR$_{50 W}$	HR$_{100 W}$	HR$_{150 W}$
450 m	7/7	7/7	7/7	0	0	0
2260 m	7/7	7/7	7/7	0	0	0
3000 m	7/7	6/7	4/7	0	1/7	2/7
3450 m	7/7	5/7	2/7	0	2/7	5/7
4100 m	5/7	2/7	0/7	1/7	3/7	6/7

经呼吸生理学和物理力学分析可发现,高原地区居民的氧分压小于平原地区居民的,或者说,虽然大气中的氧浓度没有变化,但是氧含量会减少,即相同体积中的氧含量减少。同样的时间内在高原地区和平原地区进行相同功率的劳动,做功量应该相等,肌肉用于做功所消耗的能量也应该相等,也就是说,做功的肌肉组织的 VO_2 相同。但是,在高原环境中,机体为了能够满足肌肉组织做功,必须要有更大的肺通气量才能实现同样的 VO_2。因此,在高原地区,呼吸肌的收缩强度会比平原地区的大,呼吸肌本身的耗氧量也会增加,加上做功的耗氧量,应该是高原地区相同劳动负荷的 VO_2 大于平原地区的。

Gibella 等在海拔高度 5050 m 的地区让受试者蹬自行车功量计,维持受试者本人 $VO_{2\,max}$ 75% 的运动强度,持续至力竭,结果发现,尽管受试者在高原地区运动所做的功比在平原地区的减少了 23. 7%,但其维持运动的时间比在平原地区的短了 55. 3%。每分通气量在平原地区运动中只有轻度增加,而在高原地区运动中则显著增加,运动末期每分通气量的高原值与平原值相比增加了 47. 3%。为了维持高原地区较高的每分通气量,呼吸功会明显增加,在运动末期,高原地区的呼吸功比平原地区的增加了 77. 3%。在高原地区运动末期,胃波动压为负值,而在平原地区运动末期,胃波动压则始终为正值;跨膈压/食管内压在高原地区低于1,而在平原地区不会出现这种现象,这表明在高原地区进行最大运动时,呼吸系统比在平原地区承受了更大的负荷。

二、高原环境对脑力劳动能力的影响

目前,很多人将劳动能力简单地认为是人体完成机械外功的能力,而忽视了人的脑力劳动能力。随着科学技术的飞速发展,当今世界已经进入了信息时代、后工业时代、知识经济时代,在完成各种各样劳动的过程中,对人体体力的依赖程度逐渐减弱,对智力的依赖程度将会逐渐增强,在某些行业、工种、地方,人的智力作用将会超过体力作用。脑力劳动能力在很大程度上就是人的智力作用的具体体现。因此,深入研究高原低氧环境对脑力劳动能力的影响是十分重要的,也具有非常深远的意义。

研究发现,在海拔高度3680 m的地区,脑功能损害主要表现为反应时间延长、动作协调性和准确性降低、劳动效率降低。在海拔高度4350 m的地区,除了上述变化外,还可出现记忆功能的减退。

在急进高原地区早期,移居者就有脑功能的改变,表现为兴奋、欣快感、定向力障碍,之后会出现运动动作不协调、头痛、乏力等。如缺氧较严重或劳动负荷较大,则还可发生意识障碍或导致死亡。当发生慢性缺氧时,患者易出现疲劳、嗜睡、注意力不集中、记忆力下降等症状。正常脑功能的维持需要有充足的氧气供应。进入高原地区后,脑组织得不到充足的氧气,尽管机体通过一系列的功能代偿,但由于血氧分压较低,脑的正常代谢功能必然受到影响,进而会出现精神活动障碍、记忆力减退、思维及运动迟钝、工作效率低下和易疲劳等现象。上述研究结果表明,高原低氧环境对人脑功能的影响是多方面的,包括情绪、反射活动、感知能力及记忆力、动作协调性和准确性等方面的改变。一般认为,缺氧时脑力劳动能力下降,与神经细胞的能量代谢障碍、神经组织的病理改变及一些神经递质的改变有关。

有关高原环境对脑力劳动影响的研究,主要是将心理学、行为学、神经生理学、精神病学等的方法应用到高原人体试验中。

叶庆华等在海拔高度2260~2500 m、3600~3800 m,4800~5000 m的地区对汽车驾驶员的光单纯反应时间进行了测定,在这3个海拔段的光单纯反应的平均时间分别为251 ms、284 ms和304 ms。

据吴兴裕等（1998）报道，在海拔高度3600 m的地区停留1 h后，受试者连续计算的错误率增加，系列加减运算的反应时间延长；在海拔高度4400 m的地区，各项测试的绩效均下降；在海拔高度5000 m的地区，各项测试的绩效进一步降低。

Horbein等（1985）对51例登山者进行了神经心理学测验，分别在他们到达珠穆朗玛峰大本营前3周和完成登山（携带氧气）后2~3周进行，结果发现，在经历过极度低氧环境后，某些神经行为发生了改变，主要是语言表达能力轻度减退、运动传导速度下降、快肌容易疲劳。因此，Horbein等认为，较长时间的极度低氧环境对脑皮质功能有影响，语言能力降低提示颞叶功能受影响。

陈宁荣等的研究结果提示，低氧环境对人脑功能的影响是多方面的，在海拔高度3680 m的地区表现为反应时间延长、动作协调性和准确率降低、劳动效率降低，但记忆功能还未见明显改变；在海拔高度4350 m的地区，除上述变化外，还会出现记忆功能的减退，这表明海拔越高，低氧对中枢神经系统的影响越大。在海拔高度4350 m的地区，长期的低氧刺激已经累及人体的记忆能力和思维判断能力。

石中瑗等的研究发现，在海拔高度3000 m左右的地区居住10~30年的人体脑功能的变化：①随着在高原地区居住时间的延长，瞬间记忆能力明显减退，居住20年以上者与初入高原者已经有显著的统计学差异。久居高原者的演算能力会下降，演算出错率增大，对简单图形和复杂图形的记忆能力都明显降低，这表明长期在高原地区居住后，可引起记忆力、演算能力、注意力、思维能力、判断能力和手脑协调能力的逐渐降低，特别是在居住20年以后，这种变化会更加明显。②脑电图的研究表明，随着在高原地区居住时间的延长，α节律的频谱明显减少，以β节律为代表的快节律的频谱也会逐渐减少，相反，以δ节律为代表的慢波的频谱则会明显增加。大脑是对低氧最为敏感的组织，而脑电图又是反映脑功能状态的一个客观指标，因此，上述脑电图的变化说明，长期在高原低氧环境中居住，可引起脑功能减退。③高原低氧环境可对人体的睡眠过程产生影响。石中瑗等对受试者在夜间8 h睡眠过程中的脑电图进行了连续记录，结果表明，高原上人体的总睡眠时间缩短，觉醒时间延长，睡眠脑电图表现为觉醒反应频繁、睡眠效率降低、非快速眼动睡眠期增加、浅睡眠时间增加、深睡眠时间缩短，特别是第Ⅳ期的减少更为明显。这些变化正是高原低氧环境引起的脑功能障碍在睡眠过程中的表现。

刘重庆等用韦克斯勒记忆量表对长期居住在海拔高度 2200 m、2654 m、3700 m 和 4000 m 地区的 320 例受试者进行了测验,结果证实高原地区受试者的记忆水平比平原地区受试者的低一些,主要表现在两个方面:一是高原地区受试者记忆力减退的年龄比平原地区的提前;二是慢性缺氧对短时记忆和瞬间记忆的影响较明显。

上述研究表明,高原低氧环境对大脑功能有明显影响。因为大脑皮质对缺氧的反应最敏感,所以缺氧时大脑功能必然首先受损,导致大脑兴奋与抑制过程的平衡关系被破坏,使神经细胞代谢率降低、神经纤维传导速度减慢,从而引起大脑功能的减退。

三、高原地区劳动能力降低的机制

从整体水平来看,人体进入高原低氧环境后,可引起心力储备能力下降、低氧通气反应减弱、呼吸肌 VO_2 增加和容易疲劳等反应,导致机体有氧代谢供能减少、劳动能力降低。

(一)心力储备能力下降

吴天一等对高原世居者和移居高原 10 年以上者的心力储备能力进行了对比研究,研究地点的海拔高度分别为 2261 m、3417 m、4520 m 和 5620 m,观测指标包括 W_{max}、HR_{max}、最大每搏量、最大心排血量、VO_{2max} 及 SaO_2 等。结果显示,静息状态下各海拔高度世居者、高原移居者两组间的 HR、每搏输出量、心排血量均无明显差异。给予劳动负荷后,高原移居者自海拔高度 4520 m 以上的地区,在高强度负荷时每搏输出量明显下降、HR 上升幅度受限、心排血量降低,这说明高原移居者的心力储备能力较差,高原世居者在各高度随劳动负荷的递增,HR 逐渐明显增速,每搏输出量稳步增高,在高海拔强负荷时仍维持稳定,心排血量明显增大,表明其心力储备能力增强。自海拔高度 3417 m 的地区起,高原世居者的 W_{max} 及 VO_{2max} 明显大于高原移居者,海拔越高,两者间的差异越显著。上述结果也提示,高原移居者心力储备能力的下降可能是限制高原移居者劳动能力的重要因素。目前,心力储备能力下降的机制还不是十分明确,一般认为可能与低氧对心肌的损害有关。有研究表明,缺氧时,心肌线粒体可出现结构改变和功能障碍,进而可影响能量的生成,引起心肌收缩能力的降低。

由于 VO_{2max} 是机体最大运氧能力和最大心排血量的函数,因此最大心排血量的下降必然引起 VO_{2max} 的降低,导致有氧能力的降低。有报道称,在进入海拔高度 4350 m 的地区后第 2 天和第 10 天,人体的 $VO_{2\,max}$ 分别降低了 16% 和 30%；在海拔高度 4300 m 的地区,2 周后最大心排血量下降了 22%。在冠状动脉血氧分压下降和冠状动脉血流量减少的综合作用下发生的每搏量减少,是最大心排血量下降的原因。

宁竹之等在低压舱内模拟海拔高度 3500 m 和 4500 m 的高原环境中,分别测定了受试者进入高原地区第 3 天搬箱(15 kg)劳动后的血中肌红蛋白(myoglobin,Mb)、肌酸激酶(creatine kinase,CK)和乳酸脱氢酶(lactate dehydrogenase,LDH)的活性,结果发现,受试者在劳动后,CK、LDH 的活性明显升高(其中以 CK 最显著,升高可达 6 倍多),而且海拔越高,酶活性越高。Mb 的变化趋势与 CK 和 LDH 的一致。CK 主要存在于心肌和骨骼肌细胞内,会在缺氧使细胞膜通透性增大后逸出。当急进高原地区时,Mb、CK 和 LDH 的升高均提示高原劳动可引起早期心肌的轻度损害,进而影响高原移居者的劳动能力。

(二)低氧通气反应减弱

Schoene(1984)报道,人在高原地区劳动能力的大小与低氧通气反应(hypoxic ventilation response,HVR)有关。他在海拔高度 5400 m 和 6300 m 的地区观察了 HVR 与劳动能力的关系,结果发现,在最大负荷运动时,HVR 较高组的通气量较大,血氧饱和度下降了 8.3%；HVR 较低组的通气量较小,血氧饱和度下降了 20.0%。从静态到最大负荷运动,所有受试者的 HVR 都与血氧饱和度的下降呈负相关。Takahashi 的研究证实,HVR 较高是登山运动员能在极高海拔高原上进行攀登等活动的重要因素之一。

(三)呼吸肌 VO_2 增加和容易疲劳

最大呼吸能力可随海拔的增加而增加,虽然过度通气有利于肺泡气体交换,提高肺泡氧分压,但是过度通气会使呼吸肌的 VO_2 增加、机体做功效率降低,与此同时,呼吸肌的过度收缩也会使其本身容易发生疲劳,使膈肌、肋间内肌、肋间外肌、腹斜肌出现劳损性改变,导致最大肺通气量减少。

由于在青海从事农牧业的人员长期在草原、田间地头从事生产劳动,特别是在草地进行挖虫草等劳作时极易受低氧、风寒、潮湿的影响而患肌筋膜疼痛综合征。当农牧业劳动者劳累后,可因颈、肩、腰、背部及其他部位软组织损伤长时间得不到康复而出现躯体慢性疼痛,导致生产、生活能力的下降。与此同时,由于高原低氧环境的影响,农牧业劳动者可出现高原睡眠功能紊乱等,使躯体症状进一步加重,进而使睡眠功能紊乱加重,如此就会形成恶性循环。此种情况在青海农牧区的发生率较高,加上高原低氧环境下的各类慢性疼痛,会严重影响广大农牧业劳动者的身心健康及劳动能力。因此,我们有必要研究高原低氧环境的影响,有效解决困扰高原地区居民的疼痛问题,以进一步帮助他们恢复劳动能力和正常生活。

四、提升高原地区居民劳动能力的途径

为了改善高原地区居民出现的劳动能力和劳动效率降低的情况,我们除了要对患者的疾病做出正确的诊断与治疗外,还要指导患者对低氧、寒冷的高原环境进行适应,并适当进行有效的锻炼,即做好低氧习服(适应)。低氧习服(适应)受个体差异、暴露于低氧环境的速度、海拔高度及高原居住时间等诸多因素的影响,因此我们认为,提升高原地区居民劳动能力可从以下几个方面着手。

(一)控制时间

随着在高原地区居住时间的延长,在代偿范围内,人体劳动能力对低氧的习服水平会不断提高,逐渐达到较高的稳定状态。在自然条件下,劳动能力的完全习服时间一般需要6个月左右。

(二)开展高原训练

高原训练是提高专项运动能力的一种训练方法,是指在适宜的高原地区或人工模拟高原环境中进行的有针对性的低氧训练。高原训练的理论依据是人体在高原低压缺氧环境中训练,利用高原缺氧和运动双重刺激,使运动员产生强烈的应激反应,以调动体内的功能潜力,从而产生一系列有利于提高运动能力的抗缺氧生理反应。

高原训练作为一种训练方法,始于20世纪50年代中期,当时苏联在外高加索地区建立了高原(海拔高度1800 m)训练基地,用于对中长跑运动员进行探索性训练。1968年,因为第19届奥运会在海拔高度2240 m的墨西哥首都墨西哥城举行,许多参赛国纷纷选择到相近海拔高度(1500～2000 m)地区进行适应性训练,赛前,多数参赛国又组织运动员提前到墨西哥城进行适应性高原训练,自此掀起了高原训练的热潮。尽管如此,在这届奥运会中,1500 m、3000 m、5000 m、10000 m等中长跑项目的金牌仍全部被非洲高原国家运动员获得。虽然有些参赛国的运动员在1968年墨西哥城奥运会中比赛成绩不佳,但回到平原地区不久

即出现了本人的最佳成绩,这种高原效应引起了世界各国竞技团体及体育科学工作者的高度关注。目前,随着高原训练实践的深入,相关理论研究在国际上得到迅速发展。例如,高原训练模式由传统的平原－高原－平原交叉训练,发展到平原－高原－高原、高原－高原－平原或高原一高原－高原的交叉训练。与此同时,一些新的训练手段及模拟训练方法应运而生,如利用模拟高原训练场馆、低压氧舱、低氧帐篷、低氧呼吸仪等发展而来的高住低练训练法、低住高练训练法、间歇性低氧训练法等。高原训练的目的也由过去的以提高有氧代谢能力为主拓展到了以提高运动员整体体能、适应能力及健康状态等为主。参与高原训练的项目也由原来的一些周期性、耐力性运动项目(如中长跑、马拉松、竞走、游泳等)发展到大多数奥运会项目。

在平原地区和高原地区进行体育锻炼均有助于提升机体对高原环境的适应能力。但是,相关体育锻炼的锻炼强度、时间、程序等与锻炼效果的关系还有待更深入的研究来证实。

(三)选用药物治疗

在药物治疗方面,建议首选银杏叶制剂、复方红景天和酪氨酸,次选乙酰唑胺。

(四)能量物质

在高原地区劳动时,糖原耗竭是一个常见问题,可引起劳动能力下降。因此,及时补充能量是十分重要的。据 Askew 报道,在海拔高度 4100 m 的地区,每天补充 250～300 g 糖类,不仅能改善能量代谢水平,而且能降低酮血症的发生率,减轻因厌食和糖原耗竭引起的有氧劳动能力的下降。糖类等对提高劳动者在高原地区从事衰竭性作业的效率是有益的。

第二节　头　痛

一般将头痛分为原发性头痛和继发性头痛两种类型。每一类型的头痛又分为若干亚型。本节主要介绍原发性头痛。在高原地区,因为高海拔、低氧压、寒冷天气及相关疾病(如伴有高原衰退症、高原睡眠紊乱综合征)会使头痛症状更为复杂,所以治疗头痛的周期会更长。

一、偏头痛

偏头痛在临床上极为常见,女性患者多于男性患者。偏头痛患者常伴有焦虑、抑郁等情绪。临床上将偏头痛分为四个阶段,即前驱期、先兆期、头痛发作期、恢复期。但是,对于某位患者和某次发作来说,并非都有这四个阶段的表现。患者可以有头痛而无先兆期,或有先兆期而无头痛。偏头痛有先兆偏头痛和无先兆偏头痛两个主要亚型。这两个主要亚型可在同一位患者身上出现。

(一)临床表现

1. 前驱期

部分偏头痛患者可有前驱期症状。前驱期症状主要发生于头痛前数小时或数天,但并非普遍存在。前驱期症状有疲劳、注意力难以集中、颈部僵硬、对光或声音敏感、恶心、视物模糊等。

2. 先兆期

偏头痛的先兆期症状大多表现在视觉方面,如闪光、暗点,即注视点附近往往出现锯齿样闪光,随后可表现为暗点。这常常被看作头痛发作的预兆,随后可能会有暗点逐渐扩大的现象。在先兆期,患者一侧身体和面部的部分区域既可能会出现麻木、针刺感,也可能仅出现麻木。另外,部分患者的先兆期表现是言语障碍,通常表现为言语困难和部分嗅幻觉。先兆期症状通常接连发生,以视觉症状开始,然后是感觉症状和言语困难等。

3. 头痛发作期

绝大多数偏头痛以单侧头痛为主,同一次发作中可以由一侧转到另一侧。尽管大多数偏头痛患者为单侧头痛,但也有双侧头痛的情况。头痛常常位于额、颞部,可以向后放射至枕叶和上颈部,也可以放射至颈肩部。

偏头痛刚开始发作时常表现为钝痛,随后可能会变为搏动性疼痛,会影响患者的日常活动。搏动性头痛往往被认为是血管异常搏动性头痛,对此需结合患者的血压情况等进行鉴别。也有许多偏头痛患者从未出现过搏动性头痛。疼痛评分为中度到重度疼痛。一般的体力活动(如爬楼梯)会加重头痛。此时,患者会为了避免诱发头痛而表现为懒动(如喜欢卧床或待在安静的黑房间里)。

当偏头痛症状发作时,患者常伴有食欲减退、恶心、呕吐、畏光、怕声等。偏头痛患者还可有体位性低血压、头晕和精神状态的改变(如认知障碍等)。

4.恢复期

患者在头痛过后数天内常感到疲劳、嗜睡、注意力不集中、易怒、精神不振、头皮触痛或食欲减退等。相关症状与前驱期症状相似。

(二)诱发因素

就偏头痛而言,不同的患者有不同的诱发因素。偏头痛发作的常见诱因有:①激素变化,如月经变化;②饮食因素,如酒精、味精、巧克力等;③环境因素,如视觉刺激、气味、汽车刹车声等;④心理因素,如焦虑、抑郁等;⑤药物因素等。

(三)治疗

偏头痛治疗的基本原则:帮助患者确立科学、正确的防治观念和目标,指导患者保持健康的生活方式,寻找并避免各种偏头痛的诱因,充分应用非药物手段,如按摩、认知行为治疗和针灸等。

1.一般治疗

指导患者避免过度疲劳和精神紧张,保持安静,充分卧床休息;避免声、光刺激;节制饮食,戒烟、酒,避免进食刺激性强的食物。

2.药物治疗

(1)非特异性治疗药物:①非甾体抗炎药,如对乙酰氨基酚、阿司匹林、布洛芬、萘普生钠等及其复合制剂;②巴比妥类镇静药等;③阿片类药物。后两类药物仅适用于其他治疗无效的严重病例,因易成瘾,故应慎用。

(2)特异性治疗药物:①麦角胺咖啡因等麦角碱类药物;②舒马曲坦等曲坦类药物。

药物的选择需要根据头痛严重程度、伴随症状、既往用药情况及其他因素综合考虑。可采用阶梯法选药,首选非甾体抗炎药,若效果不佳,则再改用偏头痛特异性治疗药物。

3.神经阻滞疗法

神经阻滞疗法用于偏头痛急性发作期有良好效果,配合药物治疗往往能迅速缓解头痛。

(1)星状神经节阻滞治疗:其作用机制可能是阻滞所致的双相作用,既血压高时有降压作用,血压低时有升压作用。具体用法为每天 1 次,一般 6～10 d 为 1 个疗程。可对左、右两侧星状神经节交替进行阻滞,常用配方为每次 1% 利多卡因 5 mL;也可用超激光疼痛治疗仪直线偏振光近红外线进行星状神经节照射。

(2)眶上神经和枕大/小神经联合阻滞:对于前头痛和后头痛,可采用眶上神经阻滞和枕大/小神经联合阻滞进行治疗,效果较理想。眶上神经、枕大/小神经阻滞可与星状神经节阻滞同时进行或交替进行。

(3)颞浅动脉旁激痛点阻滞:对于颞侧的偏头痛,可采用颞浅动脉旁痛点阻滞治疗。具体方法是在颞浅动脉搏动最明显处旁开 5 mm 注入局部麻醉药 2 ~ 3 mL。因皮质类固醇有抗炎、消肿作用,故第 1 周治疗时,可在局部麻醉药液中加入地塞米松 2. 5 ~ 5 mg 或甲泼尼龙 10 ~ 20 mg。

4.间断吸氧

一般采用鼻饲管给氧或面罩给氧,每日 3 或 4 次,每次 1 h,氧流量以 1 ~ 2 L/min为宜。

5.其他方法

其他方法主要有心理疏导等。

二、紧张性头痛

紧张性头痛是最常见的原发性头痛类型,表现为双侧头部紧束样或压迫性头痛,起病时可能与心理因素有关,因此又被称为肌肉收缩性头痛或心因性头痛。

目前,紧张性头痛的病因还未阐明,一般认为与焦虑、抑郁等精神因素有关。紧张性头痛一般为双侧头痛,性质为压迫性或紧箍样(非搏动性),疼痛评分为轻度至中度。日常活动(如行走或爬楼梯)不加重头痛。

(一)分类与表现

紧张性头痛可分为发作性紧张性头痛和慢性紧张性头痛两种。其具体表现如下。

1.发作性紧张性头痛

发作性紧张性头痛呈反复性发作,每次持续 30 min 至 7 d,每个月少于15 d,全年少于 6 个月,不伴恶心、呕吐,但可有畏光或怕声。至少反复发作 10 次以上方可考虑确诊为发作性紧张性头痛。

2.慢性紧张性头痛

慢性紧张性头痛反复发作,每月超过 15 d,全年多于 6 个月,可有恶心、畏光或怕声三种伴随症状之一,但无呕吐。

(二)治疗

1.药物治疗

治疗偏头痛的大部分药物均可用于治疗紧张性头痛,但麦角碱类药物治疗本病的效果不理想。常用的药物如下。

(1)非甾体抗炎药:如塞来昔布等。

(2)三环类抗抑郁药:阿米替林为首选药,具体用法为初始剂量 25 mg/d,睡前服,每 3 d 或 4 d 可增加 12.5 ~ 25 mg,直至 100 ~ 250 mg/d。

(3)抗焦虑药:如地西泮(安定片)。

2.神经阻滞疗法

(1)星状神经节阻滞对紧张性头痛有很好的疗效。

(2)可对头痛部位做激痛点阻滞或枕大/小神经阻滞。

3.物理治疗

物理治疗能松弛紧张的骨骼肌,缓解紧张性头痛,效果肯定。常用方法有偏振光照射、热疗、生物信息波治疗、离子导入治疗等。

4.中医治疗

中医治疗(如按摩、针灸等)也有一定的疗效。

5.心理疗法

(1)紧张性头痛患者常处于一种精神紧张和焦虑状态。在进行心理治疗时,应采取不同的方法,消除患者的紧张和焦虑情绪,让患者知道本病的长期性和可逆性,增强战胜疾病的信心。

(2)嘱患者保持稳定的心理状态,规律生活,放松紧张心态,积极参加感兴趣的活动,鼓励患者进行体育锻炼,注意预防生活中的各种应激和诱因,保持良好睡眠,戒烟、酒。

5.间断吸氧

一般采用鼻饲管给氧或面罩给氧,每日 3 或 4 次,每次 1 h,氧流量以 1 ~ 2 L/min为宜。

三、丛集性头痛

(一)表现

丛集性头痛是最严重一种的原发性头痛,大多数在 20 ~ 40 岁开始发病,头痛形式表现为周期性、自主神经表现,与其他的原发性头痛显著不同。其发病率约为 0.2%,男性的发病率明显高于女性的。其头痛基本上位于单侧眶周或耳颞部,伴有同侧结膜充血、流泪、鼻塞、流涕,此外还可有同侧霍纳综合征伴前额和面部出汗、瞳孔缩小、眼睑下垂及眼睑水肿,每次发作可持续 15 ~ 180 min。丛集性头痛具有典型的周期性,可分为丛集期和间歇期。1 个丛集期可持续 2 周至 3 个月,丛集期内的发作频率为隔天 1 次至每天 8 次,极少双侧发病。

(二)治疗

因为丛集性头痛发作时疼痛剧烈,常难以迅速止痛,所以治疗以预防为主。常用的预防用药为维拉帕米。如维拉帕米效果不佳,则可选用锂剂、麦角新碱、托吡酯或加巴喷丁等。在急性发作期可采用以下方法缓解疼痛。

1. 吸氧疗法

在高原地区,因为丛集性头痛与低海拔、低氧压有较为明显的关系,所以以面罩吸氧治疗丛集性头痛是必需的。具体方法:吸入 100% 氧气,氧气流量为 7 ~ 10 L/min,吸入 15 ~ 20 min 后,60% ~ 70% 患者的疼痛症状可明显好转或缓解。

2. 药物治疗

在药物治疗方面,可参照偏头痛的治疗方案,选择好用药时机,注意用药的阶梯性。常用药物如下。

(1)舒马曲坦:6 mg/d,皮下注射,可用于急性发作期。舒马曲坦是治疗丛集性头痛最有效的药物。

(2)阿米替林:初始剂量为 25 mg/d,每 3 或 4 d 可增加 12.5 ~ 25 mg,直至每日 100 ~ 250 mg。

(3)维拉帕米:40 mg/d,每日 4 次,连服 4 周为 1 个疗程。

(4)尼莫地平:20 ~ 40 mg/d,每日 3 次,连服 4 周为 1 个疗程,可用于慢性丛集性头痛的预防和治疗。

(5)非甾体抗炎药:如昔布类药,对部分丛集性头痛有效。

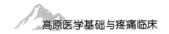

3.神经阻滞治疗

神经阻滞治疗在丛集性头痛发作期有较好疗效,一般选择倍他米松 3～7 mg 或地塞米松 5 mg 加利多卡因,行蝶腭神经节阻滞、枕大或小神经阻滞、眶上神经阻滞、颞浅动脉旁阻滞、激痛点阻滞及星状神经节阻滞。

第三节　颌面部疼痛

一、三叉神经痛

三叉神经痛是在疼痛临床常见的疾病之一,是在三叉神经分布区域由神经病变引起的疼痛性疾病,俗称"天下第一痛"。其特征为面部出现反复发作性、闪电样、短暂且尖锐的撕裂样剧烈疼痛。其患者以女性略多。三叉神经痛治疗起来比较困难,常会给患者造成极大的痛苦。

三叉神经为第 5 对脑神经,是混合神经,含一般躯体传入/传出纤维和特殊内脏传出纤维,并与自主神经有广泛联系。三叉神经的感觉神经纤维来自脑干的三叉神经感觉核,运动神经纤维来自脑干的三叉神经运动核。

继发性三叉神经痛的基本特征与原发性三叉神经痛的相同,但部分病例在发作间期可有持续性疼痛。检查时可发现相应三叉神经分布区感觉减退、角膜反射及听力减弱等阳性体征。CT、MRI 等检查可发现原发病。

(一)三叉神经解剖

三叉神经自桥脑臂发出,至颞骨岩部尖停止,其感觉根有三叉神经节,运动根则从三叉神经节的内下方通过,不参加该神经节的组成。三叉神经可分为眼神经、上颌神经及下颌神经 3 支。

1.眼神经

眼神经穿海绵窦,经眶上裂入眶,再分为以下 3 支。

(1)鼻睫神经:分布于眼球、眼睑、泪囊及鼻黏膜。

(2)额神经:在眶顶骨膜下前进,可分为 3 支:①眶上神经,经眶上切迹(或孔)至额部皮肤;②额神经额支,分布于额部皮肤,在眶上神经内侧;③滑车上神经,由滑车的上方出眶外,分布于鼻背及内眦附近。

(3)泪腺神经:分布于泪腺及上睑。

2.上颌神经

上颌神经经圆孔入翼腭窝,其主要分支有以下4支。

(1)眶下神经:经眶下沟、眶下管出眶下孔,分布于下睑、鼻、上唇等部皮肤和黏膜处。眶下神经自眶下管中发出,分布到尖牙、门牙及其附近牙龈的前上牙槽神经。

(2)蝶腭神经:起于翼腭窝内,至该窝内的蝶腭神经节。

(3)上牙槽神经:一部分来自上颌支,一部分来自眶下神经,至上颌各牙和牙龈。

(4)颧神经:分布于颞部和面部的皮肤处。

3.下颌神经

下颌神经是混合神经,经卵圆孔出颅,其运动支分布于咀嚼肌(包括翼外肌、翼内肌、咬肌、颞肌等)。下颌神经的主要感觉支有4支。

(1)耳颞神经:在卵圆孔下方以两根形式起于下颌神经,其两根中央有脑膜中动脉,绕下颌关节后方,上升达颞浅动脉后方,分布于耳颞部皮肤处。

(2)下牙槽神经:沿翼外肌内侧面下行,经下颌孔入下颌管,分布于下颌牙龈。下牙槽神经的终支为颏神经,由颏孔穿出,分布于颏部及下唇皮肤处。

(3)颊神经:分布于颊部皮肤和黏膜处。

(4)舌神经:分布于舌前2/3的黏膜处,司味觉及一般感觉。

(二)三叉神经痛的特征

疼痛发作前无先兆症状,可突然起病,也可迅速停止,间歇期完全正常。多数患者发作日趋频繁,可有数周到数年的缓解期。本病可由说话、洗脸、进食、刷牙、振动、冷刺激、情绪变化等因素诱发。

1.疼痛的部位

疼痛发作限于三叉神经分布区,多为单侧,以右侧居多(占60%左右)。一次发作中同时出现双侧疼痛的情况少见,发病者不足5%。通常数年间疼痛在双侧交替出现。发病初期,疼痛集中于某一支分布区,多在单侧的第3支或第2支或第2、3两支分布区,而后逐渐扩散到其他支分布区,但不会越过中线至对侧。如第1支的疼痛以眉弓、前额为主,偶可位于眼眶内上角或眼球;第2支的疼痛在上唇、齿龈及颊部,亦有硬腭疼痛者,疼痛主要局限于眶下支及上牙槽支分布区,多数疼痛位于上唇、鼻翼、下睑,少数疼痛位于颧部或颞前部;第3支的疼痛常位于下牙槽支分布区内的下唇、齿龈及下颌部,偶可位于舌部、面颊及耳颞部。

三叉神经痛多以第 2 支为中心,第 2 支患病及累及第 2 支者约占25%,其中第 3 支同时发病者最多,占32% ~42%,其次为第 2 支或第 3 支患病,第 1 支发病者不超过5%。

2. 疼痛的性质

三叉神经痛呈闪电样、浅表而尖锐的剧痛,常被描述为刀剜样、烧灼样或撕裂样痛,为短暂而反复发作性疼痛。尖锐撕裂样剧痛可骤然发作而无预兆,大多数在持续数秒至 2 min 后骤然停止。间歇期间完全无痛,经一段时间后又突然发作,常伴有血管运动、分泌功能的失调。三叉神经痛一般在白天发作,在夜间停止或减轻,因此,如果疼痛主要在夜间睡眠时发作或发作时间超过 30 min 以上,则在应慎重诊断为三叉神经痛,须考虑有无其他原因。

3. 疼痛的程度

三叉神经痛极为剧烈,疼痛发作时患者表情异常痛苦,具体表现:用手或物猛搓面部,以至于皮肤肿胀、破损,甚至眉毛、胡须均被搓光;有的患者会频频呼叫;有的患者会用头部猛烈撞墙或在地上打滚;还有的患者表现出恐惧状,似乎因遇到某种意外打击而震惊,会定格在某一特定姿势,不敢动弹。

4. 疼痛的激痛点与诱发因素

一位三叉神经痛患者可有一至数个激痛点,其范围比较局限,常位于三叉神经受累支的分布区内,大多数集中在口、鼻部。如上颌支发生病变,则激痛点常位于上唇、鼻旁、上牙龈等处;如下颌支发生病变,则激痛点常位于下唇、颏部、下牙龈或舌部。激痛点的位置有时也会与受累支的分布区不相符,而位于同侧三叉神经另一分支的分布区内,甚至位于上颈段脊神经的分布区内,如乳突部、颈部等。轻触该区域可迅即诱发疼痛,但有时持续重压该区域还可制止疼痛发作。此外,某些面部的机械性刺激,如谈话、进食、咳嗽、洗脸、剃须、刷牙、打哈欠或冷风吹面,甚至头部活动等,均可引起疼痛发作。因此,患者异常恐惧,对自己的活动极为小心,不敢说话、洗脸、漱口,进食也很少,以致面容污秽,并可因营养摄入不足而逐渐消瘦。

5. 并发症及体征

三叉神经痛发作时,患者表情十分痛苦,有些患者似乎因遭到突然打击而震惊或突然表现木呆并维持该姿势而不敢动;另一些患者则表现为突然呻吟,不停地吸气、咀嚼,并急躁地以手掌用力揉搓面部或拍打身躯;严重者在发作时常伴有患侧的部分或全部面肌放射性抽搐,有的颈肌也随之抽搐(被称为"痛性抽搐")。此外,三叉神经痛发作期间还可合并某些自主神经症状,如面部潮红、出汗、眼结膜充血、流泪、流涎或流涕等。

三叉神经痛患者的一般体征很少,既无疼痛区域的感觉障碍,也无其他较明显的灶性神经体征,仅个别较重者可有患侧面部的皮肤肿胀或由长期揉搓造成的疼痛区域皮肤粗糙、色素沉着或眉须脱落等。临床上偶可在受累神经穿出的骨孔处(如眶上切迹、眶下孔或颏孔处)扣及压痛。

（三）诊断

三叉神经痛患者的发病年龄多在 40 岁以上,其中 70% 以上的患者是在 50 岁以后发病的。

（1）短暂发作性闪电样剧痛,每次发作的持续时间一般不超过 1 ~ 2 min。

（2）疼痛局限于一侧面部三叉神经的其中 1 支或 2 支,偶可分布于所有 3 支分布区内。除个别的双侧性三叉神经痛外,疼痛从不扩展至对侧。

（3）间歇期间可无任何疼痛,即使个别严重者在间歇期间仍有疼痛症状,但其性质与发作期的疼痛也迥然不同,一般仅为轻度钝痛或感觉异常。

（4）患者常有激痛点,轻触该激痛点即可引起疼痛发作,而且其位置多在受累神经的分布区内,这对定位受累神经也有一定意义。

（5）通常发病区域内既无感觉障碍,也无其他局灶性神经体征。

（6）诊断性阻滞,如对受累神经支配的发病区域或对激痛点所在区域的三叉神经分支进行局部麻醉,则在药物有效时间内会使疼痛发作停止。

（四）鉴别诊断

1. 牙痛

第 2、3 支的三叉神经痛早期很容易被误诊为牙痛,患者常常多次拔牙,拔牙疼痛并未缓解。另外,牙痛无明显阵发性发作及激痛点,但与冷、热食物刺激关系较大。

2. 舌咽神经痛

舌咽神经痛的疼痛特征与三叉神经痛的有相似之处,但疼痛部位更多见于舌根、扁桃体窝等。根据利多卡因试验(将 1% 利多卡因喷涂于扁桃体及咽后壁 5 min 后)结果判断,对疼痛症状明显改善者可考虑诊断为舌咽神经痛。

3.颞颌关节病

颞颌关节病所致疼痛位于耳前颞颌关节处并可由此放射出去,但颞颌关节活动范围变小,运动时有弹响声,关节囊有压痛。

4.非典型性面痛

非典型性面痛主要与眼部疾病(如青光眼,眼肌平衡失调、颞颌关节病变、茎突过长等)有关。其疼痛部位局限于一侧面部,可扩散到上、下颌,甚至比面、颈部更广泛的区域,如同侧软腭、顶枕部、颈肩部等,远远超过三叉神经的分布范围,但很少累及臀部。其疼痛位置深在、不易定位。疼痛性质为酸痛、灼痛或钻痛。疼痛程度较重,情绪激动可加剧疼痛。疼痛呈持续性,每天都可出现,且持续整天或大部分时间。牙及颌面部手术及创伤可诱发非典型性面痛。非典型性面痛不伴随其他症状(除不同程度的抑郁外)和体征。

5.巨细胞动脉炎

巨细胞动脉炎是由头皮动脉的非特异性炎症引起的一组以头痛症状为主的疾病。因其好发于颞动脉,故又被称为颞动脉炎。巨细胞动脉炎所致疼痛的部位多位于一侧颞部,也有少数位于双侧。其疼痛性质主要为跳痛,有时也可为钻痛。当患者将疼痛侧着枕睡眠及进行咀嚼运动时,疼痛可加重。本病患者还常伴有发热、出汗、全身肌肉和关节酸痛等风湿性多发肌痛症状。

(五)治疗

1.药物治疗

对首发病例和病史短、症状轻的病例,应首先考虑进行药物治疗。抗惊厥药卡马西平是治疗三叉神经痛的常用且有效的药物。卡马西平是钠离子通道阻滞剂,主要通过抑制神经兴奋性冲动来缓解疼痛,可缓解70%患者的疼痛。卡马西平初始剂量为100 mg,每日2次,以后可每天增加100~200 mg,每日3次。少数患者小剂量即可缓解疼痛,一旦疼痛缓解,则不要再增加剂量。如果以200 mg/d,每日3次的用法,使用1周后无副作用,也未控制疼痛,则可将剂量增大到300 mg/d,每日4次。对个别患者来说,用量可达1800 mg/d。卡马西平常见的副作用有胃肠道刺激、头晕和肝功能异常等。卡马西平需要长期服用,在治疗的第1年,每个月需进行血常规检查1次,以后每3个月检查1次。如果红细胞计数、白细胞计数及血小板计数明显减少,则应当停药,停药后这些指标可很快恢复正常。血常规检查结果的异常多发生在治疗后的前3个月。

多数学者主张对三叉神经痛患者首选卡马西平单药治疗,若疗效差,则先增加药物剂量;若增加药物剂量后疼痛仍不能缓解,则可联合应用苯妥英钠或其他抗癫痫药(如加巴喷丁),或联合应用巴氯芬、曲马多及阿片类药。若卡马西平疗效差或者患者不能耐受其副作用,则可使用奥卡西平。与卡马西平相比,奥卡西平的镇痛效果更强,患者的耐受性更高,其副作用的发生率更低,服药期间无须监测血液学参数,与其他药物联合使用时药物间的相互作用极小。

另外,普瑞巴林、加巴喷丁等药物也可选择。

2. 神经阻滞治疗

神经阻滞是治疗三叉神经痛常用且有效的方法。此外,该方法还可用于三叉神经痛患支和激痛点的定位。

根据三叉神经痛发生部位及范围的不同,可选择不同的神经阻滞。第1支:眶上神经阻滞、滑车上神经阻滞。第2支:眶下神经阻滞、上颌神经阻滞。第3支:颏神经阻滞、耳颞神经阻滞、下牙槽神经阻滞、下颌神经阻滞。三叉神经节阻滞:可用于治疗两支以上的三叉神经痛。

三叉神经节阻滞治疗需要在 CT 引导下进行,也可使用神经刺激器进行确认和验证。三叉神经节阻滞应先从末梢支开始,若无效,则再逐渐向中枢侧阻滞。

3. 微创介入手术治疗

微创介入手术治疗是目前治愈三叉神经痛的主要方法,但也是最后的手段。只有在药物治疗、神经阻滞治疗等非手术疗法无效时才选用微创介入手术治疗。微创介入手术治疗的方法有多种。

三叉神经节损毁术包括射频热凝术、无水乙醇注射术等。这里详细介绍射频热凝术。射频热凝术的原理:在将三叉神经中传导痛觉的无髓细纤维($A\delta$ 类纤维和 C 类纤维)加热到 70~75 ℃时,其可发生变性,而传导触觉的有髓纤维($A\alpha$ 类纤维和 $A\beta$ 类纤维)则能耐受更高的温度,从而可通过控制射频仪输出功率的大小,选择性地破坏痛觉纤维,达到止痛目的。射频热凝术在一定温度下可以只破坏痛觉纤维,而相对地保留触觉纤维。该方法对早期疼痛的缓解率可达80%~90%,复发率为 15%~30%。其创伤小、并发症少,适用于高龄或伴有重要器官功能损害的患者。其常见并发症有感觉减退、角膜炎、脑神经损伤、咀嚼肌功能障碍等。射频热凝治疗的关键在于穿刺,建议在 CT 引导下进行定位,以提高穿刺成功率,减少并发症。

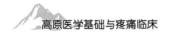

4.三叉神经微血管减压术

三叉神经微血管减压术是利用外科方法进行的神经根拨弄术加神经血管减压术,有助于缓解疼痛。

5.其他治疗

对三叉神经痛患者,应尽早进行心理治疗及吸氧治疗。进行吸氧治疗时,一般采用鼻饲管给氧,每日 2 次,每次 l h,氧流量以 1~2 L/min 为宜。

二、舌咽神经痛

舌咽神经痛(更准确地说应是迷走 – 舌咽神经痛)是以第 9 对和第 10 对颅神经感觉分布区短暂发作性疼痛为特征的少见病变。迷走神经和舌咽神经主要负责舌后 1/3、扁桃体、鼻咽窝、会厌谷、梨状隐窝、咽部、咽鼓管、中耳、外耳道等的触觉、痛觉和温度觉。

做吞咽动作及冷或酸性液体刺激可诱发舌咽神经痛,累及口咽部肌肉的咀嚼、进食、谈话等活动有时也可诱发舌咽神经痛。舌咽神经痛独立的激痛点常位于咽后壁或扁桃体窝等处,但有时也无激痛点。疼痛可持续数秒到数分钟,从每年发作几次到每天发作十几次不等。病情可以持续数周到数月,然后自行缓解,但常可复发。当疼痛发作时,可伴有心动过缓或心动过速、晕厥、低血压或惊厥等。

和三叉神经痛一样,舌咽神经痛的病因可能是扩张的血管交叉压迫第 9 对或第 10 对颅神经的传入区域。该病的可能变异为喉上神经痛(迷走神经痛)。在喉上神经痛患者中,可有阵发的单侧撕裂样疼痛由甲状软骨或梨状隐窝向下颌角放射,偶可放射至耳部。

(一)诊断

(1)与三叉神经痛患者相同,舌咽神经痛患者体征少,对舌咽神经痛的诊断依据主要为临床表现。

(2)利多卡因试验:将 1% 利多卡因喷涂于扁桃体及咽后壁 5 min 后,若疼痛症状明显改善,则可考虑为舌咽神经痛。

(二)治疗

1.药物治疗

卡马西平等抗惊厥药对舌咽神经痛效果良好。舌咽神经痛的药物治疗与三叉神经痛的药物治疗一致,凡可治疗三叉神经痛的药物均可用于治疗舌咽神经痛。其中卡马西平为最常用的药物,其疗效显著,可有效缓解疼痛。此外,三环类抗抑郁药(如阿米替林)、5-羟色胺、去甲肾上腺素再摄取剂及抗惊厥药(如加巴喷丁和普瑞巴林)均为治疗舌咽神经痛的常用药物。

2.神经阻滞治疗

对经药物治疗效果不佳或症状严重者,可考虑进行神经阻滞治疗。在进行舌咽神经阻滞治疗时,必须同时进行严密的监护,必须准备好急救药物和抢救设备。

(1)口外入路法:以茎突内侧法最常用。用药:注射1%利多卡因0.5~1 mL。并发症:①出血和血肿;②迷走神经阻滞,不仅可引起心动过速和高血压,而且可使机体的缺氧性通气驱动功能降低;③咽肌麻痹;④迷走神经、副神经、舌下神经及颈交感神经链一并阻滞,可出现霍纳综合征、声门关闭所致窒息及耸肩无力等。

(2)口腔内阻滞法:具体如下。用药:注射2%利多卡因0.5~1 mL。并发症:①血肿、头痛,一般认为头痛的发生与局部麻醉药误入血管有关;②癫痫发作和心律失常。

(3)星状神经节阻滞治疗:应在超声引导下进行。

3.微创介入手术治疗

对经过上述治疗疼痛不能改善且仍剧烈的患者,可考虑进行手术治疗。常用的手术方式有CT引导下经皮射频热凝术、CT介导下三叉神经脊束核损毁术等。

4.其他治疗

对舌咽神经痛患者,应尽早进行心理治疗及吸氧治疗。进行吸氧治疗时,一般采用鼻饲管给氧,每日2次,每次1 h,氧流量以1~2 L/min为宜。

三、枕神经性头痛

枕神经性头痛包括枕大神经痛及枕小神经痛等,其主要由颈椎病、颈丛神经损伤、枕大神经损伤、枕小神经损伤及耳大神经炎症或损伤等所致。

(一)临床表现

枕神经性头痛与其他颅神经痛相比更加常见。枕神经分布区可存在感觉异常,在 C2(枕大神经或枕小神经)的背根分布区[如单侧枕后区到头顶(C2)或枕后区到乳突后和耳后区(C3)]通常有深在的刺痛。枕神经性头痛的疼痛方式一般不规则,常在下午加重,疼痛评分可为中度到重度疼痛。尽管枕神经性头痛可自行终止,但慢性复发是其典型表现。枕神经性头痛常在颈椎损伤后发生,以30~50岁人群最常见。头皮区痛觉过敏为枕神经性头痛患者的常见主诉。进行检查时,可发现枕神经性头痛患者头皮 C2~C3 神经分布区有针刺样疼痛及感觉减退、枕大神经压痛或蒂内尔征阳性。

(二)治疗

1.药物疗法

临床上可使用卡马西平和苯妥英钠等药物进行治疗。此外,根据患者的临床具体情况,可应用镇静药或安定药。

2.神经阻滞治疗

枕神经局部麻醉阻滞治疗可暂时缓解枕神经性头痛患者的疼痛。颈丛神经、枕大神经、枕小神经和耳大神经阻滞治疗可用于治疗枕神经性头痛。进行阻滞治疗时,对有炎症因素的患者,可在局部麻醉药中加入地塞米松等类固醇激素或 B 族维生素;对反复阻滞无效者,可考虑用神经破坏药无水乙醇。

3.其他方法

对上述方法无效的枕神经性头痛患者,可在超声引导下进行射频热凝术等手术治疗。

四、颈源性头痛

(一)解剖学基础与颈源性头痛的关系

第1~4颈神经与头痛关系密切。第1颈神经分布于头后直肌及头上、下肌,其后支内含有丰富的感觉神经纤维。第2颈神经可分出内侧支、外侧支、上交通支、下交通支及头下斜肌支。第2颈神经内侧支与来自第3颈神经的纤维共同组成枕大神经、枕小神经和耳大神经,这些神经在枕神经性头痛的信号传导中起主要作用。第2颈神经外侧支主要分布于头最长肌、头夹肌及头半棘肌。在横突的结节间沟内,第2颈神经后支与第1颈神经后支连接,第2颈神经下交通支进入第2、3颈椎关节并与第3颈神经后支连接。第1、2、3颈神经后支借交通支相连并形成神经环(又称为颈上神经丛)。第3颈神经出椎间孔,在椎动脉后方发出第 3 颈神经后支,其内侧支分布于多裂肌,外侧支分布于头最长肌、头夹肌及头半棘肌。

上述这些神经的分支靠近椎动脉经枕骨大孔进入颅腔前的成角处,容易受到椎骨突起及肌肉附着处的刺激及发生损伤。压迫和刺激这些神经时,在头皮可出现感觉减退、过敏或感觉缺失。来自嗅神经、面神经、舌咽神经、迷走神经和三叉神经传入支的终末纤维与第 1~3 颈神经后根传入纤维在颈髓第 1、2 后角内联系。这些颈神经的感觉范围可向前延伸到前额部、眶下部,当它们受卡压或炎症刺激时,可出现牵涉性头痛、耳鸣、眼胀及嗅觉和味觉改变,类似于鼻窦、耳部或眼部疾病的表现。第 1、2、3 颈神经离开椎管后大部分路径在柔软的肌肉组织内,肌肉组织的炎症、缺血损伤、受压甚至对其不适当的按摩会影响神经功能,引发颈源性头痛。

(1)颈椎及椎间盘退行性变可引起椎间孔狭窄。随着骨质增生的发展,钩椎关节会失去关节的正常关系并使椎间孔变形。当椎间孔的空间受到挤压后,可造成疼痛和功能障碍。椎间孔的大小和形状在很大程度上取决于椎间盘的完整性,当脊柱处于正常静止状态时,正常的椎间盘能够维持椎体及后部关节的相互分离状态,使椎间孔保持完整。当活动颈部时,一个椎体在另一个椎体上滑动,可使椎间盘变形。正常的椎间盘允许在生理限度内变形并可复原。当椎间盘突出时,无论是在静态下,还是在动态下,均能影响相邻椎骨各部分间的相互关系,并改变椎间孔的大小和形状。此时,自椎间孔内通过的神经和血管都可因压迫、牵拉、成角而受刺激。

(2)颈椎间盘退行性变、髓核突出等可直接引起非细菌性炎症、水肿,引起颈椎间盘源性神经根炎。除了直接产生根性痛外,神经末梢释放的炎性介质可因引起分布区内软组织炎而导致疼痛,这也是部分患者发生顽固性颈源性头痛的机制。

(3)肌肉痉挛性颈源性头痛可产生于颈部肌肉组织,机制在于:一方面,当神经根[特别是其腹侧的运动神经根(前根)]受到压迫或炎症侵袭时,可引起反射性颈部肌肉痉挛;另一方面,持续性肌肉慢性痉挛可引起组织缺血,使代谢产物聚集于肌肉组织内并引起肌筋膜炎,进而导致疼痛,并可因直接刺激在软组织内穿行的神经干及神经末梢而导致疼痛。当患者长时间低头伏案工作后,其颈部肌肉需持续收缩以维持姿势,这样就会导致肌肉供血减少、肌痉挛及韧带和肌筋膜易损伤。由此可见,冗长而乏味的精神活动或体力劳动是引起颈源性头痛

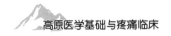

的常见原因。

（二）疼痛特点

颈源性头痛患者的年龄多在 20～60 岁。本病以女性多见。颈源性头痛早期，患者多表现为枕部、耳后部、耳下部不适感，之后会转变为闷胀或酸痛感，并逐渐出现疼痛，疼痛部位可扩展到前额、颞部、顶部、颈部等。有的患者可同时出现同侧肩部、背部及上肢疼痛。颈源性头痛可有缓解期。随着病程发展，颈源性头痛会逐渐加重且持续存在，其缓解期缩短、程度加重。寒冷、劳累、饮酒、情绪激动等可诱发疼痛加重。

颈源性头痛的部位常模糊不清、分布弥散且向远方牵涉，患者可出现牵涉性鼻窦或眼部疾病的表现。部分患者疼痛时伴有耳鸣、耳胀、眼胀、颈部僵硬等。多数患者在疼痛发作时喜欢用手按压疼痛处，以求缓解。颈源性头痛在伏案工作者中发病率较高。病程较长者会出现工作效率下降、注意力和记忆力降低、情绪低落、烦躁、易怒、易疲劳等，使生活、工作质量明显降低。在进行体格检查时，可发现患者耳下方颈椎旁及乳突下后方有明显压痛。病程较长者的颈后部、顶部、枕部有压痛点。部分患者局部触觉、针刺感减弱；部分患者患侧嗅觉、味觉和舌颊部感觉减退；部分患者压顶试验和引颈试验呈阳性；也有患者无明显体征。DR 可显示不同程度的退行性改变，在部分患者可见颈椎间孔狭窄、椎体前后缘增生或棘突增宽变厚、棘上韧带钙化。CT 检查多无特殊变化，在少数患者可见颈椎间盘突出，但其与疼痛的部位、程度不一定密切相关。

（三）诊断

（1）依据：根据疼痛部位的性质、体征，排除其他容易导致头痛的器质性疾病后，多能迅速确诊颈源性头痛。

（2）压痛点：上部颈椎旁、乳突下后部及头部压痛点是诊断颈源性头痛的重要依据。

（3）诊断性治疗：可对第 2 颈椎横突注射抗炎镇痛药物，以进行试验性治疗。若注射后疼痛迅速减轻或消失，则有助于确诊颈源性头痛。

（4）辅助检查：若颈椎磁共振、DR 提示颈椎及椎间盘退行性变，椎间孔狭窄，椎体及附件骨质增生，钩椎关节肥大、尖耸，则有助于帮助诊断。

（四）治疗

颈源性头痛的治疗原则：以非手术治疗为主，综合应用多种治疗方式。对颈源性头痛病程较短、症状较轻者,可采取休息、针灸、物理治疗等方法并同时口服非甾体抗炎药;对颈源性头痛急性发作期者,可采取休息、热疗及镇痛等方法,待急性发作期结束后,可进行推拿,也可加强对颈部肌肉的锻炼;对发作频繁、影响生活和工作者,可采取注射治疗或手术治疗等。

1. 健康教育

指导患者保持良好心情,避免过度脑力劳动和长期精神紧张;注意保持良好的睡眠体位和工作体位,避免长时间开车、伏案工作等;注意自我保护和预防头颈部外伤,若发生急性损伤,则应及时到医院治疗。

2. 药物治疗

三环类抗抑郁药(如阿米替林)、抗癫痫药(如普瑞巴林)、肌肉松弛药(如盐酸乙哌立松片)、非甾体抗炎药(如塞来昔布)对颈源性头痛有一定疗效。在临床上对颈源性头痛的发生、发展进行探究时,还应考虑高原地区高海拔、低氧压等因素。因在治疗颈源性头痛时,单纯药物治疗往往不如综合治疗效果持久,且某些患者易对药物形成依赖性,故当服用药物效果不佳或疗效不持久时,应考虑使用其他疗法。

3. 神经阻滞疗法

(1)枕大神经与枕小神经阻滞治疗操作简单、见效快,且比颈椎旁神经阻滞及颈部硬膜外神经阻滞安全性高,对病程短、年龄小的患者疗效更好,对老年患者的远期疗效较差。

(2)颈椎旁神经阻滞治疗的疗效高于枕神经阻滞治疗的疗效,但其操作难度及危险性较高。

(3)在超声引导下星状神经节阻滞治疗是目前临床上采用较多的方法。

(4)此外,对颈源性头痛的治疗还可采用颈椎关节突关节注射治疗、颈部及后枕部肌内注射治疗、颈神经损毁术治疗及三氧注射治疗等。

4. 物理治疗

对颈源性头痛的物理治疗包括经皮电刺激治疗、热疗、磁疗、超短波治疗、中频电疗、直线偏振光近红外线治疗等。物理治疗的作用机制:促进血管扩张,改善局部血液循环;促进致痛物质代谢;抑制神经兴奋性;促进机体生物活性物质的产生;调动机体免疫系统,抗炎止痛。

5. 传统中医治疗

对颈源性头痛的传统中医治疗方法主要包括针灸治疗及静脉点滴刺五加注

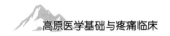
射液等。

6.其他治疗

（1）心理治疗：对颈源性头痛患者，应尽早进行心理治疗。

（2）吸氧治疗：一般采用鼻饲管给氧，每日 2 次，每次 l h，氧流量以 2 ~ 3 L/min为宜。

第四节　肩部疼痛性疾病

一、肩部功能解剖

肩部关节包括肩关节、肩锁关节、肩胸关节、胸锁关节等。肩部各关节既单独运动，又协同运动。因为肩部疼痛及功能受限与上述解剖结构有密切联系，所以当某疾病使一个关节出现炎症、损伤时，就会影响患者的正常生活与工作。本章重点介绍以上 4 个关节。

（一）肩关节

肩关节又称肩肱关节，是全身关节中活动范围最大的关节。虽然肱骨头较大，但肩关节的关节面只有 1/4 ~ 1/3 与肩胛盂接触，因此肩关节是全身关节中稳定性最差的关节，易发生脱位。肩关节前方有盂肱韧带，上方有喙肱韧带，下方无韧带，是最薄弱的部位，肱骨头容易由此处脱位。冈上肌、冈下肌、小圆肌和肩胛下肌的肌腱扁阔，紧密地附着于关节囊处，止于肱骨大结节和肱骨解剖颈的边缘，环绕于肱骨头上端，被称为肩袖。肩袖有稳定肩关节并协助其开展外展、内旋、外旋活动的作用。如肩袖受损或发生疾病，则可严重影响肩关节的主动活动。肩部滑囊较多，其中以肩袖与三角肌、肩峰间的肩峰下滑囊最重要，它也是肩部疼痛性疾病发生的解剖学基础。中老年患者的肩峰下滑囊容易发生萎缩和变性，使肩关节活动受到影响。

（二）肩胸关节

肩胸关节指肩胛骨与胸壁之间的一个间隙。它不是一个真正的关节。肩胸关节间充满着非常疏松的蜂窝组织，可使肩胛骨有较大范围的活动度。肩关节与肩胸关节的活动呈高度协调性，当肩部有疾病时，肩胸关节的活动会随之受限。

（三）肩锁关节

肩锁关节由锁骨外侧端与肩峰组成，其关节活动范围较小。

（四）胸锁关节

胸锁关节为上肢与躯干相连的唯一关节，由锁骨内侧端与胸骨柄后外侧的凹面相关节。胸锁关节内有一个纤维软骨盘，它允许锁骨在肩部运动时发生旋转和滑动。当胸锁关节出现炎性反应及损伤时，会影响上臂的运动功能。

二、肩关节周围炎

肩关节周围炎又称"冻结肩""肩凝症"，中年以上（尤其 50 岁左右）人群中发病者最多，故又称"五十肩"。肩关节周围炎是以肩部疼痛和肩关节运动障碍为主要表现的常见疾病，在高海拔、低氧压、寒冷的高原地区更为多见。其发病缓慢，患者多有明显的慢性劳损史。部分患者可因颈椎病而继发颈性肩关节周围炎。

（一）临床特点

肩关节周围炎表现为一种特殊的临床过程，即病情进展到一定程度后不再发展，继而疼痛逐渐减轻乃至消失，关节活动也逐渐恢复。肩关节周围炎病程较长，常可达数月或数年之久。该病女性多于男性（女∶男 = 3∶1），左侧多于右侧，也有少数患者可出现双侧同时患病。该病的疼痛性质为钝痛，部位深在，叩诊时有舒适感。肩关节周围炎的疼痛常于夜间加重，因此可影响睡眠。患者的肩部平时多呈限制上肢外展上举和外旋保护的姿势，偶尔过度活动即可引起剧烈的锐痛。肩关节周围炎病情严重者不能完成梳头、穿衣、脱衣及系腰带等动作，甚至会影响日常生活和劳动；病程长者，可出现冈上肌、冈下肌和三角肌等肌肉的明显萎缩。

根据临床症状的变化，可将肩关节周围炎分为冻结开始期、冻结期及解冻期。大部分肩关节周围炎患者预后良好。

（二）主要体征

（1）肩关节周围炎患者肩部疼痛的性质为酸痛、钝痛，肩关节外展上举时疼痛加重。严重者疼痛可放射至同侧上臂、前臂甚至颈、枕部，夜间疼痛加重时甚至不能入睡。

（2）触诊肩部有数个压痛点（图5-1），常见部位是患侧三角肌下滑囊部、肩峰下滑囊部、肱二头肌长头腱沟（肱骨结节间沟）、喙突部及肱二头肌短头、冈上肌、冈下肌及肩胛下肌肌腱部、关节间隙前方、冈下窝中央部等。

（3）梳头试验阳性，以肩关节外展、上举、内旋及外旋运动受限最严重，故患者不能梳头，穿衣伸袖较困难。

（4）肩关节周围炎多伴有三角肌萎缩。

（三）诊断

诊断标准：肩关节疼痛、僵硬，主动活动、被动活动受限；患侧肩关节周围有多个压痛点为主要特征，压痛点往往是有触发机制的激痛点，激痛点及筋膜炎的形成与高原低氧压、寒冷气候有紧密关系。该病压痛点的分布有一定的规律性，多集中在肩峰下、喙突下方胸大肌止点，大圆肌、小圆肌、冈上肌、冈下肌、三角肌肌腱止点，肱二头肌长头肌肌腱处。

DR检查无明显阳性症状。根据上述症状、体征，对肩关节周围炎不难做出诊断。

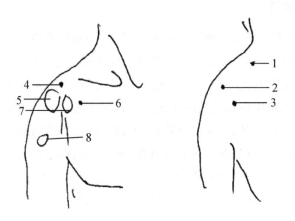

1—颈后部牵涉痛区;2—肩峰下;3—四边孔;4—肩锁关节;5—肱骨大结节;6—喙突;

7—肱骨小结节;8—三角肌附着点。

图5-1 患肩关节周围炎时常见的压痛点

（四）鉴别诊断

肩关节周围炎常需与颈椎病、钙化性肌腱炎、肱二头肌长头腱鞘炎进行鉴别。其中钙化性肌腱炎、肱二头肌长头腱鞘炎的临床症状与肩关节周围炎的临

第五章　高原环境下的慢性疼痛

床症状极为相似,临床鉴别也较为困难,往往需行 DR、MRI 或关节腔造影检查,以明确诊断。

（五）治疗

肩关节周围炎治疗的两个目标:缓解疼痛、恢复肩关节功能。

1. 锻炼与物理治疗

锻炼与物理治疗为肩关节周围炎的重要治疗方法。物理治疗主要为冲击波及偏振光治疗。冲击波治疗:3~5 d 1 次,5~10 次为 1 个疗程。偏振光治疗:每天 1 次,10 次为 1 个疗程。

2. 药物治疗

口服非甾体抗炎药和在肩关节激痛点处外敷洛索洛芬钠凝胶贴膏可以缓解局部疼痛。

3. 局部注射

肩关节周围炎的主要激痛点有冈上肌、冈下肌、肩胛下肌、肩胛骨内上角、肩胛骨内侧缘、四边孔、近肱骨大结节处、近肱骨小结节处、近喙突处及锁骨下内侧等。因为激痛点及其牵涉区对肩关节周围炎的症状有特殊影响,所以进行局部激痛点注射时,一定要反复确认激痛点,并在激痛点注射 1% 利多卡因加地塞米松 5 mg 的混合液（也可同时注射 30 μg/mL 的三氧 3 mL）,以帮助消除局部炎症反应。

4. 肩关节松解

对肩关节活动明显受限的患者,可在静脉麻醉或臂丛神经阻滞的情况下行肩关节松解术。另外,可在局部激痛点注射 1% 利多卡因加地塞米松 5 mg 的混合液 5~6 mL 后行小针刀松解治疗。

5. 手术治疗

对于肩关节肩袖、肌腱有损伤的患者,可在关节镜辅助下行微创手术治疗。

三、肩峰下滑囊炎

肩峰下滑囊位于肩峰、喙肩韧带和三角肌深面筋膜的下方。肩峰下滑囊炎是引起肩痛的常见原因,多由慢性劳损、外伤等引起。

（一）临床特征

从事肩部经常负重职业的人容易罹患肩峰下滑囊炎。肩峰下滑囊炎多见于

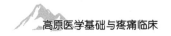

30～40岁的男性,其右侧发病比左侧发病多2倍。

肩峰下滑囊炎的主要症状为肩部疼痛、肌肉僵直和肩关节活动受限。根据发病和病程的急缓,临床上往往急性起病、突然疼痛,疼痛往往是不可忍受的剧痛,患者可因疼痛而不能入睡,疼痛一般持续10～14 d,可逐步减轻。肩峰下滑囊炎所致疼痛以肩峰部最剧烈,并向上臂及拇指侧或颈部和肩胛方向放射。肩峰下滑囊炎患者的肩关节前后活动尚可,但外展和旋转时明显受限,并可引发剧痛。

(二)症状与体征

(1)肩痛,以肩外展、外旋运动时加重。

(2)当上臂外展90°进行旋转活动时,肩前外侧有明显的摩擦音,有时如嵌顿状。

(3)肩峰前缘下方有压痛。

(三)诊断

(1)肩峰下滑囊炎患者多为从事肩部经常负重职业的年轻人。

(2)发病初期,患者肩关节前部明显肿胀,上肢外展及旋转动作明显受限。

(3)进行X线检查时,可在肩关节冈上肌腱部发现发生钙沉着的X线显影物,此X线显影物对慢性滑囊炎有一定的诊断价值。

(4)MRI检查可提示肩峰下滑囊有渗出。

(四)治疗

治疗肩峰下滑囊炎的主要目标是缓解疼痛和恢复肩关节功能。具体治疗方法如下。

1.锻炼和物理治疗

锻炼和物理治疗是肩峰下滑囊炎的重要治疗方法。物理治疗主要为冲击波及偏振光治疗。冲击波治疗:3～5 d 1次,5～10次为1个疗程。偏振光治疗:每天1次,10次为1个疗程。

2.药物治疗

口服非甾体抗炎药和在肩关节激痛点处外贴洛索洛芬钠凝胶贴膏可以缓解局部疼痛。

3.肩峰下滑囊注射

向肩峰下滑囊注射1%利多卡因加地塞米松5 mg的混合液5～6 mL(也可

同时注射 30 μg/mL 的三氧 3 mL)后,可以帮助消除局部炎症反应。

4.肩关节松解

对肩关节活动明显受限的患者,可在静脉麻醉或臂丛神经阻滞治疗下行肩关节松解术,或在局部激痛点注射 1% 利多卡因加地塞米松 5 mg 的混合液 5 ~6 mL 后行小针刀松解治疗。

第五节　肘部疼痛性疾病

一、肘部功能解剖

肘关节由肱骨下端、尺骨上端和桡骨头组成。肱骨滑车与尺骨半月切迹构成肱尺关节,其主要司肘部的屈伸运动;肱骨小头与桡骨头构成肱桡关节,其主要司肘部的旋转运动,与此同时还参与肘关节的屈伸活动;桡骨头和尺骨组成上尺桡关节,其可与下尺桡关节一起完成前臂的旋前运动和旋后运动。肘部有正中神经、尺神经、桡神经通过,当肘部发生骨折或脱位时,有时这些神经可能会遭受损伤,因此应仔细检查。

二、肘部的检查

(一)视诊

(1)两侧是否对称,有无关节强直、肌肉萎缩。

(2)生理性提携角(一般在 5°－7°左右)是否存在。

(3)应注意区别如下两种肿胀。①关节肿胀:观察尺骨鹰嘴两旁正常的凹陷情况。当此凹陷内有大量积液时,肘关节处于半屈曲位,提示肘关节有炎症。观察尺骨鹰嘴是否有肿胀情况,如有肿胀,则应考虑为尺骨鹰嘴滑囊炎等。②软组织肿胀:若肘部有弥漫性肿胀,则多为各类损伤(如慢性劳损)所致。

(二)触诊

(1)肱骨外上髁压痛点,见于网球肘等。

(2)肱骨内上髁压痛点,见于屈肌总腱劳损等。

(3)肘外侧副韧带压痛点,见于外侧副韧带损伤等。

(4)尺神经沟压痛点,见于迟发性尺神经炎、复发性尺神经脱位等。

（5）在肱骨内上髁与尺骨鹰嘴之间的尺神经沟中可触及尺神经,应检查有无压痛及尺神经变粗等炎症表现。

（6）若有肿块,则应注意肿块的部位、硬度和活动度。尺骨鹰嘴突囊肿多见于尺骨鹰嘴滑囊炎。若肘后部有溜圆的肿块,则多为游离体。若肘前部肌肉内形成大小不一的硬块,则可能是骨化性肌炎。

（7）对桡侧腕伸肌、尺侧腕伸肌、指伸肌及相关屈肌进行弹拨式触压,可引出前臂、腕部、手部牵涉区的激痛点。

（三）特殊检查

1.密尔试验

嘱患者将肘部伸直、腕部屈曲、前臂旋前,若此时感到肱骨外上髁部疼痛,则为密尔试验阳性。密尔试验阳性对诊断网球肘有意义。

2.伸肌紧张试验

嘱患者屈腕、屈指,检查者将手压于各指的背侧作对抗,再嘱患者抗阻力伸指及背伸腕关节,若出现肱骨外上髁疼痛,则为伸肌紧张试验阳性。

3.屈肌紧张试验

嘱患者握住检查者的手指(自食指至小指),强力伸腕握拳,检查者手指与患者握力作对抗,如出现内上髁部疼痛,则为屈肌紧张试验阳性,多见于高尔夫球肘。

（四）肘部疼痛性疾病

1.网球肘

肱骨外上髁为伸腕肌、伸指肌腱的附着点,可因长期反复的主动收缩运动而发生劳损。网球肘多见于壮年人群,与工种有一定关系,网球运动员、羽毛球运动员、瓦工、木工等易发生。网球肘患者可在自觉运动患肢时出现肘外侧疼痛,尤其在握拳、伸腕或旋转前臂时疼痛可加重。

（1）临床特点:做用力握物、拧物(手巾)等动作时,疼痛会加剧,严重时疼痛可向前臂放射或涉及肩、臂部。

（2）主要体征:①在肱骨外上髁、肱桡关节和桡骨头的外缘,可找到明显的压痛点,甚至在肱骨外上髁前外侧可有更为广泛的压痛点;②密勒征及伸肌紧张试验阳性。

（3）诊断:病程较长且反复发作。在肱骨外上髁或肱桡关节处有局限性明显的压痛点。进行密尔试验时疼痛加剧。DR 检查显示多数无异常,在极少数患者可见肱骨外上髁局部密度增加和变形。

2. 高尔夫球肘

高尔夫球肘因常在进行高尔夫球运动者身上发病而得名。肱骨内上髁是前臂屈肌总腱的起点,当腕部频繁地用力屈曲时,可造成前臂屈肌附着点的肌腱、腱膜、骨膜等组织劳损或损伤,进而引起肘关节后内侧肱骨内上髁处疼痛。

（1）临床特点:进行握拳抗阻力试验时,可表现为屈腕疼痛加剧的局限性明显压痛。

（2）主要体征:在肘关节后内侧有明确的压痛点。

3. 尺骨鹰嘴滑囊炎

尺骨鹰嘴滑囊包括尺骨鹰嘴皮下囊、尺骨鹰嘴腱内囊(在肱三头肌腱内)和肱三头肌腱下囊。尺骨鹰嘴滑囊炎又名矿工肘。其得名原因在于,矿工经常利用肘部屈曲姿势进行活动,可使尺骨鹰嘴处因长期受慢性刺激而导致尺骨鹰嘴滑囊炎和积液。

（1）临床特点:尺骨鹰嘴部半球状膨隆,有时稍发红,有局限性肘后疼痛,关节活动受限,患肢不能伸直,在半屈曲位下可提物。

（2）主要体征:①可见尺骨鹰嘴部皮下局限性凸起,如半球状,肘关节屈曲时尤为明显;②触诊有囊性感,轻度触痛;③关节囊外病变不影响肘关节活动,肘部活动时无疼痛。

（3）诊断:根据临床症状与体征极易诊断。

（4）治疗:具体如下。①锻炼和物理治疗:为肘部疼痛性疾病的重要治疗方法。物理治疗主要包括冲击波及偏振光治疗。冲击波治疗:3~5 d 1 次,5~10 次为 1 个疗程。偏振光治疗:每天 1 次,10 次为 1 个疗程。②药物治疗:口服非甾体抗炎药和在肩关节激痛点处外贴洛索洛芬钠凝胶贴膏可以缓解局部疼痛。③局部注射治疗:进行局部激痛点注射时,应处理近肘关节临床症状在前臂、腕部、手部牵涉区的激痛点。一定要反复确认激痛点,并在激痛点注射 1% 利多卡因加地塞米松 5 mg 的混合液(也可同时注射30 μg/mL的三氧 3 mL),从而在消除局部炎症的同时解决前臂远端、腕部及手部的牵涉痛。

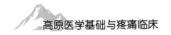

第六节 胸、腰、背部疼痛性疾病

一、胸椎病

胸椎病又称胸椎区段性神经痛,是指因胸段脊神经前、后支分支的部位发生病变,引起该神经支配区域的区段性神经痛及交感神经或血管等受损而产生的一种临床综合征。

胸椎病是因年龄增长和代谢障碍引起的退行性改变、炎症(如风湿、病毒及细菌感染)、肿瘤、循环障碍、在慢性高原病形成过程中长期肩背负重、胸椎慢性劳损等造成胸椎生理弯曲改变(如侧弯、后突)、脊椎变形性病变或椎间盘钙化等而形成的骨关节炎。当急剧变换体位时,可使原病变部位发生炎性反应,刺激附近的脊神经根与交感神经,使之受压缺血,进而引起一系列相应的临床症状。

(一)疼痛特征

(1)疼痛沿脊神经后根感觉纤维的皮肤分布区域放射,为胸椎病的主要症状。

(2)胸椎病常于扭伤或长时间负重后发生,其疼痛呈钝痛或灼痛,伴胸部重压感,常于夜间加重,因而会影响睡眠。疼痛部位多出现于背部、两肩胛之间的区域。

(3)当胸椎病病情严重时,疼痛可向相应肋间、腹部或内脏区放射,呈剧烈的刺痛或灼痛,转身、咳嗽可诱发或加重症状。

(二)检查

(1)进行体格检查时,可见患者胸椎活动受限,其中尤以后伸限制明显。

(2)叩击病变胸椎后,可引起相应区段的自发性疼痛。受累脊神经根支配区的皮肤常表现为感觉过敏及浅表触痛。

(3)胸椎与交感神经的关系十分密切,当胸椎受损时,交感神经往往也同时受损。因此,胸椎病在临床上表现出根性神经痛症状的同时,也会表现出某些内脏病变症状。

(三)诊断

(1)胸椎病引起的心前区疼痛常与背部疼痛同时发生,且有搬重物、不良体位或咳嗽、打喷嚏等诱因。

（2）胸椎病所致疼痛的性质为压迫、紧束样，疼痛多呈带状分布，由背部向心前区或腋下放射，持续时间较长。

（四）鉴别诊断

胸椎病所致疼痛与心脏疾病所致疼痛（特别是心绞痛）的鉴别非常重要。除上述表现特点外，胸椎病所致疼痛还有以下特点：①叩击脊椎试验不诱发疼痛；②含服亚硝酸甘油类药物后，症状可缓解；③病椎节段皮区内无压痛；④可采用诊断性神经阻滞进行区分；⑤心电图检查在疼痛发作时有极为重要的诊断价值。

（五）治疗

（1）对胸椎病的治疗以非手术疗法为主，如休息、服用塞来昔布等。

（2）局部物理治疗（冲击波及偏振光治疗）、按摩、推拿对胸椎病有一定的疗效。

（3）神经阻滞疗法是对胸椎病患者（特别是对疼痛剧烈或有持续性钝痛且痛苦很大的患者）常用且有效的治疗措施。进行治疗时，首先可选用脊椎旁脊神经阻滞术和脊神经后支阻滞术，即在被侵及部位的脊神经根部进行阻滞。因为在被侵及部位施行椎旁神经阻滞时有并发血胸、气胸的危险，所以治疗应在超声、CT 等引导下进行。若同时有数个脊神经根被累及，则必须进行多次穿刺。若病情反复，则当多次进行手术有困难时，应采取硬膜外阻滞，如此可收到一次穿刺注药阻滞多个脊神经根的效果。胸椎病患者脊椎骨退行性变比较严重，穿刺时采取正中入路多较困难，应采取正中旁入路为宜。

二、肋间神经痛

肋间神经痛是指肋间神经由于各种原因受损而产生的一种胸部肋间或腹部呈带状区疼痛的综合征。临床上，肋间神经痛以自胸椎开始沿被侵及的肋间神经走行至前胸部，呈半环形、局限性的剧烈放射性疼痛为典型症状。肋间神经痛多为刺痛、灼痛或刀割样疼痛，呈持续性或阵发性发作，大多数的肋间神经痛为继发性，多由邻近器官和组织的病变侵犯肋间神经所致。胸内疾病（如胸膜炎、慢性肺部感染、主动脉瘤等）、肋骨外伤和骨折继发性骨痂形成、骨膜炎、肋骨肿瘤、胸椎病变、胸椎肿瘤和炎症等均可导致肋间神经痛。此外，寒冷及带状疱疹病毒性肋间神经炎等均可引起或伴有肋间神经痛。

（一）临床特点

（1）疼痛沿被侵及的肋间神经走行至前胸部,呈半环形局限性的剧烈放射状,为肋间神经痛的典型症状。

（2）如病变侵及下节段肋间神经,则其可表现为疼痛由背部向腹部呈带状区放射。

（3）疼痛性质多为刺痛或灼痛,呈持续性或阵发性发作,且伴有患病区域肌肉痉挛。当做深呼吸动作、咳嗽、打喷嚏或活动躯体时,常可使疼痛加剧,因此,患者不敢大声谈笑,常保持静止防御体位。

（4）疼痛多局限于一侧单支或两三支肋间神经的受累神经分布区内。

（二）主要体征

（1）患病区域的胸椎棘突、棘突旁、肋间、腋下,胸骨旁或腹壁有压痛。
（2）受累神经分布区皮肤常有感觉过敏或减退,偶有肌肉萎缩等。

（三）诊断

根据上述临床特点与体格检查结果,很容易对肋间神经痛做出正确诊断。

（四）治疗

（1）病因治疗:针对诱发肋间神经痛的疾病进行治疗。

（2）肋间神经阻滞治疗:在超声引导下进行肋间神经阻滞,用药为1%利多卡因注射液加地塞米松注射液;也可将之作为诊断性阻滞方法,以鉴别由脊髓或内脏疾病引起的疼痛。

（3）痛点阻滞治疗:对局部明显压痛点（如陈旧性骨折压痛点、手术后瘢痕压痛点）效果良好。

（4）药物治疗:可应用非甾体抗炎药（如塞来昔布）、神经营养药（如甲钴胺）、抗癫痫药（如普瑞巴林）等。

（5）手术治疗:可在超声引导下施行经皮肋间神经射频热凝术。

（6）物理治疗:可采用激光治疗、红外线治疗、超声波治疗、经皮电刺激治疗等。

（五）并发症

在治疗中一定要注意避免血胸、气胸等并发症的出现。

三、肋软骨炎

肋软骨炎又称蒂策综合征,是一种非特异性疾病,典型症状为特发性痛性非化脓性肋软骨肿大。肋软骨炎的临床表现为肋软骨的痛性肿胀,尤其好发于第2肋(占全部病例的3/4)。目前,学术界对肋软骨炎的病因尚未阐明,一般认为其与劳损、外伤或上呼吸道病病毒性感染有关,疲劳、局部受凉等可能是其诱因。

（一）临床特点

（1）肋软骨炎多发于20～30岁的女性,女性发病率为男性的7～9倍。

（2）疼痛局限于第2肋骨或第3肋骨与软骨交界处。

（3）发病或急或慢,病程可持续数日至数周,甚至可在几年内反复发作。

（4）疼痛性质为胸部受压疼痛或勒紧样疼痛。

（5）疼痛呈持续性或间断性,当做深呼吸动作或平卧时疼痛加重,有时疼痛可向肩部及手部放射。

（二）诊断

体格检查可见第2、3肋骨与软骨相交处局限性梭形肿胀,局部软骨隆起、压痛明显。结合临床特点、疼痛部位及肋软骨的肿胀及压痛等较容易对肋软骨炎做出诊断。

（三）治疗

（1）对受累肋软骨上、下缘及软骨表面行局部注射1%利多卡因加地塞米松5 mg的混合液(也可同时注射30 μg/mL的三氧3 mL),此处也是部分胸大肌病变的激痛点,在消除局部炎症的同时也对部分胸大肌的牵涉痛有治疗作用。

（2）必要时可在超声引导下行相关肋间神经阻滞治疗。

（3）可给予局部物理治疗,如激光治疗、红外线治疗、超声波治疗、磁疗等。

（4）口服非甾体抗炎药,如塞来昔布等。

（5）嘱患者适当休息。

四、剑突痛

以剑突部疼痛为主的前胸部疼痛,称为剑突痛。剑突痛可伴随心脏疾病、胃肠疾病及其他全身代谢性疾病出现。多数剑突痛患者为单独发病。剑突部有左、右两侧T_4～T_8的肋间神经和膈神经复杂重叠、交错分布,与胸腔、腹腔内的脏器有着密切联系。因此,很多原因可引起剑突痛,这是容易理解的,与此同时,这也是当剑突痛发作时疼痛向胸、腹部乃至肋间部广泛放射的原因。

(一)临床特点与诊断

(1)剑突痛常常在做能使剑突活动的动作(如扭转身躯、扩胸等)时诱发。

(2)当胃内食物饱满时,可使局部压力增大,继而引起剑突痛。

(3)剑突痛表现为欲呕吐时深在的持续性痛感,发病后疼痛并不剧烈,常在一日内有数次发作。

(二)诊断

按压剑突时,疼痛可向整个胸部、肩部及背部中央放射。DR 检查有时可显示剑突较正常时稍长,或与胸的解剖关系呈一定角度;在老年患者中可见骨质增生影像。临床上根据疼痛特点、体格检查及 DR 检查结果诊断剑突痛并不困难。

(三)治疗

(1)在剑突表面行局部注射 1% 利多卡因加地塞米松 5 mg 的混合液(也可同时注射 30μg/mL 的三氧 3 mL)。此处是部分胸大肌病变的激痛点,这样在消除局部炎症的同时也可对部分胸大肌的牵涉痛有一定治疗作用。

(2)应用局部物理治疗,如激光治疗、红外线治疗、超声波治疗、磁疗等。

(3)口服非甾体抗炎药,如塞来昔布等。

(4)嘱患者适当休息。

五、慢性腰扭伤

大多数慢性腰扭伤患者有外伤史或受寒湿侵袭史,部分患者发病原因不明。

(一)临床特点

(1)患者有明显的静力性脊柱姿势不良,经常采取某种特殊体位,在久坐、久站,或从弯腰位到直立位,或手持重物时,均可感到腰部酸痛。

(2)疼痛部位比较固定,患病部位肌肉紧张时(特别是腰部前倾时)疼痛加重。

(二)主要体征

(1)在肌肉和韧带损伤处有固定压痛点。

（2）进行局部叩击时有舒适感。

（三）影像学检查

DR 正位片可提示双侧第 12 肋尖与同侧髂峰的距离不一致,可有轻度脊柱侧弯。DR 侧位片可提示腰椎生理曲度变直或反曲。

（四）治疗

（1）口服非甾体抗炎药,如塞来昔布等。

（2）在激痛点处外贴洛索洛芬钠凝胶贴膏可以缓解局部疼痛。

（3）可对患者进行物理治疗。物理治疗包括冲击波及偏振光治疗。冲击波治疗:3～5 d 1 次,5～10 次为 1 个疗程。偏振光治疗:每天 1 次,10 次为 1 个疗程。

（4）在慢性腰扭伤临床症状形成的过程中,激痛点及其牵涉区对腰部疼痛症状有着特殊影响,因此,进行局部注射时,一定要反复确认激痛点,并在激痛点注射 1% 利多卡因加地塞米松 5 mg 的混合液（也可同时注射 30 μg/mL 的三氧 3 mL）,以帮助消除局部炎症反应。主要激痛点位于腰方肌的解剖起止点及腰椎小关节等处,如第 12 肋、第 3 腰椎横突、髂峰、腰骶韧带等。

六、第 3 腰椎横突综合征

（一）临床特点

患者主诉"一侧或两侧腰痛,臀腿部疼痛"。多数患者的放射痛止于腘窝以上。

（二）主要体征

（1）第 3 腰椎横突尖部有压痛,可扪及结节状物。

（2）臀上皮神经分布区皮肤感觉异常,沿臀上皮神经走行有压痛。

（3）臀中肌外缘可触及条索状物且有压痛。

（4）股内收肌腱挛缩、紧张且有压痛。

（三）影像学检查

一般情况下,影像学检查无特殊发现。

（四）治疗

对第 3 腰椎横突综合征的治疗方法同对慢性腰扭伤的治疗方法。

七、梨状肌综合征

梨状肌起于骶椎 2 ~ 4 前面,经过小骨盆内面,穿出坐骨大孔,止于股骨大粗隆。因为此肌与坐骨神经的解剖关系变异较多,所以当梨状肌出现急性或慢性损伤时可引发炎症反应,刺激或压迫坐骨神经而出现腰腿痛,这种病症被称为梨状肌综合征。

（一）临床特点

梨状肌综合征的常见症状为腰臀部或一侧臀部有疼痛或酸胀感,梨状肌部位疼痛明显,疼痛可沿坐骨神经走行放射至大腿后侧、小腿后外侧。患者偶有腓总神经麻痹体征。患者咳嗽、打喷嚏时无放射痛。梨状肌综合征往往呈急性发作。

（二）主要体征

（1）严重者臀部表现出刀割样剧痛,不敢行走,呈外旋跛行,即"八"字脚。

（2）臀部肌肉萎缩、松弛。腰部检查多无阳性发现。

（3）可扪及梨状肌肌腹肿胀（如梨形）,或在该肌走行位置上触及条索状肌束。梨状肌处压痛明显,疼痛可向下肢放射。

（4）直腿抬高试验或直腿抬高背屈踝试验有时为阳性,但直腿抬高超过 60°后,疼痛反而会减轻。

（三）治疗

（1）口服非甾体抗炎药,如塞来昔布等。

（2）在激痛点处外贴洛索洛芬钠凝胶贴膏可以缓解局部疼痛。

（3）可对患者进行物理治疗。物理治疗包括冲击波及偏振光治疗。冲击波治疗:3 ~ 5 d 1 次,5 ~ 10 次为 1 个疗程。偏振光治疗:每天 1 次,10 次为 1 个疗程。

（4）除在梨状肌局部激痛点注射外,一定要反复确认其他激痛点,并在激痛点注射 1% 利多卡因加地塞米松 5 mg 的混合液（可同时在激痛点注射浓度为 25 μg/mL 的三氧 3 mL）。其他激痛点主要位于臀大肌、臀中肌、臀小肌、阔筋膜张肌等。本治疗方法除可帮助患者消除局部炎症反应外,还可明显消除激痛点及缓解放射痛。

八、腰背肌筋膜疼痛综合征

腰背肌筋膜疼痛综合征患者多有腰背部损伤、痛风、风湿性疾病或受寒湿侵袭史,或长期处于精神紧张状态等情况。

(一)临床特点

常见症状为腰骶痛或臀部疼痛。骶棘肌外缘、骶髂关节部位、腰方肌在第1、2、3腰椎横突及第12肋止点部位常为疼痛诱发区,胸最长肌、腰最长肌、胸髂肋肌、多裂肌、回旋肌、腰髂肋肌的激痛点可放射至腰骶部、腹壁或腹前部。腰背肌筋膜疼痛综合征症状多样,疼痛持续时间比较长,容易复发,常使患者感觉难受。对于腰背肌筋膜疼痛综合征患者来说,轻度活动、缺氧、寒冷、心理障碍、疲乏、高原睡眠紊乱综合征及劳累等可使疼痛加重并迁延不愈。

位于中胸椎高度的胸髂肋肌激痛点的疼痛向上传导到肩部,向外传导到胸壁;位于下胸椎高度的胸髂肋肌激痛点的疼痛向上穿过肩胛骨,向前绕到腹部,向下覆盖腰部;位于上腰椎高度的腰髂肋肌激痛点的疼痛向下传导,主要集中在臀部中间,是单侧髋关节后部疼痛的原因;位于下胸椎高度的胸最长肌激痛点的疼痛向下强烈传导到臀部;上腰部最长肌激痛点的疼痛向尾端传导,但局限在腰部,是腰痛的另一个肌肉性原因。

胸半棘肌为最外面的深椎旁肌,来自此深层肌群内激痛点的疼痛表现为深在骨骼的酸痛,而且持续存在。

多裂肌是深椎旁肌群中位置次深的肌肉,主要向与激痛点相邻的脊椎棘突周围传导疼痛。L_1到L_5高度的多裂肌激痛点也能将疼痛向前传导到腹部、很容易被误认为是内脏痛。S_1高度的多裂肌激痛点则将疼痛向下放射到尾骨,造成尾骨对压力过度敏感,很容易出现尾骨痛。

回旋肌是最深层的椎旁肌,如果轻叩邻近激痛点的棘突,就会在胸、腰椎全长的正中线上引起疼痛,只有通过深度触诊才能判断疼痛来自正中线的哪一侧。脊柱深层肌肉内的激痛点比浅层肌肉内的激痛点更容易将疼痛向前方传导到腹部,向L_5高度的深椎旁肌注射氯化钠注射液还会引起疼痛并可使疼痛向下传导到大腿及小腿后外侧。

（二）主要体征

（1）当诱发区激痛点受到刺激（如受压）后，在该激痛点周围或反射区可引起疼痛、压痛及肌紧张等。

（2）触诊时可摸到大小不等的结节或条索状物，结节大者直径 5～6 mm，为椭圆形扁平物，多位于骶孔及骶髂关节附近。

（三）检查

DR 检查提示脊椎无异常表现。

（四）治疗

腰背肌筋膜疼痛综合征治疗的两个目的：缓解疼痛和恢复腰背部功能。

（1）锻炼和物理治疗是腰背肌筋膜疼痛综合征的重要治疗方法。物理治疗包括冲击波及偏振光治疗。冲击波治疗：3～5 d 1 次，5～10 次为 1 个疗程。偏振光治疗：每天 1 次，10 次为 1 个疗程。

（2）口服非甾体抗炎药，如塞来昔布等。

（3）在腰背肌激痛点处外敷洛索洛芬钠凝胶贴膏，可以缓解局部疼痛。

（4）进行局部注射治疗。在腰背肌筋膜疼痛综合征临床症状形成的过程中，激痛点及其牵涉区对腰背部、骶尾部及臀部症状有着特殊影响，因此，一定要反复确认激痛点并在激痛点注射 1% 利多卡因加地塞米松 5mg 的混合液（可同时在激痛点注射浓度为 25 μg/mL 的三氧 3 mL），以帮助消除局部炎症反应。主要激痛点位于相关胸、腰、骶椎近横突部及关节突关节。

（5）可在超声引导下行胸、腰椎旁神经阻滞治疗，胸、腰椎脊神经后内侧支阻滞治疗及关节突注射治疗。

（6）可在超声或 CT 引导下行脊神经后支脉冲射频调控或射频热凝损毁术。

（7）腰背肌筋膜疼痛综合征的发病与患者经常处于一种精神紧张和焦虑状态有密切关系，应进行心理治疗，采取不同方法消除患者的焦虑、忧郁情绪，让其知道本病的长期性和可逆性，增强战胜疾病的信心；还应嘱患者保持稳定的心理状态，规律生活，放松紧张心态，鼓励其积极参加感兴趣的活动，注意预防生活中的各种应激因素和诱因，保持良好睡眠，戒烟、酒。

（8）给予间断吸氧，一般采用鼻饲管给氧或面罩给氧，每日 3 或 4 次，每次 1 h，氧流量以 1～2 L/min 为宜。

（9）给予传统中医治疗，如针灸及静脉点滴刺五加注射液等。

九、髂腰韧带和骶髂韧带损伤

髂腰韧带和骶髂韧带可因慢性劳损致部分断裂或因韧带撕裂后松弛而引起腰痛。

(一)临床特点

(1)髂腰韧带损伤患者有腰痛及局部压痛,疼痛常反射到腹股沟内侧、大腿内上侧及同侧下腹壁。

(2)骶髂韧带上部损伤表现为腰痛及局部压痛,疼痛常反射到臀部、大腿后外侧及小腿外侧。骶髂韧带后下部损伤表现为腰痛、局部压痛,疼痛常反射到大腿后外侧及小腿外侧,有时可反射到外踝下部甚至足外侧及小趾。骶棘韧带损伤可引起类似的症状。

(二)治疗

(1)物理治疗是髂腰韧带和骶髂韧带损伤的重要治疗方法。物理治疗包括冲击波及偏振光治疗。冲击波治疗:3~5 d 1 次,5~10 次为 1 个疗程。偏振光治疗:每天 1 次,10 次为 1 个疗程。

(2)口服非甾体抗炎药,如塞来昔布等。

(3)在髂腰韧带和骶髂韧带激痛点处外贴洛索洛芬钠凝胶贴膏可以缓解局部疼痛。

(4)可向髂腰韧带和骶髂韧带损伤处注射 1% 利多卡因 5 mL,如效果欠佳,则可同时注射浓度为 30 μg/mL 的三氧 3 mL。

十、腰椎间盘突出症

(一)病因

1.腰先天结构异常

腰椎脊柱裂和关节不对称,可使下腰椎承受异常应力,是构成腰椎间盘损伤的因素之一。

2.腰椎间盘退变

导致腰椎间盘退变的因素有年龄、遗传、自身免疫、生活习惯及工作环境等。此外,因腰椎间盘仅有少量的血液供应,营养需要依靠软骨终板渗透液(其为有限),所以腰椎间盘很早就会出现退变。高原环境对腰椎间盘的营养供应是否有进一步的影响,有待进一步研究。在腰椎间盘退变的基础上,劳损和外力的作用更容易导致腰椎间盘破裂,使髓核突出。没有后纵韧带支持的纤维环后外侧是腰椎间盘最容易突出的部位。

3.慢性劳损

椎间盘退变后,其抗损伤能力降低,反复的弯腰、扭转动作最易引起腰椎间盘损伤。损伤与退变相互关联,互为因果,由此可见,腰椎间盘突出症与某些职业和生活习惯有密切关系。另外,腰部有关肌肉出现劳损改变也是发生腰椎间盘突出的重要因素。

4.妊娠

妊娠期盆腔、下腰部组织充血明显,而腰骶部又承受着较平时更大的重力,其对腰椎及腰椎间盘的影响是明确的。

(二)症状

(1)腰椎间盘突出症患者大多数先有腰痛症状,腰痛有时可放射到臀部。腰椎间盘突出症患者的疼痛具有慢性和反复发作的特点,劳累后加重,休息后减轻。其主要是由椎间盘纤维环部分或全部破裂,突出的髓核刺激或压迫分布于纤维环外层及后纵韧带的窦椎神经纤维所致。

(2)腰椎间盘突出症多发生在 L_4、$_5$ 和 $L_5 \sim S_1$,因而多伴有坐骨神经痛。坐骨神经痛表现为放射性,可从臀部、大腿后、小腿外侧直至足部。少数患者可有双侧坐骨神经痛。患者在打喷嚏或咳嗽时,可由于腹压增加而使疼痛加剧。病程较长者,可出现感觉迟钝或麻木。引起坐骨神经痛的机制有以下几种。①机械受压学说:神经根机械压迫是引起坐骨神经痛的主要原因。正常的神经根轻度受压时并无疼痛发生,而是受压迫的神经根处于牵张状态,使其静脉回流受阻,继而发生神经根的炎症与水肿,导致神经根内张力增高,使受损的神经对疼痛的敏感性增高。突出的髓核压迫或牵张已有炎症的神经根而引起坐骨神经痛。②化学性神经根炎学说:纤维环破裂后,髓核组织从破口突出,沿椎间盘和神经根之间的通道扩散。髓核的蛋白多糖对神经根有强烈的化学刺激作用,同时可释放大量致痛物质,刺激神经根和窦椎神经,引起此神经支配区的疼痛。③自身免疫学说:椎间盘髓核组织是人体内最大的无血管封闭结构组织,因它与周围循环毫无接触,所需营养主要来自软骨终板的弥散作用,故被排除在人体免疫机制之外。当椎间盘受损后,髓核可突破纤维环或后纵韧带的包围。在修复过程中,新生毛细血管长入髓核组织,髓核与机体免疫机制发生密切接触,髓核基质里的蛋白多糖成为抗原,人体可因这种持续的抗原刺激而产生免疫反应。

(3)高位腰椎间盘突出可使 $L_{1,2}$ 神经根受累,进而引起股神经痛,出现下腹部、腹股沟区或大腿前内侧疼痛。

(4)当发生中央型腰椎间盘突出时,可压迫马尾神经,引起骶神经痛(马尾综合征),出现鞍区感觉异常、会阴部痛,甚至大、小便功能障碍。男性患者可出现阳痿;女性患者可出现尿潴留和假性尿失禁。

(三)体征

(1)为减轻疼痛症状,患者会出现腰椎侧弯代偿畸形。如髓核突出在神经根外侧,则躯体上部向健侧弯曲、腰椎凸向患侧可松弛受压的神经根,减轻疼痛;如髓核突出在神经根内侧,则躯体上部向患侧弯曲、腰椎凸向健侧可缓解疼痛。

(2)大多数腰椎间盘突出症患者有不同程度的腰部活动受限。因为前屈位可进一步使髓核向后移位,增加对受压神经根的牵张,所以以前屈运动受限最明显。当腰椎间盘突出症急性发作时,患者可出现骶棘肌痉挛,会因畏惧疼痛而静止不动,使腰部固定于强迫体位。

(3)多数患者可出现不同程度的感觉异常,如触觉、痛觉减退和肢体麻木等。感觉异常按受累神经根的支配区分布。若 $L_{1\sim4}$ 神经根受累,则会影响大腿内侧、膝内侧和内踝;若 L_5 神经根受累,则会影响小腿前外侧和足背前内侧及中蹬趾和第 2 趾间;若 S_1 神经根受累,则会影响小腿后侧、足外侧及足底,神经受损初期还可出现其支配区皮肤的痛觉过敏。

(4)当下肢肌力下降受累后,神经根支配的肌肉可有不同程度的肌力减退甚至肌萎缩。L_1 椎间盘突出症者,蹬趾背伸肌力减弱,严重时可有胫骨前肌瘫痪,表现为踝关节背屈无力和足下垂。$L_5\sim S_1$ 椎间盘突出者,可有小腿三头肌萎缩或松弛,踝及蹬趾屈力减弱。

(5)膝腱反射减弱提示 L_4 神经根受压;跟腱反射减弱或消失提示 S_1 神经根受压;肛门反射减弱或消失及肛门括约肌张力下降提示马尾神经受压。

(四)诊断

(1)根据病史、症状、体格检查可对腰椎间盘突出症做出初步诊断。

(2)DR 平片不能直接反映是否存在腰椎间盘突出症。若 DR 平片有脊柱侧弯、椎间隙变窄及椎体曲度变直等表现,则可提示脊柱有退行性改变,这一点对腰椎间盘突出症的诊断有较大帮助。

(3)CT 和 MRI 等检查能确定腰椎间盘突出症的具体位置、突出物大小、突出方向及神经受压情况。

(4)神经传导速度和诱发电位测定可协助确定神经损害的范围与程度。

(五)治疗

绝大多数腰椎间盘突出症患者经非手术治疗后可使病情好转或治愈。对年轻、初次发病或病程较短者,休息后症状可自行缓解且影像学检查示无髓核破碎、游离、脱垂,无椎管狭窄者,应首选保守治疗。

1.卧床休息

当人体处于平卧状态时,腰椎间盘承受压力最小,因此,卧床有利于对破裂纤维环的修复,有利于局部炎症及神经根水肿的消退,有利于减轻突出的腰椎间盘对神经根的刺激。卧床休息是非手术疗法的基础,是保护腰椎间盘、促进纤维环修复的最好方法。绝对卧床是指大、小便均不应下床或坐起。在床上可随意翻身,但要保持脊柱于水平位。卧床 2~3 周后,患者可开始进行腰背肌锻炼,锻炼 1 周后,如果患者腰部及腿部无明显的不适感,则可以佩戴腰围下地行走,逐渐增加下床次数,延长下床活动时间,3 个月内不做弯腰持物动作。此方法虽简单有效,但患者常难以坚持。

2.骨盆牵引治疗

骨盆牵引治疗是一种传统疗法。骨盆牵引可使脊柱肌肉达到最大程度的松弛,使韧带在无肌肉张力保护的情况下得到拉长,使椎间盘纤维环拉长、椎间隙增大,使髓核所承受的压力从正压变成负压,有利于突出髓核的回纳,从而减轻对神经根的刺激或压迫。骨盆牵引与限期绝对卧床联合治疗的效果会更好。骨盆牵引的重量可根据个体差异选择,一般为 20~40 kg,每日 2 次,每次 20~30 min。孕妇慎用骨盆牵引治疗。目前,临床上有多种由计算机控制的牵引床,其操作简便,可控制牵引重量、改变力线,因而适用于不同情况的患者。

3.硬膜外注射治疗

将低浓度利多卡因和少量糖皮质激素混合液注入硬膜外。利多卡因可以阻断疼痛传导通路,减轻疼痛,缓解肌肉痉挛;糖皮质激素有良好的抗炎作用,可消除神经根的炎症和水肿。常用 0.25%~0.5% 利多卡因 10~15 mL 加复方倍他米松 1 mL 经椎板间隙入路注射,每 7~10 d 注射 1 次,3 次为 1 个疗程。

4.中医疗法

推拿、按摩、点压、斜扳等中医疗法有理筋整复、舒筋通络、缓解肌肉痉挛的作用。

5.微创介入治疗

常用的微创介入治疗包括选择性腰神经根阻滞、射频热凝、低温等离子消融减压、三氧注射及胶原酶注射溶解等。这些方法可将髓核组织切除、分解、汽化或消融,使椎间盘的体积有效减少、椎间盘内的压力降低、突出的髓核部分回缩或突出于椎间盘外的髓核萎缩,从而解除对脊髓或神经根的压迫,减轻炎性反应,达到治疗目的。微创介入治疗应在超声、CT 等引导下进行。

6.适当的腰背肌锻炼

腰背肌锻炼可增强肌力,增加脊柱的稳定性,是巩固疗效、预防腰椎间盘突出症复发的有效方法。另外,患者应该注意,在弯腰取物时不要使活动的腰部出现磨盘样活动,以减少对腰椎间盘后方的压力。

十一、臀上皮神经损伤

臀上皮神经由腰 1、腰 2、腰 3 后支分支构成,通过腰背筋膜进入皮下,绕过髂嵴下行至臀上部,一般有 3 支。

(一)临床特点

臀上皮神经损伤的常见症状为臀部疼痛,腰部前屈时疼痛加重,有时可反射到膝部以上的下肢。

(二)主要体征

(1)臀上皮神经走行部位有明显压痛。

(2)有时可触诊可发现臀上皮神经增粗、呈条索状。

(3)患者腰部运动受限,以屈曲运动受限最明显。

(三)治疗

(1)口服非甾体抗炎药,如塞来昔布等;口服神经营养药,如甲钴胺等。

(2)在激痛点处外贴洛索洛芬钠凝胶贴膏可以缓解局部疼痛。

(3)锻炼和物理治疗是臀上皮神经损伤的重要治疗方法。物理治疗包括冲击波及偏振光治疗。冲击波治疗:3～5 d 1 次,5～10 次为 1 个疗程。其治疗范围不局限于臀上皮神经损伤部,可包括腰部竖脊肌、臀大肌、臀中肌、臀小肌、阔筋膜张肌、腰骶韧带等。偏振光治疗:每天 1 次,10 次为 1 个疗程。偏振光治疗范围也应较广。

(4)给予臀上皮神经阻滞治疗,除局部激痛点注射外,一定要反复确认其他激痛点,并在激痛点注射 1% 利多卡因加地塞米松 5 mg 的混合液(可同时在压痛点及激痛点注射浓度为 30 µg/mL 的三氧 3 mL)。其他激痛点主要位于臀大肌、臀中肌、臀小肌、阔筋膜张肌等。此治疗方法除可帮助消除局部炎症反应外,还可明显消除激痛点及缓解放射痛。

十二、腰椎管狭窄症

腰椎管狭窄症是指由于后纵韧带或黄韧带增生、肥厚,椎小关节突增生内聚,椎间盘膨出或突出,导致腰椎管容积变小、神经根管或侧隐窝狭窄,使相应部位的脊髓、脊神经根或马尾神经根受压而相应出现的神经功能障碍。临床上,腰椎管狭窄症患者主诉的症状多,查到的体征少,其以间歇性跛行为主要特点。腰椎间盘突出症可造成椎管及神经根的通道、孔道的狭窄。但因为腰椎间盘突出症的症状很典型,有其本身固有的特点,所以它作为一种单独疾病不能被诊断为腰椎管狭窄症。腰椎间盘突出症只是腰椎管狭窄症的骨性发病原因之一。腰椎管狭窄症的常见症状为间歇性跛行,患者走一小段路便可感到腰腿痛,蹲下来休息几分钟后疼痛可缓解,再走再疼再休息,能坚持走的距离越来越短,而需要休息的时间越来越长,但患者骑自行车可行几十公里路而不感到疼痛。患者腰痛(疼痛可向患肢放射并直达足部),小腿或足部皮肤有麻木感。咳嗽、打喷嚏等使腰椎管内压力增高的动作均可使疼痛加重。

(一)临床特点

腰椎管狭窄症是老年人慢性腰腿痛及一侧或双侧根性坐骨神经痛的原因。患者可出现双下肢渐进性无力、麻木,间歇性跛性,行走困难。其中麻木可由足部逐渐向上发展到小腿、大腿及腰骶部。患者腹部可出现束带感,严重时可出现大、小便异常及截瘫等,严重影响老年患者的生活质量。

(二)主要体征

(1)腰椎管狭窄局部椎旁有压痛,叩击痛明显并向下肢放射。

（2）腰部后伸活动受限，后伸时疼痛加重。

（3）严重者可有腱反射减弱、下肢肌肉萎缩。

（4）小腿麻木区皮肤感觉减退。

（5）直腿抬高试验多为阴性。

（三）影像学表现

DR片椎管横径与矢状径的测量有助于诊断腰椎管狭窄。一般认为，若腰椎管横径小于18 mm，矢状径小于13 mm，则可考虑为腰椎管狭窄症。此外，若腰椎管横径与矢状径的乘积：椎体横径与矢状径的乘积 <1∶4.5，则可考虑为腰椎管狭窄症。

（四）诊断

根据DR片腰椎管横径与矢状径的测量和CT检查情况，再结合临床特点与体格检查情况，可对腰椎管狭窄症进行确诊。

（五）鉴别诊断

1.血管源性跛行

血管源性跛行患者的间歇性跛行症状与腰椎管狭窄症的非常相似，常常导致误诊。血管源性跛行患者的症状不受姿势影响，当症状典型时，患者甚至无法耐受行走或骑车。通常患者一侧下肢的症状更加严重，有时候会伴有一侧下肢发凉的症状。体格检查会发现股动脉血管杂音或者外周动脉搏动减弱；血管超声或其他血管检查可以发现异常。

2.炎症性病变

脊柱结核、强直性脊柱炎、类风湿关节炎等也会引起腰腿痛，如果发现症状不是典型的腰椎管狭窄症的症状，则需要进一步的影像学检查或抽血化验来鉴别。

（六）治疗

（1）口服非甾体抗炎药，如塞来昔布等；口服神经营养药，如甲钴胺等。

（2）在激痛点处外贴洛索洛芬钠凝胶贴膏可以缓解局部疼痛。

（2）进行关节突关节周围软组织松解，如给予小针刀、内热针、冲击波及偏振光等治疗。

（3）行腰部脊神经后支阻滞术。完善的脊神经后支阻滞既可直接缓解疼痛,又可松弛腰部过于紧张的肌肉,改善其血液循环,特别是对由肌肉紧张、小关节病变等引起的后支卡压症状具有立竿见影的效果。此治疗中若应用三氧注射治疗,则效果会更好。此治疗应在超声或 CT 引导下进行。

(4)行术后连续硬膜外镇痛治疗。

(5)在超声或 CT 引导下行脊神经后支脉冲射频调控或射频热凝损毁术。对一些顽固性的腰神经后支疼痛患者或经常规消炎镇痛液神经阻滞疗效不明显或短期内复发的患者,可考虑进行神经损毁治疗。

(6)给予吸氧。一般采用鼻饲管给氧,每日 2 次,每次 1 h,氧流量以 2 ~ 3 L/min 为宜。

十三、腰神经后外侧支卡压综合征

腰神经后外侧支卡压综合征主要是由腰神经后外侧支特殊的解剖关系所致。一般将腰神经后外侧支的走行分为 4 段,6 个固定点。第 1 段腰神经后外侧支自椎间孔发出后穿骨纤维孔处,称出孔点,此为第 1 固定点。然后腰神经后外侧支沿横突的背面走行,称骨表段。腰神经后外侧支在横突上被纤维束固定处,称横突点,此为第 2 固定点。第 2 段腰神经后外侧支穿过横突间肌,与伴行的血管一起穿过附丽于横突的深层腰背筋膜并进入骶棘肌,称肌内段。腰神经后外侧支进入骶棘肌处,称入肌点,此为第 3 固定点。第 3 段腰神经后外侧支走行于腰背筋膜浅层深面,称筋膜下段,其出骶棘肌处,称出肌点,此为第 4 固定点。第 4 段腰神经后外侧支为出筋膜后走入皮下浅筋膜内的皮下段,其穿出腰背筋膜浅层处,称出筋膜点,此为第 5 固定点。腰神经后外侧支皮下段越过髂嵴进入臀部之点,称入臀点,此为第 6 固定点。入臀后,腰神经后外侧支被称为臀上皮神经。臀上皮神经入臀后,继续在浅筋膜中行走,可达腘窝平面之上。腰神经后外侧支在整个行程中的 6 个固定点处易受卡压而引起腰臀痛。其中最易受卡压的部位是横突点和穿出腰背筋膜后的入臀点。原因在于,在这两处腰神经后外侧支通过的都是骨纤维管道。L_3 横突最长,有较多的肌起止点和筋膜附丽,受到的拉应力最大。由各种急、慢性损伤和牵拉造成的局部血肿、瘢痕粘连、筋膜增厚、肌筋膜挛缩等病理改变,均可使神经穿过的管道变窄,造成卡压,从而产生症状。另外,高海拔、低氧压及寒冷气候条件对腰背部肌筋膜的形成有着促进作用,因而在高原地区,腰神经后外侧支卡压综合征的症状有其特殊性。

（一）临床特点

本病是引起腰臀痛的常见原因之一。根据受压部位的不同而产生腰痛、臀痛或腰臀痛症状，疼痛可向股部放射。坐、卧、行动时均会出现疼痛。有的患者会因晚上疼痛加重而影响休息。有些患者还伴有腰、臀、腿部的麻木感。所有患者均无间歇性跛行，亦无向小腿、足部的放射痛。

（二）体征

（1）腰部活动受限，有时向某一个或两个方向运动时，可使疼痛加重。

（2）神经根疼痛体征不明显。

（3）在主诉疼痛区域的同侧，沿脊神经后支的走行上溯 3 个节段的椎体有压痛。其特点是该椎体的棘突、患侧小关节、患侧横突根部三点压痛，并向主诉疼痛区域放射。其中以患侧横突根部最明显。该点是脊神经后支主干越过下位椎体横突的体表投影（邵氏点）。

（4）有时在急性发作患者可见患侧邵氏点水平有节段性的腰肌痉挛，这是由脊神经后支的运动支受到影响所致。

（5）除上述表现外，无其他神经系统病变的症状和体征。

（三）辅助检查

DR 检查往往可见压痛处椎体有旋转征象。具体表现为以下几点。

（1）DR 正位片上双侧面椎弓根距同侧椎体外缘的距离不等、小关节间隙不等。

（2）DR 侧位片可见椎体后缘有双重影。

（3）DR 检查显示无椎体炎症、肿瘤、结核、椎间盘突出、椎体滑脱等征象。

（四）治疗

（1）口服非甾体抗炎药，如塞来昔布等；口服神经营养药，如甲钴胺等。

（2）在激痛点处外贴洛索洛芬钠凝胶贴膏可以缓解局部疼痛。

（3）进行肌筋膜松解，如给予小针刀、内热针、冲击波及偏振光等治疗。

（4）同腰椎管狭窄症的治疗一样，可行腰部脊神经后支阻滞术。

（5）行椎间孔脊神经后支主干阻滞术。在超声或 CT 引导下行椎间孔脊神经后支主干阻滞术，脊神经后支主干长 0.5 ~ 1 cm，$L_{1~3}$ 脊神经后支主干约从距椎间孔外侧 1.5 cm 处的脊神经根分出，$L_{1~3}$ 脊神经后支主干约从距椎间孔外侧

2 cm 处的脊神经根分出。椎间孔脊神经后支主干的体表定位:下位椎体横突上缘、上关节突外侧、椎间孔背侧浅层。对脊神经后支病变累及内、外侧支或后支主干本身受到刺激的患者,应选择脊神经后支主干阻滞术。

(6)在超声或 CT 引导下行脊神经后支脉冲射频调控或射频热凝损毁术。对于一些有顽固性腰神经后外侧支疼痛、经常规消炎镇痛液神经阻滞疗效不明显或短期内复发的患者,可考虑进行此手术。

(7)给予吸氧。一般采用鼻饲管给氧,每日 2 次,每次 1 h,氧流量以 2~3 L/min 为宜。

十四、尾骨痛

尾骨痛的常见原因为骶尾关节炎或尾骨骨折脱位。另外,骶 1 高度的多裂肌激痛点可在尾骨形成牵涉痛,进而造成尾骨对压力的过度敏感,引发尾骨痛。

(一)临床特点与体征

尾骨痛可向会阴部、臀部、骶部放射,有时甚至可沿大腿后侧放射。尾骨痛患者自坐位起立时或由站立位坐下时一刹那均有剧烈疼痛,而卧位时疼痛减轻。

(二)诊断

肛门指诊及 DR 检查可协助诊断。

(三)治疗

(1)口服非甾体抗炎药,如塞来昔布等。
(2)行骶 1 高度的多裂肌激痛点和骶尾韧带的局部阻滞治疗,可同时局部注射浓度为 30 μg/mL 的三氧 3 mL。
(3)对骶尾韧带处行物理治疗,如偏振光治疗等。

十五、耻骨联合骨炎

耻骨联合骨炎多由前列腺手术、难产所致或继发于泌尿生殖系统疾病。本病的症状一般在发病 4~8 个月后可自行消失。

(一)临床特点与体征

患者感到耻骨联合处疼痛,轻重不一,压痛明显,休息后减轻。重者可见局部肿胀,疼痛向大腿内侧放射。

（二）影像学表现

DR 检查显示骨缘粗糙不平或有囊样变,耻骨联合间隙增宽或变窄。此表现易与结核的影像学表现混淆。

（三）治疗

(1)口服非甾体抗炎药,如塞来昔布等。

(2)行耻骨联合局部阻滞治疗,可同时行局部三氧注射治疗。

(3)对骶尾韧带处行物理治疗,如偏振光治疗等。

十六、强直性脊柱炎

强直性脊柱炎是一种主要侵犯脊柱并可不同程度地累及骶髂关节和周围关节的慢性进行性炎性疾病。其特点为腰、颈、胸段脊柱关节、韧带及骶髂关节的炎症和骨化,其他周围关节也可出现炎症。本病一般类风湿因子呈阴性,属血清阴性脊柱病,好发于 15~35 岁的青壮年,男性多于女性。本病以无明显诱因和因受凉、受潮而发病者居多,其次可由劳累、外伤、感染、分娩等引起。

（一）临床特点

(1)起病缓慢,患者多不能回忆最初的发病时间,病程长久,可达数年或数十年,其间时有缓解或发作。

(2)疼痛为主要症状,呈酸痛,反复发作并渐趋加重。疼痛部位随病变部位而定,多在腰骶部、腰部、胸背部及颈部,有时可引起坐骨神经痛、背痛、束带样胸痛等,也可出现呼吸困难及心血管系统症状。

(3)活动受限,随着疼痛的发展,患者可感觉腰背部僵硬、活动受限,逐渐出现腰背脊柱强直,以腰骶部、腰部、胸背部为最明显,进而导致患者行走困难。

(4)为减轻疼痛,患者常采用屈曲体位,久之会发生驼背及屈髋畸形。

(5)在急性发作期,常伴有低烧、盗汗、乏力、消瘦、贫血、食欲下降及虹膜炎等。

（二）主要体征

(1)对绝大多数患者来说,在发病早期就能通过体格检查发现腰椎生理前凸减少(即平腰)及腰椎活动受限,这是诊断本病的一个极其重要的体征。随着病情的发展,病变可上升到胸椎、颈椎,此时上部脊柱活动也明显受限,并可能出现不同程度的驼背。

（2）测定脊柱活动度时，常用改良 Schober 试验法，即在两髂后上棘连线的中点与其上 10 cm 处一点相连作一垂直线，测量前屈时两点的延伸距离。正常人前屈时，此 10 cm 距离可延伸至 16～22 cm，重症患者则会增加 1～2 cm。测量脊柱侧弯程度时，可在腋中线平剑突处向下画一长 20 cm 的直线，令患者将脊柱向对侧弯曲，然后测量此线延伸后的长度，正常人此线的总长度为 25～32 cm，强直性脊柱炎患者则会增加不到 2～3 cm。

（3）胸廓呼吸运动减少或消失是本病的另一个常见体征。测量胸廓呼吸运动时，可令患者直立，在患者深吸气和深呼气后，用带尺通过锁骨中线与第 4 肋间的交点测量胸廓周径，一般认为，胸廓扩张度少于 3 cm 者为阳性。当强直性脊柱炎发展到晚期时，胸式呼吸可消失。

（4）挤压或旋转骶髂关节时，若有疼痛，则为早期骶髂关节炎的可靠体征。常用的检查方法：①骨盆分离或挤压试验；②骶骨下压法，患者俯卧，检查者用双手压迫骶骨向前；③分腿试验。

（三）辅助检查

1. DR 检查

此检查对本病的诊断有极其重要的意义。强直性脊柱炎多自骶髂关节首先发病，以后腰、胸、颈椎可逐渐受累，也有病情影响四肢大关节者，表现为骶髂关节及椎间小关节的关间隙变窄、模糊甚至消失，关节周围骨质疏松，椎旁韧带钙化，呈竹节状，有毛玻璃样改变，最终形成骨强直。强直性脊柱炎 DR 征象按"纽约诊断标准"可分为 5 级：0 级为正常骶髂关节；1 级为可疑骶髂关节炎；Ⅱ级为骶髂关节边缘模糊，略有硬化和微小侵蚀病变，关节腔轻度变窄；Ⅲ级为骶髂关节两侧硬化，关节边缘模糊不清，有侵蚀病变伴关节腔消失；Ⅳ级为骶髂关节完全融合或强直，伴或不伴残存的硬化。

2. 放射性核素扫描、计算机断层和核磁共振检查

放射性核素扫描、计算机断层和核磁共振检查可用于强直性脊柱炎的早期检查。

3. 化验检查

急性期血沉增快，抗"O"试验滴度不高，类风湿因子多为阴性，免疫球蛋白 G（IgG）含量升高（40～200 mg/mL），人淋巴细胞组织相容抗原含量明显增高。

（四）诊断

根据临床表现和相关辅助检查容易确诊强直性脊柱炎。

(五)治疗

对强直性脊柱炎,目前尚无根治的方法。对其治疗的目的:控制炎症,缓解症状;防止脊柱、髋关节僵直和畸形,或保持脊柱于最佳的功能位置;避免治疗所致的副作用。强直性脊柱炎治疗的关键在于早期诊断、早期治疗、综合治疗。

1.药物治疗

(1)非甾体抗炎药:可改善脊柱或外周关节疾病的症状。所有的非甾体抗炎药均可减缓疼痛(后背痛、骶髂关节痛、外周关节炎引发的疼痛和间或出现的足跟痛)和僵硬感。但非甾体抗炎药对骨性强直的进展过程无影响。

(2)缓解病情的药物:具体如下。①柳氮磺吡啶:1 g/d,每日 2 次,可改善强直性脊柱炎患者的晨僵时间、程度,腰痛程度及血清 IgG 浓度。②甲氨蝶呤:每周 7.5～15 mg,口服或静脉注射,可改善患者的临床症状和红细胞沉降率。

(3)生物制剂:可给予阿达木单抗等治疗。

(4)糖皮质激素:只有当强直性脊柱炎患者有严重关节炎症状、明显关节腔积液、内脏器官受累及严重血管炎等危重现象时,才考虑使用糖皮质激素。使用糖皮质激素时,宜小剂量、短疗程,一旦有效,则应尽早撤减。

2.注射疗法

可行骶髂关节及后背部 1% 利多卡因、糖皮质激素混合液注射治疗,有较好的临床疗效。

3.物理治疗

物理治疗(如偏振光治疗等)可以增加局部血液循环,松弛肌肉,缓解疼痛,有利于促进关节活动,保持正常的关节功能,防止关节畸形。

4.其他治疗

如三氧自血回输疗法。

第七节　臀腿部疼痛

一、髂腹股沟神经疼痛综合征

髂腹股沟神经疼痛综合征是由各种原因使该神经及髂腹下神经受到损伤、刺激或压迫而产生的一种髂腹股沟神经疼痛的病症,在临床上比较多见。

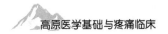

（一）解剖

髂腹股沟神经起源于 L_1 脊神经，位于髂腹下神经的下方并与之平行。此神经出腰大肌外后，越过腰方肌前面至髂前上棘内侧，并先后穿过腹横肌及腹内斜肌，在腹外斜肌腱膜下沿精索（或子宫圆韧带）继续前行，最后在腹股沟外（浅）环处穿出腹外斜肌腱膜，并分出终支至耻部、腹股沟及阴囊（或大阴唇）区皮肤。其中皮支分布于耻部、腹股沟及股内侧上端阴囊（或大阴唇）区皮肤；前支至阴囊前部（或大阴唇上部）皮肤。此外，该神经还分出一肌支，用以支配下部的腹壁肌肉。

（二）病因

髂腹股沟神经疼痛综合征多由施行腹股沟疝修补术、阑尾切除术时术中损伤或术后瘢痕刺激髂腹股沟神经所致。

（三）临床特点

髂腹股沟神经疼痛综合征所致疼痛为一侧腹股沟区剧烈疼痛，伴股内侧及阴囊区感觉异常和过敏，直立、行走或咳嗽时症状加重。

（四）主要体征

病变局部可有明显的压痛点。患者常取轻度髋屈曲和内收姿势，走路时以小步缓行为特点。

（五）辅助诊断

在压痛点注射利多卡因或行髂前上棘内侧髂腹股沟神经阻滞，对明确诊断有重要意义。

（六）治疗

（1）口服神经营养药，如甲钴胺等。
（2）对腹股沟行物理治疗，如偏振光治疗等。
（3）在超声引导下行腹股沟神经阻滞治疗。

二、闭孔神经卡压综合征

闭孔神经为腰丛神经支，由 $L_{2\sim4}$ 神经合成，从闭膜管离开骨盆。闭膜管是指闭孔上外侧的裂孔，长 1～2 cm，宽 1 cm，其上为耻骨之闭孔沟，其下为闭孔膜和起于闭孔膜外面及其周围向外行的闭孔内肌和向后外行的闭孔外肌。闭孔神经由闭膜管内向下分为 2 支:①前支,下行于闭孔外肌与短收肌之前、耻骨肌与长收肌之后;②后支,行于闭孔外肌之后、短收肌与大收肌之间。闭孔神经发出神经支,支配髋、膝部,其中前支支配髋关节囊(前内侧)的 40%,分布于长收肌、股薄肌、耻骨肌,后支分布于短收肌、大收肌、膝关节前内侧。当闭孔神经受卡压时,其支配的肌肉与相应区域可出现疼痛等不适。

(一)病因

(1)当大腿处于内旋、外展位时,闭孔膜所附丽的闭孔内、外肌被拉紧,此时如与外力对抗,外旋股骨,则可造成闭孔内、外肌的损伤。

(2)当患类风湿关节炎、髋关节结核或股骨头无菌性坏死等慢性病时,髋部内收肌、内旋肌痉挛,股薄肌痉挛;当患肢变为中立位或外展时,可使闭膜管变形,卡压其中的神经。

(3)会阴部跌打损伤或直接外伤也会引起闭孔神经卡压综合征。

(二)临床特点与主要体征

(1)髋部或会阴部受伤后疼痛。
(2)股外旋抗阻试验阳性。
(3)在耻骨结节下方 1 ~ 2 cm 处有明显压痛并向大腿放射。

(三)诊断

(1)闭孔神经卡压后的主要表现为大腿内侧至膝内侧疼痛。
(2)有髋部外伤史或会阴部外伤史。
(3)若股外旋抗阻试验阳性,则可辅助确诊。
(4)髋关节类风湿、结核、股骨头坏死病史有参考价值。
(5)DR 检查有助于发现闭孔神经卡压综合征的病因。

(四)治疗

(1)口服非甾体抗炎药,如塞来昔布等;口服神经营养药,如甲钴胺等。如疼痛与盆底肌有关,则可口服盐酸乙哌立松片。

(2)在激痛点处外贴洛索洛芬钠凝胶贴膏可以缓解局部疼痛。

(3)在大腿内侧行内热针、冲击波及偏振光等治疗。

(4)在超声引导下行闭孔神经阻滞治疗(图 5 - 2)。

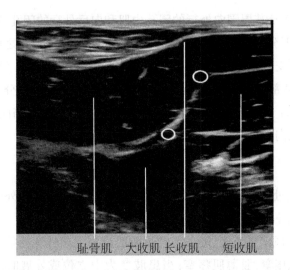

耻骨肌　大收肌　长收肌　短收肌

图中圆点标记为闭孔神经,浅面为闭孔神经前支,深面为闭孔神经后支。

图5-2　在超声引导下行闭孔神经阻滞治疗

(5)闭孔神经卡压综合征往往是因髋部外伤或会阴部外伤所致,也可能与盆底肌病变有关,其激痛点及牵涉区对大腿内侧的疼痛症状有着特殊影响。因此,除在局部激痛点注射外,还要反复确认其他激痛点,并在其他激痛点同样注射1%利多卡因加地塞米松5 mg 的混合液,也可同时注射浓度为23 μg/mL 的三氧2~3 mL。

(6)给予吸氧,一般采用鼻饲管给氧,每日2次,每次1 h,氧流量以2~3 L/min 为宜。

三、阴部神经疼痛综合征

阴部神经疼痛综合征是指因阴部神经病变而产生的以会阴部发作性奇痒、异痛等症状为特点的疾病。

(一)解剖

骶丛的下端部分为阴部神经丛,由S_2、S_3、S_4神经的前支组成,位于梨状肌下方尾骨肌前侧,其前方有骶外侧血管纵行通过。阴部神经丛及腹下自主神经丛之间有广泛的吻合支,它所分出的神经主要分布于盆腔器官、外生殖器及会阴部的肌肉和皮肤,其中肌支分布至提肛肌和尾骨肌,直肠中神经分布至直肠和提肛肌,膀胱下神经分布至膀胱底阴道神经和阴道上部,此外,还有阴部神经等分支。

阴部神经为阴部神经丛的最大分支,其内含许多副交感神经纤维,该神经纤维与阴部内动脉相伴行,自坐骨大孔出骨盆,经梨状肌与尾骨之间绕过坐骨棘的后面,再由坐骨小孔返回盆腔,并在提肛肌下方沿坐骨直肠窝的外侧壁穿过闭孔内肌筋膜所形成的阴部管而达会阴部。在坐骨直肠窝内靠近坐骨结节的内侧缘,阴部神经以扇形分出许多分支至肛门、阴茎(阴蒂)及阴囊(阴唇)区。其主要分布有:①直肠下神经,至肛门外括约肌及其周围皮肤;②会阴神经,其深支至肛门外括约肌前部及会阴部肌肉,而浅支则为阴囊(阴唇)后神经,至会阴部及阴囊(阴唇)后侧皮肤;③阴茎(阴蒂)背神经,分布于阴茎(阴蒂)的皮肤。

（二）病因

阴部神经疼痛综合征可由某些盆腔器官的炎症或肿瘤、外伤及糖尿病等引起,也可由脊髓圆锥、马尾或相应部位的脊椎病变所致。该神经在受累后,常发生轴突及髓鞘变性反应,以致神经束梭状增粗,从而出现神经刺激及损害的临床症状。

（三）临床特点

阴部神经疼痛综合征的主要表现为肛门、外生殖器及会阴部发作性奇痒和异痛,有时可相当剧烈,使患者坐卧不安。偶尔亦可伴有括约肌症状,如大小便轻度失禁、里急后重或排尿困难等。

（四）检查

检查可见会阴部皮肤感觉过敏、异常或减退,肛门括约肌松弛及提肛反射改变等。

（五）治疗

（1）给予心理治疗,应该从人文关怀的角度鼓励患者增强治疗信心。

（2）给予药物治疗,可服用神经营养药(如甲钴胺等)、抗癫痫药(如普瑞巴林等)及抗抑郁药(如阿米替林片等)。

（3）在 CT 引导下行奇神经节阻滞治疗。

（4）在 CT 或超声引导下行阴部神经阻滞治疗。

四、坐骨神经疼痛综合征

坐骨神经为混合神经,有运动神经纤维和感觉神经纤维,来自骶丛。骶丛由

$L_4 \sim S_3$神经的前支组成,位于骨盆后壁,其后方紧贴梨状肌,前方为结肠、腹下动脉及输尿管。坐骨神经为骶丛的主要终支,其鞘膜内含胫神经与腓总神经。多数情况下,坐骨神经总干通过梨状肌下缘出骨盆,少数情况下,坐骨神经总干从梨状肌中间穿出;约 1/3 的胫总神经由梨状肌下缘穿出骨盆,约 2/3 的腓总神经由梨状肌上缘穿出骨盆。

坐骨神经通过梨状肌下孔出骨盆后,并在股骨大粗隆与坐骨结节中间偏内下行,其前面是孖肌、闭孔内肌和股方肌,后方为臀大肌。坐骨神经至股后部,先由股二头肌覆盖,之后介于股二头肌和内收大肌之间,在股部坐骨神经支配腘绳肌及内收大肌。若坐骨神经在骨盆出口处断裂,则会引起膝关节屈肌及小腿、足的全部肌肉的麻痹。坐骨神经行至腘窝上角处或股下 1/3 处时,分为胫总神经和腓总神经。有时此两根神经也可出现于股中部、股上部或直接由骶丛分出等变异情况。

坐骨神经疼痛综合征是指由多种原因、多种病理因素引起的一种沿坐骨神经通路及其分布区疼痛的临床综合征,而不是一个独立的疾病。其发病率相当高,是引起腰腿痛的主要原因之一。

从解剖关系来看,坐骨神经疼痛综合征可分为以下 3 种类型。①根性坐骨神经痛:为坐骨神经上段病变,即由腰骶神经根病变引起的症状。②丛性坐骨神经痛:为坐骨神经中段病变,即由骶丛神经病变引起的症状。③干性坐骨神经痛:为下段坐骨神经病变,即由坐骨神经干及其分支病变引起的症状。干性坐骨神经痛较根性坐骨神经痛少见,丛性坐骨神经痛则较根性坐骨神经痛更为少见。

（一）根性坐骨神经痛

根性坐骨神经痛是最常见的周围神经疾病,为侧隐窝狭窄、椎间盘突出等引起的主要症状。具体见腰椎间盘突出症和腰椎管狭窄症的相关介绍。

（二）丛性坐骨神经痛

丛性坐骨神经痛是由骶丛神经病变引起的坐骨神经疼痛综合征。因骶丛神经和腰丛神经的解剖位置很接近,故当其附近组织发生病变时往往会同时受累。当以骶丛神经受累为主时,坐骨神经痛的表现较为突出,但常常超出其一支周围神经的范围,多合并有股神经、闭孔神经或阴部神经病变的症状。

1.病因

绝大多数的丛性坐骨神经痛为继发性,而原发性或中毒性较罕见。其发病原因常为骶髂关节病变、骨盆肿瘤、骨盆外伤、髂腰肌和梨状肌损伤或炎症、盆腔器官疾病(如子宫病变、附件炎等妇科病)、慢性前列腺炎以及糖尿病等。

2.临床特点

(1)疼痛:以骶部痛为主,向下肢放射的区域较广泛,除沿坐骨神经通路放射外,还可向腹股沟、会阴部(即股神经及阴部神经的分布区)放射。

(2)反射性紧张症:脊柱可向健侧凸弯,患侧腰肌紧张。

3.主要体征

(1)压痛:坐骨大孔区及坐骨神经干通路常有明显压痛,有时股神经也有压痛。当行肛诊检查时,在患侧骶骨前常有明显压痛,并向下肢放射。腰椎的棘突旁和棘突间一般无压痛点。

(2)神经牵拉试验:直腿抬高试验一般为轻度阳性。

(3)神经功能障碍:若病情较重或病程较长,则可有较广泛的下肢体征及屈颈试验阴性,出现感觉障碍,跟腱反射、膝腱反射改变,以及臀肌、下肢肌群松弛和萎缩等。偶尔可见患肢轻瘫,导致走路时跛行。

4.治疗

(1)口服非甾体抗炎药,如塞来昔布等;口服神经营养药,如甲钴胺等。

(2)在激痛点处外贴洛索洛芬钠凝胶贴膏可以缓解局部疼痛。

(3)在超声引导下行骶丛神经阻滞治疗:①经臀部骶丛神经阻滞;②经骶管骶丛神经阻滞;③经骶后孔骶丛神经阻滞。

(4)积极治疗盆腔等部位的原发病。

(三)干性坐骨神经痛

临床上单纯的干性坐骨神经痛比较少见,一般多由坐骨神经干继发的反应性炎症所致。坐骨神经受损后,可发生充血、水肿、逐渐增粗等改变。发病原因常为其周围组织损伤或炎症,其中梨状肌病变为常见因素。此外,坐骨神经本身的局限性损伤(如刺伤或子弹伤)、神经纤维瘤、下肢血管病及个别臀部肌内注射刺激性药物等,均可引起干性坐骨神经痛。

1.疾病特点

(1)疼痛:如臀部、大腿后侧、小腿后外侧及足部剧烈的自发性疼痛,活动时加剧,但咳嗽、打喷嚏等动作对疼痛并无明显影响。

(2)反射性紧张表现:即脊柱向健侧凸弯,患腿微屈膝,以减轻坐骨神经的张力。

2.主要体征

(1)压痛:如坐骨大孔区及坐骨神经干走行区有明显压痛并向远端放射。一般在腰骶部无压痛点。

(2)神经牵拉征:如直腿抬高试验明显阳性,但交叉直腿抬高试验及屈颈试验阴性。

(3)感觉运动障碍:较常见的有患侧的臀肌松弛、臀皱襞下垂、腓肠肌萎缩、跟腱反射减弱或消失及其分布区内感觉障碍等坐骨神经病变的体征。

(4)自主神经功能障碍:其自主神经功能障碍较神经根病变明显,常见患肢的足部苍白或轻度发绀,触之发凉(偶有发热),皮肤干燥或多汗、萎缩或粗糙,趾甲不平、易裂等。

3.诊断与鉴别诊断

(1)通过患者主诉与临床表现可做出诊断。

(2)根性、丛性、干性坐骨神经痛鉴别诊断见表5-6。

(3)这里重点应与臀小肌引起的类坐骨神经痛的鉴别:①臀小肌引起的下肢疼痛症状一般在踝关节以上,不伴有麻木;②进行体格检查时可见,坐骨神经痛除蒂内尔征阳性外,还有费里征阳性表现。由臀小肌激痛点引起的下肢疼痛为放射痛,在治疗时要排除臀小肌源性的类坐骨神经痛。

表5-6　根性、丛性、干性坐骨神经痛的鉴别诊断

项目		根性	丛性	干性
疼痛	部位	腰骶部	骶部	臀部以下
	放射区	沿坐骨神经	沿坐骨神经、股前、会阴部	沿坐骨神经
压痛	棘突旁	明显	无	无
	坐骨神经干	轻	明显	明显
	脐旁及股神经	无	常有	无
神经牵拉征	直腿抬高试验	阳性	阳性(轻)	阳性
	交叉直腿抬高试验、屈颈试验、增加腹压	阳性	阴性	阴性

项目		根性	丛性	干性
感觉障碍分布区		根型	一支以上周围 神经干型	周围神经干型 （坐骨神经或其分支）
反射 改变	跟腱反射	可有	常有	常有
	膝腱反射	无	常有	无
脑脊液改变		常有	无	无

4.治疗

（1）口服非甾体抗炎药，如塞来昔布等；口服神经营养药，如甲钴胺等。

（2）在激痛点处外贴洛索洛芬钠凝胶贴膏可以缓解局部疼痛。

（3）梨状肌等部位行小针刀松解、内热针、冲击波及偏振光治疗。

（4）坐骨神经阻滞治疗。

（5）臀腿部激痛点注射治疗。

五、股外侧皮神经疼痛综合征

股外侧皮神经疼痛综合征又称感觉异常性股痛综合征，是一种由股外侧皮神经损害引起的大腿前侧皮肤感觉异常与疼痛的综合征。

（一）解剖

股外侧皮神经为感觉神经，源于 $L_{2,3}$ 脊神经后根。股外侧皮神经自腰大肌外缘伸出后，斜越髂肌深面至髂前上棘，并在其内侧通过腹股沟韧带下方而达股部，然后沿缝匠肌外侧下行，在距髂前上棘下方 5~10 cm 处穿出大腿阔筋膜，并以前、后支分布至股前外侧皮肤，司该区皮肤的感觉。

（二）病因

股外侧皮神经疼痛综合征常见于中年以上并多有腰腿痛病史者，其发病与退化性腰椎病有密切关系。股外侧皮神经在通过腹股沟韧带或穿出大腿阔筋膜处时，可因局部组织纤维化而被紧束压迫，这可能是股外侧皮神经疼痛综合征较常见的发病原因。某些患者尚可因内脏下垂、妊娠、疝气，以及长期紧束硬质腰带的刺激、压迫而致病。此外，诸如感染、受凉、糖尿病、过度吸烟、酗酒、动脉硬化、下肢或盆腔静脉曲张等，均可能与股外侧皮神经疼痛综合征的发病有关。

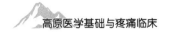

（三）临床特点

股外侧皮神经疼痛综合征大多为单侧性，起病可急可缓。其主要症状为股前外侧皮肤出现各种异常感觉，如疼痛（多呈刺痛）、麻木、僵硬、刺痒、烧灼或压迫感等。轻者疼痛呈阵发性，重者疼痛呈持续性，甚至可影响睡眠。感觉异常和疼痛通常在行走、站立时出现或加重，往往可使患者产生裤子带刺且不断刺激皮肤的错觉，但在坐下或躺下休息后，相关症状多能很快减轻或消失。

（四）主要体征

髂前上棘内侧 1.0~1.5 cm 或其下方有压痛点，股前外侧皮肤常有大小和形状不同的感觉减退区。实验室检查及 DR 检查显示无阳性改变。

（五）治疗

（1）口服非甾体抗炎药，如塞来昔布等；口服神经营养药，如甲钴胺等。

（2）在压痛点处外贴洛索洛芬钠凝胶贴膏可以缓解局部疼痛。

（3）可在病变部位行小针刀松解、内热针、冲击波及偏振光等治疗。

（4）可行股外侧皮神经阻滞治疗。

六、股神经疼痛综合征

股神经为混合神经，有感觉神经纤维和运动神经纤维。股神经为腰丛神经最大的分支，源于 $L_{2~4}$ 脊神经。其起始段位于腰大肌之后，并由腰大肌后外侧缘伸出，行走于髂肌之前的髂腰肌沟中，随后下行至腹股沟带并进入股三角。在股三角内，股神经位于股动脉外侧，并由此分出许多分支。其运动支在盆腔内分出，支配髂腰肌、缝匠肌、耻骨肌和股四头肌；其感觉支为股前皮神经，分布于股下 2/3 的前内侧皮肤；隐神经为股神经的延续终支，分布于小腿、足内侧皮肤。

（一）病因

股神经疼痛综合征大多由继发性股神经病变所致，其病理变化主要为炎症或炎症变性反应。

（1）脊椎病变：如上腰椎椎管内病变和其他型退化性骨关节病变、脊椎结核、肿瘤、损伤等。

（2）脊髓与马尾疾病：如脊髓肿瘤、粘连性脊髓蛛网膜炎、硬脊膜外脓肿等。

（3）盆腔内疾病：盆腔内肿瘤及炎症，如妇科病、腰大肌炎等。

（4）神经炎：如感染、中毒或糖尿病性神经根神经炎等。

（二）临床特点

股神经疼痛综合征以疼痛为突出症状，疼痛位于腹股沟区、股前甚至小腿内侧，往往呈放射痛。因为在股神经痛时常伴发其他的腰丛神经损害，所以疼痛区域还可包括下腹部、阴囊及股内侧，但多以股神经的分布区为主。当发生根性损害时，疼痛主要位于上腰部，并向股前甚至小腿内侧放射。腰部运动、咳嗽、打喷嚏时，疼痛可加重。

（三）主要体征

（1）压痛：腹股沟韧带中1/3处紧靠股动脉外侧、膝关节内侧、内踝后及足内缘常有压痛。如属根性痛，则上腰椎棘突旁压痛最明显，并可向同侧的腹股沟及股前侧放射，常伴有腰背肌紧张、脊柱腰段侧凸及活动受限等。当腰丛神经受损时，经腹壁压迫该神经丛（即腰椎旁）可产生剧烈疼痛。

（2）神经牵拉体征：俯卧位或立位行直腿伸髋试验、屈膝试验时，股前痛较重；若为腰丛神经损伤，则下腹部疼痛较重；若为根性痛，则疼痛始于上腰且屈颈或压颈试验可呈阳性。

（3）感觉、运动与反射功能障碍：股神经分布区内常有感觉过敏、异常或偶尔感觉减退。根性痛的感觉改变通常呈根型分布，多位于 L_4 根区。本病常可出现股神经支配的肌肉无力，病程长者肌肉萎缩，但运动功能障碍一般不十分明显。某些患者可有屈髋、屈膝无力，表现为上楼梯、跳跃或做坐下等动作困难。有时亦可显示股四头肌紧张、肌束颤动、松弛或轻度萎缩。患侧的膝腱反射常较对侧减弱，甚至可完全消失。

（四）诊断及鉴别诊断

结合临床表现诊断股神经疼痛综合征不难，但应与下列疾病相鉴别。

（1）髋关节炎：疼痛和压痛以髋关节区为主。当进行髋关节的各种主动、被动活动及做下肢伸直叩击足跟动作时，均可使疼痛加剧。患者表现为托马斯征阳性（即患者取平卧位，患侧髋关节屈曲而不能伸直），局部可有不同程度的肿胀。对于症状不典型的病例，若在疼痛时下肢内侧（尤其是小腿及足内侧）皮肤有感觉障碍，则强力支持为股神经疼痛综合征。

（2）腰大肌炎：常可引起腹股沟区剧烈疼痛，有时可继发腰骶神经丛损害。根据下列临床特征可以识别：多有感染病史，髂窝肿胀并有明显压痛，髋关节呈痉挛性屈曲,若被动伸直,则可引起剧烈疼痛。

(3)此外,股神经疼痛综合征还应与股四头肌群肌筋膜激痛点引起的牵涉痛相鉴别。

（五）治疗

(1)口服非甾体抗炎药,如塞来昔布等;口服神经营养药,如甲钴胺等。

(2)在超声引导下行股神经阻滞治疗。

(3)如有股四头肌群肌筋膜激痛点,则可在激痛点行内热针、冲击波及偏振光等治疗。

(4)如大腿前部有股直肌激痛点,则可在激痛点行注射治疗。

七、隐神经疼痛综合征

隐神经疼痛综合征是指隐神经在其走行中因受到各种刺激和压迫而产生的一种疼痛综合征。本病在临床上并不少见,多因隐神经在内收肌管内受压或在小腿皮下因血栓性大隐静脉炎刺激所致。

（一）解剖

隐神经为单纯的感觉神经,是股神经延续的一个终支。在腹股沟韧带下方自股神经分出后,隐神经与股动脉和股静脉沿缝匠肌内缘向下相伴而行,并在股内侧面的上、中1/3交界处一起进入内收肌管上口。内收肌管又称股腘管、缝匠肌下管,长6~7 cm,位于缝匠肌深面、大收肌与股内侧肌之间,其前壁为股内肌腱板,其上口与股三角相接,下口称腱裂孔,开向腘窝。在内收肌管前壁(即股收肌腱板的下端)有一向前开的小孔,此孔为隐神经与膝最上动脉出内收肌管的孔道。自该孔伸出后,隐神经继续沿股内侧肌与大收肌间沟下行至膝关节内侧,由缝匠肌与股薄肌腱之间穿出筋膜而达小腿前内侧皮下,并与大隐静脉同在一个鞘膜内向下伴行至内踝及足内缘。隐神经司膝内侧、小腿前内侧及部分足内缘皮肤的感觉。

（二）临床特点

隐神经疼痛综合征的临床症状依隐神经受累部位的不同而异。如在内收肌管内受压,则主要为股下部和小腿前内侧的持续性疼痛及酸困感,走路或伸髋时疼痛加重。行直腿伸髋试验和屈膝试验时,大腿下部内侧可发生疼痛。若在隐神经的股收肌腱板的出口予以刺激或压迫,则在股内侧中、下1/3交界处的内收肌管前孔(即隐神经出口处)可有明显压痛,并表现为膝内侧及小腿前内侧的皮肤痛觉过敏或减退。若有小腿血栓性大隐静脉炎刺激所引起的隐神经痛,则其症状主要为小腿内侧及内踝区较弥散的持续性疼痛,走路、久站后加重,此时若在胫骨内缘及腓肠肌有疼痛刺激,则疼痛可向膝内侧或内踝及足内缘放射。

（三）诊断性治疗

在激痛点注射利多卡因对本病的诊断很有帮助。在内收肌管内或小腿内侧激痛点注射1%利多卡因3~5 mL,若疼痛缓解,则可帮助诊断。

（四）诊断

结合临床表现及诊断性治疗可诊断隐神经疼痛综合征。

（五）治疗

（1）口服非甾体抗炎药,如塞来昔布等;口服神经营养药,如甲钴胺等。

（2）在超声引导下行隐神经阻滞治疗（图5-3）。将探头横向置于大腿中段前内侧,距离膝盖骨上方约8 cm的位置,由大腿上方向大腿内侧水平滑动。寻找股内肌和缝匠肌,在缝匠肌下方可找到股血管及内侧的隐神经。

（3）如有股内收肌群激痛点,则可在激痛点行内热针、冲击波及偏振光等治疗。

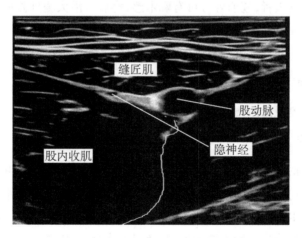

图5-3　在超声引导下行隐神经阻滞治疗

八、阔筋膜张肌综合征

（一）病因

阔筋膜张肌扁平,呈长方形,位于臀及大腿外侧,前方为缝匠肌,后方为臀中肌。阔筋膜张肌藏在两层阔筋膜之间,起自髂前上棘,在股骨上、中 1/3 交界处移行于髂胫束,止于胫骨上端外侧面,有向前牵引(屈)和外展大腿的作用。人体站立时,阔筋膜张肌收缩,可约束大腿外侧的肌肉,增加其紧张度和收缩力,还可起到固定膝关节、维持站立姿势的作用。因人体大腿部位的肌肉体积大、力量足、活动频繁,可使阔筋膜张肌张力增大,产生摩擦的机会增多,加上其所处的部位表浅,故易受外界风寒、潮湿及外伤等因素的影响而发生病变。当个体从事经常弯腰和静坐的工作时,髋关节处于屈曲位,可引起阔筋膜张肌缩短、变性及无菌性炎症的发生。部分患者可因一侧腰臀部、膝部、小腿或踝部的病变而使患侧不能负重行走,这样长期单腿负重可使健侧阔筋膜张肌发生劳损性病变。在大腿骤然后伸而膝部伸直的情况下,可引起阔筋膜张肌急性损伤,若得不到及时有效的治疗,则可转为慢性无菌性炎症病变。

(二)临床特点与主要体征

臀痛或髋外侧痛,走路抬腿时可感到髋部明显疼痛,不敢单腿着地负重。轻者仅感髋部酸、困、胀、痛或不适,行走无力。一般患者能坚持中、小量活动,但在开始时和结束后症状加重,尤其是在做转体、伸髋及急速改变运动方向动作时特别明显。病程较久者,髋前外方可有麻木感,疼痛常沿大腿外侧放射至膝部。部分患者可因髂胫束挛缩、变性而致伸屈髋关节时与股骨粗隆间产生弹响,形成弹响髋。

(三)诊断

根据临床表现诊断阔筋膜张肌综合征不难。

(四)治疗

(1)口服非甾体抗炎药,如塞来昔布等;口服神经营养药,如甲钴胺等。

(2)在激痛点处外贴洛索洛芬钠凝胶贴膏可以缓解局部疼痛。

(3)锻炼和物理治疗是阔筋膜张肌综合征的重要治疗方法。物理治疗包括冲击波及偏振光治疗。冲击波治疗:3 ~ 5 d 1 次,5 ~ 10 次为 1 个疗程。其治疗范围不局限于臀上皮神经损伤部,范围主要包括腰部竖脊肌、臀大肌、臀中肌、臀小肌、阔筋膜张肌、腰骶韧带等。偏振光治疗:每天 1 次,10 次为 1 个疗程。偏振光治疗范围应较广泛。

(4)可对阔筋膜张肌行小针刀治疗。

(5)除对阔筋膜张肌局部激痛点注射外,一定要反复确认其他激痛点,并在激痛点注射1%利多卡因加地塞米松5 mg的混合液(可同时在激痛点注射30 μg/mL的三氧3 mL)。其他激痛点主要位于臀大肌、臀中肌、臀小肌等。此治疗除可以帮助消除局部炎性反应外,还可明显消除激痛点及缓解放射痛。

第八节　膝关节疼痛性疾病

膝关节由股骨下端、胫骨上端和腓骨构成。髌骨对伸膝运动有增进机械效能的作用。髌骨的生物力学作用极为重要。

膝关节有内、外侧半月板,其主要生理功能是稳定、营养及分散应力,以利于膝关节的稳定和运动,缓冲振荡。正常膝关节在伸屈运动中,小腿必随之发生相应的内旋和外旋,若伸、屈与内、外旋运动不协调,则可引起半月板的损伤。在下肢负重之际,膝关节处于一定的屈曲位置,若骤然扭转和伸直,则可导致半月板破裂。膝关节的稳定性主要依靠韧带和肌肉,其中以胫侧(内侧)副韧带最为重要。其纤维可分为深、浅两层,深层纤维与关节囊融合,部分与内侧半月板相连,故当内侧副韧带受损时,内侧半月板的边缘也可发生撕脱,有时还合并有前交叉韧带的损伤,三者联合损伤被称为膝部三联伤。对居住在高海拔、低氧压、较为寒冷地区的居民来说,极易患膝关节疾病。

膝关节的前部受股神经肌皮支、闭孔神经前支及隐神经支配;后部由坐骨神经及其分支胫神经、腓总神经及闭孔神经后支支配。隐神经支配膝关节的前内侧,分出髌下支至髌前下方皮肤;股间肌支配髌上部;股外肌支支配膝前外部。这些分支互相吻合并重新分布。闭孔神经支支配膝关节囊后内侧,胫神经支支配膝关节囊后侧,腓总神经支则支配关节囊前外侧。返回支分布于胫骨前外侧及胫腓近侧关节,小分支支配髌下脂肪垫及其邻近的关节囊。

一、髌骨软化症

髌骨软化症又称髌骨软骨炎。髌骨的髌-股关节软骨面正常时平滑,厚度为0.5~0.7 cm,受到创伤或劳损后,可发生迟行性变,局限性软化、纤维化,甚至剥脱,使软骨下骨板暴露,进而引起膝关节慢性疼痛。

(一)临床特点

(1)受伤史:长期反复过劳、一次较重的外伤、半蹲位的扭转动作等对髌骨磨损最大。

（2）膝关节痛：活动量过大，半蹲位时加重。

（3）膝关节发软、不稳：在活动开始时明显。

（4）压痛及髌骨研磨痛：压痛多在髌骨内缘，患者仰卧时按压髌骨并转动后可感到疼痛。

（5）膝关节暂时性闭锁或假绞锁：因髌骨软骨面不平而锁于股骨髁上，此时用手掌按压髌骨有摩擦音。

（二）主要体征

（1）早期为膝前侧痛，活动量越大，疼痛越明显，逐渐可出现腘窝部及膝外侧疼痛。

（2）膝关节过伸痛是此病的特点。髌骨下端及周围有压痛，腘窝部内、外侧肌腱亦有压痛，以内侧肌腱多见。

（3）在按压髌骨的同时伸膝，可触及骨摩擦感并出现疼痛。髌骨研磨试验阳性，单腿半蹲试验阳性。

（4）若关节腔内出现积液，则可出现浮髌试验阳性。

（三）影像学检查

早期 DR 片显示无异常，病程稍长的患者可表现出髌骨边缘骨质增生，或经侧位片提示髌骨内侧面有栅栏样改变或有游离体。

（四）诊断

（1）有长期在山地劳作及下蹲劳作史。

（2）结合症状、体征及影像学检查可确诊髌骨软化症。

（五）治疗

（1）口服非甾体抗炎药，如塞来昔布等；口服硫酸氨基葡萄糖片等。

（2）对膝关节行物理治疗，如偏振光治疗等。

（3）向髌下注射玻璃酸钠注射液。

（4）脱离在高原放牧及改变下蹲等可加重膝关节损伤的工作习惯。

（5）注意膝关节的保暖。

二、髌下脂肪垫炎

髌下脂肪垫炎是膝关节疾病的常见原因。髌下脂肪垫是介于膝关节关节囊的纤维层与滑膜层之间的脂肪组织。髌下脂肪垫正中下方附丽在髌骨尖后侧的粗糙面和髌骨尖后方的翼状皱襞外侧面,填充髌骨,股骨内、外髁和胫骨内、外髁关节面之间的间隙,使膝关节活动时润滑软骨面和缓冲摩擦。髌下脂肪垫肥厚可能与劳损、创伤有关,常与半月板损伤、髌骨软化症、创伤性关节炎等合并发生。

（一）症状与体征

（1）患者常感髌下和髌韧带两侧疼痛,尤其在膝关节过伸时疼痛明显。患者做下蹲动作困难,下蹲时疼痛加重,站起时亦有困难,常需扶物才能站起。

（2）髌骨下端脂肪垫附丽部及髌韧带两侧有明显压痛。有时股四头肌腱在髌骨上缘附丽点部位亦有压痛。

（3）腘窝部膝关节后侧肌腱常有明显压痛。

（二）影像学表现

病程稍长的患者可有髌骨边缘骨质增生等表现。

（三）诊断

结合临床表现及劳动、生活环境可对髌下脂肪垫炎做出诊断。

（四）治疗

（1）口服非甾体抗炎药,如塞来昔布等。
（2）对膝关节行物理治疗,如偏振光治疗等。
（3）可注射1%利多卡因与地塞米松5 mg混合液5 mL。
（4）脱离在高原放牧及改变下蹲等可加重膝关节损伤的工作习惯。
（5）注意膝关节的保暖。

三、膝外侧副韧带损伤

膝外侧副韧带损伤多因暴力作用于膝关节内侧或小腿外侧,使之突然内翻而造成,单纯性的膝外侧副韧带损伤较少见,临床上多合并外侧关节囊损伤,有时甚至合并腘绳肌腱、交叉韧带、半月板、腓肠肌外侧头、腓总神经、髂胫束或股二头肌等的损伤。当暴力作用于膝关节内侧和小腿外侧或倒地摔伤时,可因膝关节突然内翻、膝外侧副韧带过伸而造成膝外侧副韧带损伤、断裂。膝外侧副韧带损伤多见于腓骨小头部撕裂,严重时可伴有外侧关节囊、腘肌腱、腓总神经的

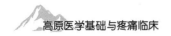

撕裂,甚至腓骨小头撕脱、骨折。

（一）临床特点

（1）膝关节外侧局限性疼痛、压痛明显。

（2）外伤后腓骨小头附近可有肿胀、皮下淤血等。

（3）膝关节活动受限,走路跛行,出现活动功能障碍。韧带完全断裂者可出现膝关节外侧不稳定,发生过度内翻活动。

（4）当合并腓总神经损伤时,可导致足下垂、足背和小腿外侧皮肤感觉消失或减退。

（5）当膝关节内收应力试验、伸直位试验阴性,屈曲位试验阳性时,表示膝外侧副韧带断裂合并外侧关节囊韧带的后 1/3、弓形韧带、腘肌腱损伤;当伸直位和屈曲位 30°均为阳性时,表示膝外侧副韧带断裂且合并交叉韧带断裂;当伸直位阳性且屈曲 30°为阴性时,表示单纯膝外侧副韧带断裂或松弛。

（二）影像学检查

小腿内收位双膝 DR 正位片对本病的诊断价值较大。当膝外侧副韧带断裂时,伤肢膝关节外侧间隙较健侧加宽;当合并交叉韧带断裂时,膝关节外侧间隙增宽更加明显。

（三）诊断

根据症状、体征及影像学检查不难对膝外侧副韧带损伤做出诊断。

（四）治疗

（1）口服非甾体抗炎药,如塞来昔布等。

（2）在激痛点处外贴洛索洛芬钠凝胶贴膏可以缓解局部疼痛。

（2）内热针、冲击波及偏振光等治疗有利于患者康复。

（3）可在超声引导下对激痛点注射 1% 利多卡因加地塞米松 5 mg 的混合液,也可同时注射 30 μg/mL 或 23 μg/mL 的三氧 3 mL。

四、鹅掌腱弹响症

组成鹅掌腱的缝匠肌、股薄肌及半腱肌经膝关节内侧止于胫骨结节内侧,约位于关节间隙下 8 cm 处,因呈鹅掌状而得名。患鹅掌腱弹响症后,上述三肌的肌腱均可随膝关节的屈伸活动而发生弹响并产生症状。其中以股薄肌最常见,半腱肌、缝匠肌次之。鹅掌腱弹响症常见于受外伤后,此时肌腱与深筋膜相连的纤维受损,导致肌腱易于前后滑动而产生弹响;也可因胫骨上端内髁边缘外生骨疣,内侧半月板破裂突出或关节边缘骨质增生形成突起,使鹅掌腱随膝屈伸而滑动并产生弹响。

(一)临床特点

(1)患者多有膝关节扭伤史。

(2)膝内侧鹅掌腱处有疼痛及压痛,膝屈伸时,肌腱滑动并伴弹响。

(二)主要体征

(1)膝屈伸时,膝内侧软组织有弹响及肿痛,常伴肢体酸痛无力。

(2)鹅掌部肿胀、发硬、有压痛,当患者侧卧并屈曲小腿时,可有弹响和滑动感,推动缝匠肌、股薄肌、半腱肌、半膜肌可找到松动的肌腱。

(三)影像学检查

DR 片检查可排除骨关节疾病,可示胫骨骨疣或关节边缘骨质增生,亦可能为阴性。MRI 检查可提示内侧半月板有炎性水肿及鹅掌部肿胀、有渗出等。

(四)诊断

根据症状、体征并结合影像学检查不难对鹅掌腱弹响症做出诊断。

(五)治疗

(1)口服非甾体抗炎药,如塞来昔布等;口服神经营养药,如甲钴胺等。

(2)在激痛点处外贴洛索洛芬钠凝胶贴膏可以缓解局部疼痛。

(3)内热针、冲击波及偏振光等治疗有利于患者的康复。

(4)可在超声引导下对鹅掌部激痛点注射1% 利多卡因加地塞米松 5 mg 的混合液(也可同时在激痛点注射 30 μg/mL 的三氧 3 mL)。另外,一定要反复确认其他激痛点,并可对其他激痛点注射1% 利多卡因加地塞米松 5 mg 的混合液。其他激痛点可位于缝匠肌、股薄肌、半腱肌、半膜肌等。

(5)给予吸氧,一般采用鼻饲管给氧,每日 2 次,每次 1 h,氧流量以 2 ~ 3 L/min 为宜。

五、膝关节骨性关节炎

膝关节骨性关节炎是一种常见的慢性关节疾病,主要病理基础是关节软骨退行性改变和继发性骨质增生,并在关节边缘有骨赘形成。患者可出现关节疼痛、变形及活动受限等症状。尤其是居住在高海拔、低氧压、较为寒冷地区的居民,易患此病。

(一)病因及发病机制

膝关节由股骨远端、胫骨近端和髌骨构成,是结构最为复杂的关节,它除了具备关节面、关节腔和关节囊等基本结构外,还有较为复杂的利于关节活动和稳定关节的辅助结构,如纤维软骨形成的半月板、髌韧带、十字交叉韧带和侧副韧带等。膝关节是运动量较大的负重关节,因此,膝关节急、慢性损伤的发病率高且病情繁杂。膝关节骨性关节炎可分为原发性和继发性两大类。一般认为,原发性膝关节骨性关节炎没有明确的全身或局部诱因,衰老退变是其主要致病因素,多见于 50 岁以上的中老年人。软骨的磨损是一个长期、缓慢、渐进的病理过程,随着年龄的增长,此过程会进一步加速。继发性膝关节骨性关节炎是指由先天性畸形引起的关节面对合不良(如膝内翻、膝外翻)及关节内骨折愈合不佳引起的创伤性关节炎。膝关节骨性关节炎早期,膝关节软骨面局部发生软化、糜烂,软骨变薄;发展到晚期,软骨剥脱,导致软骨下骨外露,通过软骨内化骨形成骨赘,可导致关节活动受限加重,严重者可出现膝关节畸形或脱位。

(二)临床表现

(1)本病以 50 岁以上患者多见。

(2)骨性关节炎好发于负重活动多的关节,如膝关节、髋关节、踝关节等,但以膝关节为多见。

(3)关节疼痛初期有轻微钝痛,以后疼痛逐渐加剧。活动或负重后疼痛加重,休息后缓解,部分患者在静止、晨起时可感到疼痛,稍微活动后减轻,这被称为休息痛。天气变化、情绪影响可使疼痛加重。

(4)有滑膜炎时,可伴关节肿胀,关节内可有积液,浮髌试验阳性,主动或被动活动受限。

(5)本病以膝内翻多见,也可有小腿内旋、肌肉萎缩等。

(6)患者可出现膝关节活动障碍、关节僵硬、不稳,活动时有各种不同的响声,如吱嘎声、摩擦声等。

(三)辅助检查

(1)实验室检查指标一般都在正常范围内,关节液检查可见白细胞计数增多,偶见红细胞。

（2）在软骨退行性早期,DR检查常无异常发现。随着病程的进展,关节软骨逐渐变薄,关节间隙逐渐变窄(可呈不均匀改变)。在标准X线片上,成人膝关节间隙为4 mm,小于3 mm为狭窄。50岁以上的正常人,关节间隙为3 mm,小于2 mm为狭窄。严重者关节间隙消失,进而软骨下骨板致密、硬化。在负重软骨下骨质内可见囊性改变。这种改变常为多个,一般直径小于1 cm,可为圆形、卵圆形或豆状。在关节边缘(即软骨边缘)及软组织止点可有骨赘形成,或有关节内游离体骨质疏松、骨端肥大、软组织肿胀阴影等。关节间隙狭窄、软骨下骨板硬化和骨赘形成是骨性关节炎的基本特征。

（四）影像学表现

关节间隙狭窄、软骨下骨板硬化和骨赘形成是膝关节骨性关节炎的基本特征。

（五）诊断

（1）受累关节隐痛,初期活动、劳累后加重,休息后减轻,进而持续疼痛,伴关节僵硬,活动后好转。后期关节肿胀、运动受限、畸形,但无强直。

（2）影像学表现主要有关节间隙狭窄、软骨下骨板硬化和骨赘形成。

（六）治疗

（1）口服非甾体抗炎药,如塞来昔布等;口服硫酸氨基葡萄糖片等。

（2）对膝关节行物理治疗,如偏振光治疗等。

（3）可在超声引导下对膝关节周围激痛点注射1%利多卡因加地塞米松5 mg的混合液,必要时可同时对膝关节周围激痛点注射30 μg/mL的三氧3~5 mL或23 μg/mL的三氧3~5 mL。

（4）可对膝关节周围相关部位行小针刀松解治疗。

（5）可对髌下注射玻璃酸钠注射液。

（6）脱离在高原放牧及改变下蹲等可加重膝关节损伤的工作习惯。

（7）注意膝关节的保暖。

（8）对病程较长者,必要时可行心理治疗、吸氧治疗等。

六、腓肠肌劳损

腓肠肌位于小腿后方,是小腿最大的肌肉。腓肠肌的上部以内、外侧两头起自股骨内、外侧髁的后上方,在小腿后方中上 2/3 为肥大的肌腹;腓肠肌的下部可参与组成跟腱,止于跟骨后。腓肠肌有屈小腿和使足跖屈的作用,对维持人体直立、跑、跳等有十分重要的意义。本病在高海拔、低氧压和寒冷的地区更多见。

（一）病因

长距离行走及经常从事弹跳活动（如打排球、打篮球、跳高、跳远等运动）时,容易使腓肠肌发生劳损性病变。当腓肠肌骤然强烈收缩或踝关节过度弯曲时,腓肠肌可因骨附丽点突然受到大力牵引而导致急性损伤。直接暴力（如踢、砸等）也可使腓肠肌发生急性损伤。急性损伤若得不到及时有效的处理,则可转变为慢性病变。

（二）症状

轻者仅感到小腿沉重、发胀,活动时才出现疼痛。继续发展可表现为膝后侧或跟腱部位深在性钝痛,活动时加重,特别是在提踵和跳起足尖落地时更为明显。因此,患者常呈跛行步态。病程长者可出现肌肉萎缩。急性损伤者,可在小腿后部有明显的局部肿胀和皮下淤血。

（三）检查

在腓肠肌的起点（股骨内、外侧髁后方）和止点（跟骨后方）可找到明显的压痛点。对急性损伤迁延者,可在腓肠肌中部找到明显的压痛点。因为有肌痉挛,所以触摸局部可有僵硬感。做小腿屈曲活动可使病变部位疼痛加重。

（四）诊断

在患者做足跖屈活动时给予一定的阻力,若疼痛加重,则称跖屈抗阻试验阳性。结合症状、体征及跖屈抗阻试验结果有利于对腓肠肌劳损做出诊断。

（五）治疗

（1）口服非甾体抗炎药,如塞来昔布等。

（2）在激痛点处外贴洛索洛芬钠凝胶贴膏可以缓解局部疼痛。

（3）内热针、冲击波及偏振光治疗有利于患者的康复。

（4）针灸治疗:在所检查到的压痛部位上施针,留针 10 ~ 20 min,每日 1 次。留针期间,在针尾置艾绒或艾条燃烧可增加疗效。

（5）自我引伸疗法:患者取坐位,用皮带或绳索套住脚底前部,用突然的冲击力牵拉皮带或绳索,使患足急剧背屈,与此同时,患侧下肢突然伸直并用力下蹬。然后,用手轻轻揉捏发生病变的腓肠肌,一捏一放,从上至下做 3 遍为 1 次治疗,每日 1 次,可进一步使肌肉放松。

(6)自我手法治疗:若病变发生在腓肠肌上部的起点处,则患者可屈膝坐起,双手抱住股骨下端的两侧,将除拇指外的 4 指伸向股骨下端后侧,一边深压,一边向内上或外上方扳拉,在扳拉的同时伸直小腿,如此重复 10~20 遍,然后用健侧手轻轻揉捏发生病变的腓肠肌,一捏一放,从上至下 3 遍为 1 次治疗,每日 1 次。

(7)对以上治疗无效者,可在超声引导下对局部激痛点注射 1% 利多卡因加地塞米松 5 mg 的混合液,也可同时在激痛点注射 30 μg/mL 的三氧 3 mL。

(8)给予吸氧,一般采用鼻饲管给氧,每日 2 次,每次 1 h,氧流量以 2~3 L/min 为宜。

第九节　踝及足部疼痛性疾病

踝关节由胫骨、腓骨的下端及距骨滑车组成。胫骨远端内侧突出部分为内踝;腓骨远端突出部分为外踝;胫骨远端后缘唇样突出为后踝。内踝、外踝、后踝合称三踝。内踝和胫骨下端覆盖距骨内侧的 2/3。外踝仅覆盖距骨外侧面。外踝较内踝长,限制了足外翻活动,因此,踝关节内翻型损伤较为多见。踝关节的主要运动为背屈和跖屈,内收和外展运动极少。

踝关节囊的两侧有韧带加强。其中胫侧副韧带(三角韧带)比较坚强;腓侧副韧带有三束,即前束(距腓前韧带)、内束(跟腓韧带)、后束(距腓后韧带),均比较薄弱。这也是踝部内翻扭伤多见的原因之一。其中距腓前韧带最易受伤。踝部深筋膜除在肌腱通过的部位增厚并形成支持带以约束肌腱外,还发出附着于骨骼的肌间隔,形成纤维骨管。在内踝后方,分裂韧带增厚(损伤性炎症)可压迫踝管内的结构而产生症状,称为踝管综合征。外踝后方的纤维骨管内有腓骨长、短肌腱通过,可发生狭窄性腱鞘炎。踝部前方有 3 个纤维骨管:①内侧管,内有胫前肌腱通过;②中间管,内有伸长肌腱、胫前血管和腓深神经通过;③外侧管,内有 4 条伸趾长肌腱和第 3 腓骨肌通过。临床上判断肌力时,常常在踝部前方触诊相应肌腱的张力。足的功能是支持体重、站立和在行走、奔跑时推动躯干向前。足部骨骼排列成 2 个纵弓(即内侧纵弓和外侧纵弓)和 1 个横弓。足弓主要依靠足底的韧带、筋膜、肌肉来维持。足弓具有一定程度的弹性,适于承担体重,并有利于站立和行走。取坐位时,舟骨结节最突出点垂直至地面距离为足纵弓的高度。纵弓高度,在青年男性为 1.5～3.5 cm,在青年女性为 1.5～3.1 cm。足横弓由跗骨、跖骨构成,为拱桥状。足横弓的宽度,在青年男性为 6.6～9.8 cm,在青年女性为 6.3～8.8 cm。足弓可因先天性畸形或后天性疾病、外伤而增高或降低。足弓的改变是足部疾病中的一个重要部分。居住在高海拔、低氧压、较为寒冷地区的居民易患足、踝部疾病。

一、踝管综合征

踝管综合征是由踝管狭窄致使踝管内的胫后神经和血管受压而引起的一种以足底部阵发性麻木、疼痛为主要特点的疾病。

(一)解剖

踝管又称距管、跗管,是进入足底的门户。其内后下方是由骨纤维组织构成的一条管道。其浅面为分裂韧带,深面为由距骨、跟骨及关节囊组成的弓状面。分裂韧带斜跨于胫骨内踝和跟骨结节之间,自该韧带深面向跟骨发出间隔,将通过该管的各肌腱与血管、神经分成 4 个骨纤维管道。踝管内由前向后排列的有胫骨后肌、趾长屈肌腱、胫后血管、胫后神经及长屈肌腱。其中胫后血管与胫后神经位于同一个鞘管内(位置稍深),胫后神经穿出踝管后,分出跟神经至足跟内侧,跟神经再分为足底内侧神经和足底外侧神经这 2 条终支。

(二)病因

踝管基底不平整,扁平足、跟骨畸形、局部肿物(如腱鞘囊肿、神经鞘瘤、骨质增生等)压迫、关节扭伤、韧带撕裂、腱鞘炎、血肿、感染等各种原因均可使踝管容积变小,压迫胫神经和胫后动脉与静脉,使其支配区域的血供、神经功能发生障碍。踝管内的胫神经在距骨内侧结节处明显变扁,踝管变浅且其血管、神经鞘膜连于屈肌支持带和跟骨、距骨后突内侧结节,会进一步限制踝管有限容积的向外扩展性。因此,任何增加踝管内压力的因素都可因压迫或刺激胫神经和胫后动、静脉而产生症状。踝管是一个无弹性的骨纤维管道,若管内压力增高,则可压迫胫神经及其附近的微血管,使神经功能发生改变及组织缺血。若为短时的压迫与缺血产生的症状,则经治疗后可缓解;若为长期持续性压迫,则神经将发生髓鞘退行性变,表现为肌肉乏力、麻木、萎缩、恢复困难。踝管综合征大多是因踝部急、慢性损伤而使踝管内肌腱发生腱鞘炎、肿胀、变性,或因其他因素使胫后神经周围纤维增生,进而使踝管内压力增加,引起胫后神经受压、缺血所致。

（三）临床特点

（1）久站、走路多后,内踝后方及足底会出现酸痛、麻木,休息后可减轻。踝管综合征患者的踝关节易疲劳。

（2）踝管综合征症状重时,可出现足底灼痛、麻木或走蚁感,这些症状常常夜间加重,起床后减轻。踝管综合征患者足跖面的灼痛可放射至小腿内侧及膝部。

（四）主要体征

（1）早期行走、站久或劳累后,踝管部位有不适感（踝背屈时加重）,局部有压痛。

（2）足底和跟骨内侧出现感觉异常或麻木,当用手指轻叩踝管时,足底可有针刺样感觉。

（3）当触摸踝管附近的肌腱和神经时,可出现梭形肿胀并有压痛。

（4）随着病程发展,感觉异常症状逐渐持续且明显,足趾活动也逐渐无力。

（5）严重的患者可出现足底血管营养障碍的表现,如足底内侧及足趾皮肤干燥、发凉、苍白,血管搏动减弱或轻度发绀,趾甲变形、失去光泽、变脆,汗毛脱落及足部内在肌轻度萎缩等。

（6）检查可见内踝后饱满、有胀硬感或胫后神经呈梭形肿胀。

（五）辅助检查

（1）诊断性治疗:向踝管内注射1%利多卡因3 mL,若症状缓解,则可确诊。

（2）肌电图检查:可显示小趾展肌有纤颤电位。

（3）X线片:在少数患者可见距骨内侧有骨刺形成或骨折、脱位。

（六）诊断

相关辅助检查结果结合症状、体征等可确诊踝管综合征。

（七）治疗

（1）口服非甾体抗炎药,如塞来昔布等。

（2）在激痛点处外贴洛索洛芬钠凝胶贴膏可以缓解局部疼痛。

（3）嘱患者适当减少活动,同时可给予物理治疗（如冲击波及偏振光治疗等）。

（4）向踝管内注射1%利多卡因加地塞米松5 mg的治疗液3～5 mL，有助于缓解疼痛。

二、跟腱滑膜炎

跟腱无腱鞘，其周围结缔组织称腱旁膜。腱旁膜是小腿筋膜的移行部分。跟腱劳损可以引起腱旁膜炎症反应。跟腱滑膜炎的发生与外伤及剧烈运动有关。

（一）临床表现

（1）走路时疼痛，疼痛沿跟腱走行，局部有压痛。
（2）当跟腱滑动时，触诊有握雪样摩擦感。

（二）治疗

（1）口服非甾体抗炎药，如塞来昔布等。
（2）在激痛点处外贴洛索洛芬钠凝胶贴膏可以缓解局部疼痛。
（3）嘱患者适当休息，同时可给予物理治疗（如冲击波及偏振光治疗等）。

三、跟骨皮下滑囊炎

跟骨结节的跟腱附丽点前、后方各有1个滑囊，即跟前囊与跟后囊。跟后囊位于皮下，又称跟骨皮下滑囊。跟骨皮下滑囊可因外伤、劳损或寒冷刺激而发炎。此外，跟骨皮下滑囊炎还与穿着不合适的鞋、开展剧烈的弹跳性运动等有关。

（一）临床表现

（1）局部肿胀，软组织增厚，局部皮肤呈暗红色或暗紫色。
（2）局部有压痛，若滑囊内有积液，则可扪及波动感。足背屈时，疼痛加重。

（二）治疗

（1）口服非甾体抗炎药，如塞来昔布等。
（2）在激痛点处外贴洛索洛芬钠凝胶贴膏可以缓解局部疼痛。
（3）嘱患者适当休息，同时可给予物理治疗（如冲击波及偏振光治疗等）。
（4）嘱患者选择合适的鞋。

四、跟骨垫炎

跟骨垫炎指跟骨跖面负重部位软组织(包括脂肪组织)由于劳损或外伤而呈慢性炎症反应并发生疼痛的疾病。跟骨垫炎多发生于中老年且体质较胖或虚弱的患者,与长期走硬化路等有关。

(一)临床表现

(1)跟骨外观无明显异常,无红肿,但站立、走路或负重时跟骨跖面负重部位会出现疼痛,尤其是负重时疼痛会加重,走路跛行。

(2)跟骨垫部位可有一个或两三个明显的激痛点。最常见的激痛点在跟骨跖面结节内侧。

(二)治疗

(1)口服非甾体抗炎药,如塞来昔布等。

(2)在激痛点处外贴洛索洛芬钠凝胶贴膏可以缓解局部疼痛。

(3)嘱患者适当休息,同时可给予物理治疗(如冲击波及偏振光治疗等)。

五、跖腱膜炎

(一)临床表现

(1)跖腱膜部位有明显压痛,疼痛可扩大到足跖部。

(2)疼痛呈酸困样痛,可影响站立和行走。

(3)在患者踮脚站立后症状可减轻。

(二)辅助检查

DR 检查显示,跟骨结节的跟腱附丽点处可有钙化影。

(三)治疗

(1)口服非甾体抗炎药,如塞来昔布等。

(2)在激痛点处外贴洛索洛芬钠凝胶贴膏可以缓解局部疼痛。

(3)嘱患者适当休息,同时可给予物理治疗(如冲击波及偏振光治疗等)。

六、跗骨窦综合征

跗骨窦综合征是踝内翻损伤的伴随病变。

（一）解剖

跗骨窦由距骨沟和跟骨沟组成。距骨沟位于距骨跖面的中、后跟骨关节面之间，由内后斜向前外侧；跟骨沟位于跟骨上面中部的后距骨关节面的前内方。两沟相对构成跗骨窦。跗骨窦口位于踝的前下方。跗骨窦内含有骨间距跟韧带、脂肪垫、距跟关节滑膜及跗骨窦滑囊。跗骨窦滑囊位于骨间距跟韧带与前距跟韧带之间。骨间距跟韧带起于距骨沟，止于跟骨沟，连接距骨和跟骨，其前部外侧特别坚强，连接于距骨颈下外侧和跟骨上面之间，在足内翻时可发生牵张，从而防止足过度内翻。

（二）病因

跗骨窦综合征是由内翻力使跗骨窦内的软组织发生无菌性炎症、变性和挛缩所致，或是由跗骨窦内韧带损伤愈合后的瘢痕和韧带过度紧张所致。跗骨窦综合征伴随的小腿和足部感觉异常、发抖等，可能与软组织病变引起的自主神经功能紊乱有关。随着疼痛的消失，这些症状也会消失。

（三）临床特点

髁部内翻损伤后继发的跗骨窦处疼痛及压痛为跗骨窦综合征的主要临床特点。当患者踝部内翻扭伤引起的肿痛消失后，可出现小腿外侧与外踝前下方的疼痛。

（四）治疗

（1）口服非甾体抗炎药，如塞来昔布等。

（2）在激痛点处外贴洛索洛芬钠凝胶贴膏可以缓解局部疼痛。

（3）嘱患者适当休息，同时可给予物理治疗（如冲击波及偏振光治疗等）。

（4）向跗骨窦内及激痛点注射1%利多卡因加地塞米松5 mg的治疗液3 ~ 5 mL，有助于缓解疼痛。如有必要，也可注射浓度为23 μg/mL的三氧2 ~ 3 mL。

第六章　高原环境对神经病理性疼痛的影响

一、概述

国际疼痛学会(International Association for the Study of Pain,IASP)于1994年将神经病理性疼痛定义为"由神经系统的原发损害或功能障碍引发或导致的疼痛"。2008年,IASP神经病理性疼痛特别兴趣小组将该定义更新为"由于疾病或损伤影响躯体感觉神经系统而导致的疼痛"。神经病理性疼痛可分为周围性神经病理性疼痛和中枢性神经病理性疼痛两种类型。

目前认为,神经病理性疼痛的可能机制包括外周敏化、中枢敏化、下行抑制系统失调、脊髓胶质细胞活化、离子通道改变等。神经病理性疼痛的疼痛性质以牵扯痛、电击痛、针刺痛、撕裂痛、烧灼痛、重压痛、膨胀样痛及麻木样痛较为多见。神经病理性疼痛的临床特点:①自发痛,即在没有任何外伤、损伤性刺激的情况下,部分区域可出现疼痛;②痛觉过敏,指对正常致痛刺激的痛反应增强;③痛觉超敏,指非伤害性刺激即可引起疼痛,如可因轻微碰触、接触衣服或床单、温度的微小变化而诱发疼痛;④常伴有感觉异常、感觉迟钝、瘙痒感或其他不适感。

IASP推荐的神经病理性疼痛的诊断标准如下:①疼痛位于明确的神经解剖范围内;②病理生理学检查提示周围或中枢感觉神经系统存在相关损害或疾病;③至少有1项辅助检查证实疼痛符合神经解剖范围;④至少有1项辅助检查证实存在相关损害或疾病。上述①~④项标准全部符合即可明确诊断为神经病理性疼痛;符合上述第①②③或①②④项标准,为神经病理性疼痛的可能性较大;符合上述第①②项标准,为疑似有神经病理性疼痛的可能,但缺乏辅助检查的证据。

常见的神经病理性疼痛有带状疱疹及带状疱疹后遗神经痛、糖尿病性神经

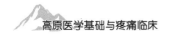

病变、复杂性区域疼痛综合征、术后疼痛综合征、幻肢痛、中枢痛等。

二、带状疱疹及带状疱疹后遗神经痛

(一)病因及发病机制

带状疱疹是由潜伏在感觉神经节的水痘－带状疱疹病毒被激活引起的相应支配区域皮肤的炎症反应,其特征是沿感觉神经相应节段引起成簇的皮肤疱疹,常伴有明显的神经痛。以往急性期带状疱疹疼痛、亚急性带状疱疹神经痛与带状疱疹后遗神经痛是依据疼痛持续时间来划分的。急性期带状疱疹疼痛即出疱疹最初 30 d 内的疼痛,带状疱疹后遗神经痛指急性期后疼痛持续超过 180 d 以上,比较顽固,被称为顽固性带状疱疹后遗神经痛。近年来,有学者认为,若带状疱疹结痂脱落、皮损愈合后仍遗留或重新出现剧烈的持续性或发作性疼痛超过1 个月,即可被定义为带状疱疹后遗神经痛。

(二)症状与体征

带状疱疹好发于春、秋季,成人多见,发病率随年龄的增大而呈上升趋势。临床上多数带状疱疹患者主诉患区剧烈疼痛,随后出现皮肤疱疹,少数患者可先出疱疹而后出现疼痛。胸背部皮肤区域为最常见的受累部位,其次依次为三叉神经的眼支支配区以及其他脑神经支配区以及颈、腰、骶神经支配区等。带状疱疹的临床过程可分为前驱期、疱疹期、恢复期、后遗神经疼痛期,急性期带状疱疹病程为 2～3 周,带状疱疹后遗神经痛可持续长达数个月或数年。

带状疱疹后遗神经痛为患者在急性期带状疱疹过后受累神经分布区域残留的剧烈疼痛,性质多样,如烧灼、刀割、电击、紧束感等。患者多伴有痛觉过敏或痛觉超敏,在风吹、轻触、穿衣等时即可产生剧烈疼痛,常影响饮食和睡眠。因长时间剧烈疼痛,故患者多伴有抑郁、烦躁等精神症状。在皮肤损伤区域,可见疱疹后遗留的瘢痕、色素沉着或色素脱落。目前已知带状疱疹后遗神经痛的危险因素包括高龄、较严重的急性疼痛和严重的疱疹等。随着年龄的增长,带状疱疹后遗神经痛的发生率可逐渐升高,因此老年人是出现顽固性带状疱疹后遗神经痛的高危人群。

(三)诊断与鉴别诊断

临床研究发现,若有特征性皮疹和伴随的疼痛症状,则可诊断为带状疱疹。带状疱疹需与接触性皮炎、单纯疱疹病毒感染(尤其是出现在会阴、骶部的单纯疱疹病毒感染)相鉴别。单纯疱疹病毒感染与带状疱疹的鉴别特征为单纯疱疹病毒感染主要出现在口唇或生殖器周围,高发于青年患者,而带状疱疹好发于老年患者;此外,单纯疱疹病毒感染可复发,而带状疱疹极少复发。对症状不典型和难以明确诊断的带状疱疹或单纯疱疹病毒感染患者,可通过实验室检查来进一步明确诊断。

(四)治疗

1.急性期带状疱疹的防治

急性期带状疱疹的治疗原则为抗病毒、镇痛、抗炎、保护局部皮肤、防止继发感染、预防带状疱疹后遗神经痛。常用的急性期带状疱疹的防治方法有药物治疗、神经阻滞治疗、局部治疗、水痘－带状疱疹病毒疫苗和血清抗体预防等。

(1)药物治疗:带状疱疹发病后,最好72 h内使用抗病毒药物。常用的抗病毒药物有阿昔洛韦、泛昔洛韦等。对于免疫功能低下的患者、由广泛性皮疹的患者和有神经系统并发症的患者,无论在皮疹出现72 h之内,还是在皮疹出现72 h之后,均应考虑进行抗病毒治疗。对伴有疼痛的患者,可根据具体情况选用非甾体抗炎药、曲马多、阿片类药、抗抑郁药、抗癫痫药等,以控制疼痛,此外,提高免疫力的药物(如干扰素、胸腺素)等也可应用。

(2)神经阻滞治疗:神经阻滞治疗带状疱疹所致疼痛效果确切,可明显改善局部血液循环,加速愈合,降低带状疱疹后遗神经痛的发生率。进行神经阻滞常用局部麻醉药加适量糖皮质激素注射。半月神经节阻滞、三叉神经阻滞适用于头面部带状疱疹;星状神经节阻滞适用于头面部、颈部、上肢及背部带状疱疹;硬膜外阻滞适用于范围较大的急性带状疱疹。进行神经阻滞时,可单次或连续给药,同时阻断躯体神经及交感神经,也可根据患者的具体情况进行神经丛阻滞和椎旁神经阻滞等。

(3)局部治疗:以抗炎、干燥、收敛和防止继发感染为原则,也可采用超激光照射及红光照射等物理治疗方法。

(4)水痘－带状疱疹病毒疫苗和血清抗体预防:国外已生产出无活性的水痘疫苗,可大幅降低急性带状疱疹的发病率。此外,急性带状疱疹康复期患者的血清抗体可有效抑制水痘－带状疱疹病毒的繁殖。

2.带状疱疹后遗神经痛的防治

带状疱疹后遗神经痛的防治应在对患者的疼痛进行全面评估的基础上采取

个体化的综合防治方案(包括药物治疗、神经阻滞治疗、神经损毁治疗、物理疗法、微创介入治疗、手术治疗、心理治疗、氧气疗法及预防接种等)。

(1)药物治疗:对于带状疱疹后遗神经痛患者,药物治疗仍然是最基本、最常用的方法。药物治疗最常选用钙离子通道调节剂、抗癫痫药、抗抑郁药、麻醉镇痛药、促进神经修复药及其他药物等。①钙离子通道调节剂及抗癫痫药:如普瑞巴林、加巴喷丁、卡马西平等。普瑞巴林治疗带状疱疹后遗神经痛,初始量75 mg,每日2次,口服,逐渐增至450 mg/d,推荐最大剂量为600 mg/d,普瑞巴林已被许多指南推荐为治疗带状疱疹后遗神经痛的药物。②抗抑郁药:包括三环类抗抑郁药和5-羟色胺再摄取抑制剂,其治疗带状疱疹后遗神经痛的机制包括抑制去甲肾上腺素和5-羟色胺的再摄取及阻滞钠通道。常用的抗抑郁药有阿米替林、氟西汀、帕罗西汀等。③麻醉镇痛药:主要有利多卡因凝胶及贴剂(其疗效确切、副作用少,在国内外已被推荐为治疗带状疱疹后遗神经痛的一线用药)、辣椒素软膏及贴剂(该药可通过皮肤吸收,使神经末梢释放神经肽类递质,使突触失去传导功能,适用于由皮肤和皮下组织损伤所致的表浅性疼痛)。④促进神经修复药:如B族维生素、鼠神经生长因子、家兔炎症皮肤提取物等,适用于辅助治疗带状疱疹后遗神经痛。⑤其他药物:如曲马多,具有弱阿片样作用,可抑制5-羟色胺和去甲肾上腺素的释放与再摄取,常用剂量为100~400 mg/d,对循环功能、呼吸功能和肾功能影响较小。

(2)神经阻滞治疗:为治疗带状疱疹后遗神经痛的有效手段,在进行药物治疗的同时,可进行神经阻滞治疗,以迅速缓解疼痛。

(3)神经损毁治疗:为治疗带状疱疹后遗神经痛非首选的有效方法,可在常规治疗效果不佳时谨慎选用。化学损毁可选用无水乙醇、亚甲蓝等药物;物理损毁可选用射频、激光、冷冻等方法。目前,三叉神经节脉冲或热凝射频常被用于治疗头面部带状疱疹后遗神经痛;背根神经节、肋间神经及脊神经后支脉冲或热凝射频常被用于治疗胸背部、腰背部带状疱疹后遗神经痛。进行神经损毁治疗的医生应具备足够的专业技术水平,应严格遵守治疗操作规范并在影像引导下操作。

(4)物理疗法:为带状疱疹后遗神经痛的一种辅助治疗方法。常用的有经皮神经电刺激和超激光治疗,可根据疼痛部位及相应病变神经干或神经节进行刺激和照射。

(5)微创介入治疗和手术治疗:可用于治疗顽固性带状疱疹后遗神经痛。

（6）心理疗法：带状疱疹后遗神经痛病程迁延、疼痛剧烈，使患者生活质量降低，心理疗法可有效打断"疼痛—自我紧张和生活能力丧失—绝望—疼痛加重"这一恶性循环，故对带状疱疹后遗神经痛患者的心理治疗应给予高度重视。

（7）氧气疗法：一般采用鼻饲管给氧，每日 2 次，每次 l h，氧流量以 2 ~ 3 L/min 为宜。

（8）预防：带状疱疹和带状疱疹后遗神经痛最终可追溯为个体初始的水痘感染。预防带状疱疹后遗神经痛的关键在于对急性期带状疱疹进行及时、彻底的治疗。对急性期带状疱疹患者，在进行抗病毒治疗的同时，需积极采取包括神经阻滞治疗在内的有效手段，以控制疼痛并修复神经功能，阻止其向慢性期迁延，进而降低带状疱疹后遗神经痛的发生率。

三、糖尿病性神经病变

糖尿病性神经病变是糖尿病最常见的慢性并发症之一，在临床上较为常见，病变可累及中枢神经及周围神经，其中以累及周围神经最为常见。累及周围神经的糖尿病性神经病变又称糖尿病周围神经病变，其中远端感觉神经病变最常见，占所有糖尿病性神经病变的 50% 以上。

（一）病因及发病机制

糖尿病性神经病变的病因及发病机制目前尚未阐明。近年来的研究认为，糖尿病性神经病变与遗传、缺血、缺氧、氧化应激、多元醇通路过度活跃、糖基化终末产物的激活、必需脂肪酸代谢异常、神经生长因子缺乏等有关，其中缺氧和氧化应激是高原地区糖尿病性神经病变不可忽视的两个因素。

糖尿病性神经病变病理改变广泛，可累及周围神经、自主神经、中枢神经等，表现为神经纤维脱髓鞘和轴突变性、施万细胞增生、轴突浸润、轴突脱鞘及轴突功能丧失等。自主神经受累可表现为内脏自主神经及交感神经节细胞变性。微血管受累可表现为内皮细胞增生、肥大，血管壁增厚，血管管腔变窄、发生透明变性，毛细血管数目减少，小血管闭塞。脊髓病变以后索损害为主，主要为变性改变。脑内病变以动脉硬化多见，早期即可发生，严重时可引发脑梗死、脑软化、脑萎缩及脑硬化等。

（二）症状与体征

1. 远端对称性多发性神经病变

远端对称性多发性神经病变为糖尿病周围神经病变中最为常见的一种。症状从肢体远端开始,逐步向近端发展,呈手套/袜子样分布,以感觉障碍为主,运动障碍相对较轻。疼痛和感觉异常为主要症状,表现为钝痛、烧灼痛、刺痛、刀割痛等,夜间加剧。感觉异常可表现为麻木、发冷、蚁行、虫爬、发热、烧灼、触电样等感觉,可伴有温、触觉的减退或缺失,后期可出现步态与站立不稳、踩棉花感或地板异样感等感觉性共济失调症状,以及运动障碍,如肢体远端的无力、手与足的小肌肉萎缩等。

2. 自主神经病变

自主神经病变常伴有躯体神经病变。反之,在有躯体神经病变的糖尿病病例中,通过功能检查发现,某些程度的自主神经功能障碍的发病率可高达 40%。发生自主神经病变后,心血管系统可表现为直立性低血压、静息时心动过速、无痛性心肌梗死等;消化系统可表现为糖尿病胃轻瘫、便秘,或腹泻、便秘交替;泌尿系统可表现为排尿不畅、残余尿多、尿不尽、尿潴留、尿失禁,容易并发尿路感染;生殖系统可表现为男性性欲减退等。

3. 急性疼痛性神经病变

急性疼痛性神经病变少见,主要发生于病情控制不良的糖尿病患者,表现为急性发病的剧烈疼痛和痛觉过敏,在下肢远端最为显著,也可波及整个下肢、躯干或手部,常伴有肌无力、肌萎缩、体重减轻。胰岛素治疗对急性疼痛性神经病变的效果较好,但恢复的时间常较长。

4. 脑神经病变

脑神经病变多见于老年人,起病急骤,以单侧动眼神经麻痹多见,其次为展神经麻痹、面神经麻痹和三叉神经麻痹。少数患者可发生双侧或多数脑神经损害,瞳孔改变为其特征。

(三)诊断与鉴别诊断

1. 诊断

糖尿病神经病变的诊断包括以下三个步骤:①糖尿病的诊断;②神经病变的诊断;③神经病变与糖尿病关系的确定。根据糖尿病病史、症状和体征及实验室检查即可做出诊断。振动觉减弱对早期神经炎有诊断价值。神经传导速度检查和肌电检查结果可为诊断外周神经病变提供可靠依据。神经传导速度检查有助于发现早期神经损害,其中感觉神经传导速度较运动神经传导速度减慢出现更早且更敏感。肌电检查对于区分神经源性损害和肌源性损害有一定的诊断价值,学术界一般认为,糖尿病患者肢体远端肌肉以神经源性损害为主,肢体近端肌肉则以肌源性损害为主,故同时测定有助于全面判断肢体远、近端肌肉的受损状态。此外,临床上还可借助心血管、胃肠道、膀胱功能检查等来判断自主神经功能受累的情况。

2.鉴别诊断

(1)糖尿病性对称性周围神经病变应与中毒性末梢神经病变、感染性多发性神经根炎等相鉴别。中毒性末梢神经病变患者常有药物中毒或农药接触史,疼痛症状较突出;感染性多发性神经根炎患者常急性或亚急性起病,发病前多有呼吸道或肠道感染史,表现为四肢对称性弛缓性瘫痪,运动障碍重,感觉障碍轻,1~2周后可有明显的肌萎缩,脑脊液蛋白定量增高,细胞数正常或轻度增多。

(2)糖尿病非对称性周围神经病变应与脊髓肿瘤、脊椎病变影响脊神经等病变相鉴别,相应节段脊椎照片或 CT、MRI 检查可辅助诊断。

(3)糖尿病性胃肠道自主神经功能紊乱应与胃肠道炎症、肿瘤等相鉴别;糖尿病心脏自主神经功能紊乱应与其他心脏器质性病变相鉴别。

(四)治疗

治疗糖尿病性神经病变的关键在于积极治疗原发病,有效纠正糖代谢紊乱,控制饮食,合理用药,控制血糖浓度,有效延缓病情恶化,同时还应注意保持血脂、血压等的稳定。

对糖尿病神经病变引起的疼痛的治疗可参照神经病理性疼痛的治疗进行。药物治疗可联合应用三环类抗抑郁药、钙离子通道调节剂、抗癫痫药和阿片类药物,其中三环类抗抑郁药和抗癫痫药(如加巴喷丁、普瑞巴林等)并被证实对糖尿病神经病变所致疼痛有明确效果,并被众多指南推荐为一线用药。对疼痛严重的患者,可加用阿片类药物和非麻醉性镇痛药,此外,可辅助使用神经修复调节药(如甲钴胺等)、抗氧化药(如硫辛酸等)、改善微循环药(如前列地尔注射液等)。对有严重的顽固性疼痛的患者,可参照神经病理性疼痛的治疗原则进行神经阻滞治疗、区域阻滞治疗及微创治疗等,应注意慎用激素,以免加重病情。对有自主神经病变的患者,可根据症状进行对症治疗。

在高原地区,对糖尿病性神经病变患者则还应积极给予常压吸氧、室内富氧等治疗。

四、复杂性局部疼痛综合征

1994 年,IASP 提出用复杂性局部疼痛综合征或复杂性区域疼痛综合征来取代反射性交感神经萎缩和灼性痛。反射性交感神经萎缩即复杂性局部疼痛综合征 I 型;灼性痛即为复杂性局部疼痛综合征 II 型。复杂性局部疼痛综合征指继发于创伤、医源性损伤或全身性疾病(如糖尿病性周围神经病变)出现的,以患肢疼痛和痛觉超敏、自主神经功能紊乱、运动功能受累和营养异常等为特征的临床综合征。复杂性局部疼痛综合征可发生于任何年龄,以 36 ~ 46 岁人群多见,男女比例为 1∶2.3 ~ 1∶3。按照 IASP 对神经病理性疼痛的最新定义,复杂性局部疼痛综合征 I 型不属于神经病理性疼痛的范畴,但在临床上仍参照神经病理性疼痛来治疗。

(一)病因及发病机制

复杂性局部疼痛综合征的病因目前尚不清楚,可能的病因有以下几点:①创伤性损伤,如骨折、挫伤、烧伤、枪伤、医源性损伤等,也可能是微小的损伤,如穿刺等,多发生在神经末梢较丰富的部位;②其他疾病,如心肌梗死、脑血管意外、多发性硬化、截肢、脊髓损伤等,有时可无明显病因。

复杂性局部疼痛综合征的发病机制有以下几种学说:①交感神经系统功能紊乱;②外周敏化、中枢敏化和神经可塑性改变;③神经元接触;④脊髓后角神经元活动异常;⑤神经源性炎症;⑥中枢下行抑制系统功能异常;⑦表皮神经分布改变,如复杂性局部疼痛综合征受累部位的 C 纤维、A 纤维密度减小,患肢神经分布区毛囊和汗腺改变等;⑧血液中儿茶酚胺浓度变化;⑨遗传、心理因素等。复杂性局部疼痛综合征往往是上述多因素相互作用的结果。

(二)症状与体征

复杂性局部疼痛综合征 I 型和 II 型均以感觉神经、自主神经和运动神经功能异常的"三联征"为特征,可伴有骨骼和营养改变、血管舒缩功能异常。复杂性局部疼痛综合征 I 型和 II 型的病程和临床表现可有不同。

1. 复杂性局部疼痛综合征 I 型

(1)症状:具体如下。①疼痛:多为自发性,性质多为灼痛、针刺样痛、电击样痛、刀割样痛或多种疼痛并存。疼痛范围可局限于损伤部位,也可随病程进展逐渐扩大,但多不沿神经走行方向走行。疼痛的程度往往与疾病的程度不一致,损伤治愈后,疼痛可继续加重。②感觉神经症状:存在痛觉过敏和(或)疼痛超敏,可伴有感觉过敏或感觉减退,以感觉过敏为主。

(2)体征:具体如下。①运动功能障碍:肌肉僵硬、主动运动减少、肌力减退、震颤和运动反射亢进。②发汗功能障碍:发病初期表现为皮肤出汗过多,随后出现皮肤皮下组织萎缩,出汗减少甚至停止。③皮肤营养障碍:常表现为皮肤水肿,其后可发展为皮肤发亮、萎缩、皱纹消失,指(趾)甲松脆及头发脱落等。④血管舒缩功能障碍:当血管舒张功能占优势时,皮肤温暖、干燥、带潮红色;反之,则皮肤湿冷、苍白。

(3)分期:临床上根据疾病发展,可将复杂性局部疼痛综合征Ⅰ型分为三期。Ⅰ期(急性期):自受损伤起约3个月内,以自发性、持续性、剧烈的灼烧样疼痛为特点。疼痛发生在血管和外周神经分布区。患者可有手和足肿胀、发红,痛觉过敏,感觉过敏或减退,局部活动受限。X线检查:初期无明显改变,6~8周后可见肌肉萎缩。Ⅱ期(营养障碍期或缺血期):损伤3个月后,疼痛加剧,呈弥漫性和持续性烧灼痛,向周围扩散。患者皮肤发白、干燥,皮下组织出现萎缩,可出现头发脱落、指(趾)甲变脆和变形。Ⅲ期(萎缩期):各种治疗未见明显效果,形成恶性循环,可出现肌萎缩和关节痉挛,导致四肢不能伸展。临床表现和X线检查均提示有广泛性肌萎缩和关节痉挛。从大多数患者的临床表现中很难严格区分分期,需借助相关辅助检查以明确分期。

2.复杂性局部疼痛综合征Ⅱ型

此型常发生于子弹伤,典型病例的组织学特征性改变为周围神经受到拉伸而不被切断,神经损伤以坐骨神经为多,其次是正中神经和臂丛神经的中段及其他神经,受损部位一般均为四肢的混合神经。

(1)症状:具体如下。①疼痛:灼痛多发生在神经损伤后数小时到1周,疼痛强度常较复杂性局部疼痛综合征Ⅰ型剧烈,疼痛部位多为受损神经干和大的神经分支支配区,活动时疼痛加重,安静或入睡后疼痛减轻或消失。②痛觉过敏和痛觉异常:与疼痛区域一致。

(2)体征:具体如下。①自主神经功能紊乱表现:局部皮肤颜色改变,可呈灰色,皮肤干燥、无光泽。②营养性改变:皮肤变薄或发亮,局部组织萎缩,手指关节肿胀、压痛,可伴有运动障碍。③其他:可有相应的神经受损表现。

(三)诊断与鉴别诊断

复杂性局部疼痛综合征主要依靠病史、临床表现和辅助检查来诊断。

1. 诊断要点

（1）有较久的或近期损伤史、疾病史。

（2）持续性烧灼样疼痛，有神经源性疼痛表现。

（3）有血管及发汗功能障碍，营养性改变（如肌肉萎缩），肢体水肿或脱水，对寒冷等刺激过度敏感。

（4）诊断性交感神经阻滞试验多为阳性。

2. 辅助检查

（1）X线检查：应进行双侧对比，可见患肢萎缩、骨质疏松。

（2）骨扫描：静脉注射放射性核素^{99m}Tc后，可发现患肢骨血流增加及关节周围放射性核素聚集。

（3）热像图检查：为早期诊断复杂性局部疼痛综合征快速而敏感的方法。

（4）诊断性交感神经阻滞试验：其结果对诊断和选择治疗方案非常重要。可用1%利多卡因进行同侧星状神经节阻滞或腰椎旁交感神经节阻滞。当同侧指（趾）尖的皮肤温度≥35 ℃时，可以认为阻滞充分。当疼痛暂时减轻时，表明交感神经参与了疼痛的产生，但应排除因局部麻醉药扩散到神经根、神经干等处引起感觉神经阻滞而造成假阳性的可能。

（四）治疗

在治疗原则方面，复杂性局部疼痛综合征Ⅰ型和Ⅱ型基本相同，均强调早期预防和治疗，特别是对复杂性局部疼痛综合征Ⅱ型，一般疗效不佳，预后差，在创伤后积极进行清创、抗感染和镇痛治疗，可在一定程度上预防其发展为严重灼痛。

1. 药物治疗

临床上对复杂性局部疼痛综合征患者常选用普瑞巴林联合其他药物治疗，也可加用α受体阻滞剂胍乙啶，每日20～30 mg，或酚苄明，每日80 mg，连续用药6周。

2. 神经阻滞治疗

神经阻滞治疗对复杂性局部疼痛综合征疗效确切、迅速，可扩张血管、解除肌痉挛，从而达到治疗效果。神经阻滞治疗以交感神经阻滞（如星状神经节阻滞、胸交感神经阻滞、腰交感神经阻滞等）为主。若进行硬膜外阻滞，则可选择对病变相应神经支配区进行单次或连续阻滞，还可加用吗啡等阿片类药物，以达到长期镇痛和避免运动神经阻滞的目的。

3. 其他治疗

（1）射频热凝治疗：对胸背部和下肢的复杂性局部疼痛综合征，可进行脊神经根和脊神经后内侧支的射频热凝治疗。

（2）脊髓电刺激和鞘内吗啡泵：可用于常规治疗无效的患者。

（3）手术治疗：对病情顽固的患者，可进行交感神经节切除。

（4）物理治疗：可采用多种形式的物理治疗，以保持受伤肢体的功能，预防肌肉和关节的萎缩及痉挛。

（5）心理疗法：复杂性局部疼痛综合征患者的个性特点和行为模式与精神病患者的相似，对其采取心理疗法的具体形式有精神疗法、催眠疗法等，若结合其他治疗，则可提高疗效。

五、术后疼痛综合征

（一）概述

1. 定义

术后疼痛综合征是指对神经损伤手术及术后神经修复不良等的一系列反应所致的综合征。患者可在术后出现长期持续的慢性疼痛。临床上最常见的术后疼痛综合征是开胸术后疼痛综合征。此外，术后疼痛综合征可见于腰椎术后、乳房切除术后、颈部扩大清扫术后、下腹部术后等。

2. 治疗

（1）药物治疗：术后疼痛综合征与神经病理性疼痛的治疗原则相同，临床上常用抗抑郁药、抗癫痫药、阿片类药、非甾体抗炎药等，也可用离子通道阻滞剂、NMDA 受体拮抗剂等。

（2）早期治疗：早期应注重神经损伤修复治疗及神经功能调节治疗，不主张进行神经损毁治疗。此外，临床上还可采取神经阻滞治疗、低浓度（25% ～30%）三氧治疗及脉冲射频治疗等。

（3）其他治疗：如心理治疗、物理治疗、中医中药治疗等。

六、幻肢痛

幻肢痛是主观感觉已被截除的肢体仍然存在并伴有不同程度、不同性质的

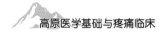

疼痛的综合征。1551 年,与幻肢痛相关的文献报道首次出现。1871 年,幻肢痛被 Silas Weir Mitchell 正式命名。

(一)症状与体征

幻肢现象常发生在四肢,最常见于截肢术后。身体的其他部位(如舌、阴茎、乳房、膀胱、直肠等)被切除后,也可出现幻肢现象。幻肢现象可分为幻肢感、幻肢痛和残肢痛。幻肢感是身体某部位(如肢体)被切除后主观感觉仍然存在的现象,此现象不受年龄、性别、切除程度的影响。幻肢痛是感觉截除的部位仍有疼痛,疼痛性质多种多样,有刀割样、烧灼样、针刺样等。幻肢痛大都发生在截肢术后的 1 周或数周内,但也有数月或数年后发生者。疼痛发作次数及持续时间存在明显的个体差异,最严重的可以表现为持续发作。残肢痛是身体某部位被切除后局限于该断端部位的疼痛。

(二)病因及发病机制

幻肢痛的病理生理机制目前尚未完全清楚,既可能与截肢时神经残端包埋处理不当及修复不良、中枢神经系统重塑及中枢敏化有关,也可能与心理、记忆等多种因素共同作用有关。近年来的相关研究表明,截肢后的大脑皮质功能重组很可能是产生幻肢痛的中枢机制之一。残肢痛多与被切断的神经断端形成神经瘤、切断部位的组织异常病变及假肢不合体等有关。

(三)治疗

1.药物治疗

幻肢痛的药物治疗可参照神经病理性疼痛的药物治疗原则,最常见的做法为钙离子通道调节剂、抗抑郁药、抗癫痫药和阿片类药物联合应用。此外,非甾体抗炎药、NMDA 受体拮抗剂、降钙素等也可用于幻肢痛的治疗。

2.神经阻滞治疗

神经阻滞治疗是治疗幻肢痛的常用方法,但疗效不确定。当残肢端有压痛点存在时,可用1% 利多卡因或 0.25% ~ 0.5% 罗哌卡因于压痛点反复浸润阻滞,这样做对早期疼痛患者有较好的效果。当幻肢痛呈刀割样、针刺样剧烈疼痛时,可行相应的外周神经阻滞治疗。其中交感神经节阻滞治疗适用于临床表现为烧灼样疼痛且伴有反射性萎缩症的患者。

3.手术治疗

残肢端修整术或神经瘤切除术对部分幻肢痛患者可能有效。

4.心理疗法

幻肢痛患者多伴有心理障碍,其中最常见的是抑郁症。幻肢痛既是躯体疾病的症状,又是心理疾病的反映,治疗时要采取心理治疗和躯体治疗并重的综合措施。

5.其他治疗

射频、经皮电刺激、脊髓电刺激、鞘内吗啡泵、深部脑刺激等也可用于幻肢痛的治疗。

6.预防

因为截肢术前的疼痛经历、术中的疼痛刺激及术后疼痛持续均可成为幻肢痛发生的诱因,所以术前、术中、术后的镇痛处理和心理支持是预防幻肢痛的重要措施。

七、中枢痛

如前所述,IASP 将神经病理性疼痛分为周围性神经病理性疼痛和中枢性神经病理性疼痛两种类型。其中由外周躯体感觉系统损害或病变导致的疼痛为周围性神经病理性疼痛;由中枢躯体感觉系统损害或病变导致的疼痛为中枢性神经病理性疼痛。

中枢性神经病理性疼痛的原发病变在脊髓或脑中常见,其病因包括脑卒中,脑、脊髓的血管多发硬化性损伤,外源性脑、脊髓损伤,脊髓、延髓空洞症,脊髓炎,帕金森病,中枢神经系统肿瘤等。

常规的神经病理性疼痛的治疗方法对中枢性神经病理性疼痛来说往往效果不佳,临床上可考虑采取神经电刺激和手术治疗。神经电刺激是近年来逐渐得到认可的镇痛技术,主要采用放置刺激电极和永久性脉冲发生器,通过慢性电刺激对疼痛传导等环节进行调节,从而起到减轻或消除疼痛的效果。根据刺激部位的不同,可将神经电刺激分为周围神经刺激、脊髓刺激、脑深部电刺激和运动皮层电刺激等。手术治疗包括脊髓背根入髓区切开术和立体定向中脑加扣带回损毁术等。对有手术适应证的患者,可积极考虑进行神经外科手术治疗。

参考文献

[1] 崔建华,张西洲,谢印芝,等.高原低氧与血管内皮生长因子的关系探讨[J].航天医学与医学工程,2000(5):368-370.

[2] 崔建华,张西洲,何富文,等.高原低氧与循环内皮细胞计数及内皮素和心钠素-1和心钠素含量的相关性研究[J].高原医学杂志,1999(3):28-30.

[3] 陈东升,杨家驹,石元刚,等.不同模拟高度对大鼠营养状态的影响[J].第三军医大学学报,1999,21(2):123-124.

[4] 刘永年,付乙光,陈秀桂,等.青海省黄南地区(2450 m)藏、土族老年人血中硫基(—SH)含量的测定研究[J].高原医学杂志,1995,5(4):10-11.

[5] 刘煌,李维亮,周秀骥,等.青藏高原臭氧低谷形成机理——臭氧输送和化学过程[J].大气科学进展(英文版),2003,20(1):103-109.

[6] 唐建.白内障发病机制的分子学研究进展[J].眼科新进展,2003,23(1):52-55.

[7] 崔建华,张西洲,何富文,等.不同海拔高度不同高原居住时间血清 MDA 和 SOD 的测定[J].高原医学杂志,1999,9(4):12-14.

[8] 崔建华,张西洲,何富文,等.移居高原健康青年血清丙二醛和尿酸的变化[J].解放军预防医学杂志,2000,18(1):18-20.

[9] 杨炜,李悦山,薛磊,等.老年性白内障患者脂质过氧化反应的研究[J].眼科新进展,2000,20(2):124-125.

[10] 周人玲,庄朝荣,王素佳,等.晶状体与自由基[J].眼科新进展,1999,19(2):124-125.

[11] 李梅菊,严宏,韩秀珍.老年性白内障患者血中 SOD 的变化[J].中国实用眼科杂志,1994,12(9):542-543.

[12] 刘丽萍,张鑫生,郭雪微,等.高原红细胞增多症患者超氧化物歧化酶和过氧化脂质的研究[J].高原医学杂志,1994,4(2):15-16.

[13] 阿祥仁,张赛生,程海花,等.不同海拔高原红细胞增多症患者体内同型半胱氨酸与氧自由基代谢水平的相关性研究[J].临床荟萃,2006,21(5):322.

[14] 崔建华,张西洲,王引虎.等.银杏叶片对高原人体运动后自由基代谢的影响[J].西北国防医药杂志,2005,15(1):20.

［15］ YASUDA Y,MUSHHA T,TANAKA II,et al. Inhibition of erythropoietin signaling destroys xenografts of ovarian and uterine cancers in nude mice［J］. Br J Cancer,2001,84(6):836 – 843.

［16］ CHRISTOF D,HUBERT F,PATRICIA F,et aL Erythropoietin mRNA expression in human fetal and neonatal tissue［J］. Blood,1998,92:3218 – 3225.

［17］ Johnson G R. Erythropoietin［J］. Br Med Bull,1989,45(2):506 – 515.

［18］ MILLEDGE J S. Serum erythropoietin in human at high altitude and its relation to plasma renin［J］. J Appl Physiol,1985,59:360.

［19］ CHANDEL N S,MALTEPE E,GOLDWASSER E,et al. Mitochondrial reactive oxygen species trigger hypoxia – induced transcription［J］. Proc Natl Acsad Sci USA,1998,95(20):11715 – 11720.

［20］ 赵鹏,路瑛丽,冯连世,等. 低氧训练对大鼠 EPOPEPOR 及其表达的影响［J］. 山东大学学报(医学版). 2009,47(5):5 – 12.

［21］ SAMAJA M. Hypoxia – dependent,protein expression:erythropoietin［J］. High Alt Med Bidl 2001,2(2):155 – 163.

［22］ CAHAN C,HOEKJE E,GOLDWASSER M,et al. Assessing the characteristic between length of hypoxic exposure and serum erythropoietin levels［J］. Am J Physiol. 1990,258:R1016 – R1021.

［23］ 冯连世,赵中应,洪平,等. 模拟高原训练对大鼠促红细胞生成素(EPO)表达的影响［J］. 中国运动医学杂志,2001,23(4):358 – 360.

［24］ 黄丽英,许豪文,林文,等. 间歇低氧训练对大鼠肾脏 EPO 基因表达的影响［J］. 沈阳体育学院学报,2003,22(4):10 – 11.

［25］ 黄丽英,林文,翁锡全. 常压模拟高住低练对大鼠心肌低氧诱导因子张基因表达的影响［J］. 中国运动医学杂志,2004,23(2):133 – 135.

［26］ SEMENZA G L. Angiogenesis in ischemic and neoplastic disorders［J］. Annu Rev Med,2003,54 (1):17 – 28.

［27］ SEMENZA G L,NEJFELT M K,CHI S M,et al. Hypoxia – inducible nuclear factors bind to an enhancer element located 3'to the human erythropoietin gene［J］. Proc Natl Acad Sci USA,991,88:5680 – 5684.

［28］ 刘舒,裴溃董,张世馥,等. 西藏高原红细胞增多症患者红细胞生成素低氧反应增强子多态性研究［J］. 中华血液学杂志,2000,21(9):486.

［29］ LEON – VELARDE F,MONGE C C,VIGAL A,et al. Serum immunoreactive erythropoietin in high altitude natives with and without excesive erythrocytosis［J］. Exp Hematol,1991,19:257 – 260.

［30］ LEVINE B D. Living high – training low:the effect of altitude acclimatization/ normaxic training in rained runners［J］. Med Sci Sports Exerc,1991,23(6):25.

［31］ GAREAN R,BRISSON G R,AYOTTE C,et al. Erythropoietin doping in athletes:possible detection through measurement of fibrinolytic products［J］. Thromb Haemost,1992,68:481.

［32］ BERGLUND B, ECBLOM B. Effect of recombinant human erythropoietin treatment on blood pressure and some heamatologica parameters in healthy men［J］. J Intern Med, 1991, 229:125.

［33］ BERGLAND B. High altitude training. Aspects of hematological adaptation［J］. Sports Med, 1992,15(2),289 – 303.

［34］ 冯连世,赵中应,洪平,等.高原训练对大鼠促红细胞生成素(EPO)表达的影响［J］.中国运动医学杂志,2001,20(4):358 – 360.

［35］ GUNDERSEN S. Living high – training low altitude training improves sea level performance in male and female elite runners［J］. J Apple Physiol,2001,91:1113 – 1120.

［36］ 冯连世.高原训练对男子中长跑运动员血清激素的影响［J］.体育科学,2000,(4):49 – 52.

［37］ 肖国强.缺氧运动训练对红细胞生成素影响的研究［J］.中国临床康复,2002,6(3):415.

［38］ 冯连世,宗丕芳,李福田,等.高原训练对中长跑运动员红细胞生成的作用［J］.体育科学,1998,18(4):78 – 81.

［39］ 周其全.我国高海拔地区人群微循环研究概况［J］.中国微循环,1999,3(3):187.

［40］ 王伟,陈占诗,张西洲,等.海拔4300 m 世居藏族与移居汉族青年血流动力学对比观察［J］.高原医学杂志,2000,10(2):18.

［41］ 杨景义,周其全.急性高原病防治研究［M］.兰州:甘肃科技出版社,1997.

［42］ 张新宇,张西洲.初入海拔5380 m 及居住一年的青年结膜微循环的变化［J］.高原医学杂志,1996,3:41.

［43］ 张西洲,张新宇,张素萍.海拔3700 m 和5270 m 运动前后30 名青年结膜微循环的变化［J］.高原医学杂志,1997,2:11.

［44］ LU G W, YU S, LI R H, et al. Hypoxic preconditioning:a novel intrinsic cytop rotective strategy［J］. Mol Neurobiol f ,2005,31:255 – 271.

［45］ 吕国蔚.脑低氧/缺血性预适应的机制［J］.基础医学与临床,1997,17:7 – 12.

［46］ 吕国蔚.低氧反应通路［J］.生理科学进展,2001,32:65 – 67.

［47］ 吕国蔚.低氧耐受动物细胞的耐低氧策略［J］.高原医学杂志,2001,11:63 – 65.

［48］ 吕国蔚.低氧适应的进化［J］.首都医科大学学报,2002,23:185 – 190.

［49］ 高钰琪,黄庆愿,刘福玉,等.预缺氧复合锻炼改善新兵急进高原后的体力劳动能力［J］.解放军预防医学杂志,2004,22(4):242 – 244.

［50］ LUO G,LIU F Y,XIE Z Z,et al. Effects of hypoxic preconditioning on myocardial mitochondrial energy metabolism during acute hypoxia in rats［J］. J Med Coll Pla,1998,13(1):22.

［51］ LU G,DING D,SHI M. Acute adaptation of mice to hypoxic hypoxia［J］. Biol Signals Recept, 1999,8(5):247.

［52］ MILLER B A,PEREZ R S,SHAH A R,et al. Cerebral protection by hypoxic preconditioning in a murine model of focal ischemia – reperfusion[J]. Neuroreport,2001,12（8）:1663.

［53］LIU Y,KATO H,NAKATA N T,et al. Protection of rat hippocampus against ischemic neuronal damage by pretreatment with sublethal ischemia[J]. Brain Res,1994,74:998 – 1004.

［54］KATO H,LIU Y,ARAKIK K,et al. Temporal porofile of the effects of pretreatment with brief cerebral ischemia insult in the gerbil:cumulaive damage and protective effects[J]. Brain Res, 1991,55(3):238 – 242.

［55］TOKUNAGA H,HIRAMATSU K,SAKAKI T. Effect of preceding in vivo sublethal ischemia on the evoked potentials during secondary in vitro hypoxia evaluated with gerbil hippocampal slices[J]. Brain Res,1998,78(4):316 – 320.

［56］孟凌新,崔健君,孔娟,等. 缺氧预处理对缺血缺氧脑组织超微结构与自由基的影响[J]. 中华麻醉学杂志,2001,21(4):233 – 235.

［57］吴昌琳,林立政,卢智,等. 低氧预处理对低氧/复氧心肌能量代谢的作用[J]. 中国应用生理学杂志,2001,17(1):43 – 45.

［58］高峰,YAN W L,GENG Y J,等. "缺氧后处理"对大鼠缺氧 – 复氧心室肌细胞的保护作用[J]. 心功能杂志1999,11(4):241.

［59］KONSTANTINOV I E,ARAB S,RAJESH K,et al. The remote ischemic preconditioning stimulus modifies inflammatory gene expression in humans[J]. Physiol Genomics,2004,19:143 – 150.

［60］李强,高伟,魏宏文. 间歇性低氧刺激对运动能力影响的实验研究[J]. 体育科学,2001,3 (21):62 – 65.

［61］张伟丽,吕国蔚. 腺苷对急性重复缺氧耐受性的影响[J]. 基础医学与临床,1996,2 (16):69.

［62］史美棠,李凌,安仰原,等. 急性重复缺氧动物脑中常量、微量元素含量的变化[J]. 基础医学与临床,1994,1(14):40.

［63］李世成,田野. 间歇性缺氧模拟高原训练对小鼠骨骼肌乳酸代谢的影响[J]. 中国运动医学杂志,1999,2(18):126 – 128.

［64］KOLDAIMKAYA A Z. Interval hypoxic training in sports[J]. Hypoxia Med J,1993,(3):28 – 31.

［65］李万寿,吴天一,陈秋红,等. 高原红细胞增多症流行病学的研究[J]. 高原医学杂志, 1998,8(2):10.

［66］陈松林,郑元明. 西藏高原细胞增多症发病率及其血红蛋白特异性研究[J]. 中国医学科学院学报,1992,14:237 – 241.

［67］MONGE C C,Arregui A,Leon – Valarde F. Pathophysiology and epidemiology of chronic mountain sickness[J]. Int J Sports Med,1992,13:S79 – S81.

［68］LEON – VALARDE F,ARREGUI A,MONGE C C,et aL Ageing at high altitude and the risk of chronic mountain sickness[J]. J Wild Med,1993,4:183 – 188.

[69] 吴天一,张琪,李贵兰,等.高原红细胞增多症发病影响因素的探讨[J].中华血液学杂志,1987,8:336-339.

[70] 张西洲,崔建华,王宏运,等.驻喀喇昆仑山和西藏阿里某部队高原红细胞增多症发病率调查[J].高原医学杂志,2007,17(1):58.

[71] 吴天一.关于高原红细胞增多症命名、分型及诊断标准的探讨[J].高原医学杂志,1987,(2):11-17.

[72] 冉云德.高原红细胞增多症1240例分析[J].高原医学杂志,1992,2(2):47.

[73] 吴德城,刘咏儒.高原心脏病[J].中华儿科杂志,1955,6:348-351.

[74] 吴天一,王祖慰,李春华.成人高原心脏病22例分析[J].中华内科杂志,1965,13:700-702.

[75] 李经邦.57例乳幼儿高原适应不全症的病理观察[J].中华病理学杂志,1966,10(2):38-40.

[76] SUI G J,LIU Y H,CHENG X S,et al. Sabacute infantile mountain Sickness[J]. J Pathol,1988,155(2):161-170.

[77] PEI S X,CHEN X J,BU J,et al. Chronic mountain sickness in Tibet[J]. G J Med,1989,71:555-574.

[78] 吴天一,格尔力,代廷凡,等.高原心脏病的发病调查[J].中华医学杂志,1983,63(2),90-92.

[79] 韩济生.神经科学原理[M].北京:北京医科大学出版社,1998.

[80] 吕永达.高原医学与生理学[M].天津:天津科技翻译出版公司,1995.

[81] 张彦博.人与高原[M].西宁:青海人民出版社,1996.

[82] HEATH D. High-Altitude Medicine and Pathology[J]. Oxford Medical Publications,1995:346-352.

[83] HULTGREN H. High Altitude Medicine[J]. Hult-gren Publications,1997:368-379.

[84] INSALACO G. Blood pressure and heart rate during periodic breathing while sleep at high altitude[J]. J Appl Physiol,2000,89(3):947-955.

[85] LUKS A M. Room oxygen enrichment improves sleep and subsequent day-time performance at high altitude[J]. Respir Physiol,1998,113(3):247-258.

[86] PLYWACZECWSKI R. Quality of sleep and periodic breathing in healthy individuals working at altitude of 3700 meters[J]. Pol Arch Med Wewn,1999,101(2):117-121.

[87] WEST J B. Oxygen enrichment of room air to improve well-being and productivity at high altitude[J]. Int J Occup Environ Health,1999,5(3):187-193.

[88] 哈振德,何通暗,张西洲,等.富氧对高原移居者睡眠结构的影响[J].中华内科杂志,2004,43(5):368.

[89] 李舒平,王相林,李全真.登山运动员低氧耐力的预测和现场验证[J].中国应用生理学

杂志,1988,4:27.

[90] 尹昭云,昝俊平,谢印芝,等.平原人进驻海拔4370 m高原后无氧阈的改变[J].航天医学与医学工程,1993,6:111.

[91] 昝俊平,尹昭云,马智,等.移居海拔3700 m高原后人体无氧阈值间接测定方法的研究[J].航天医学与医学工程,1993,6:269.

[92] 李文选.不同强度劳动时心输出量测定及其与氧耗量的关系[J].军事医学科学院院刊,1989,13:107.

[93] 王兴化,彭鲁英,胡鸿勤,等.不同海拔高度对高原筑路民工劳动能力的影响[J].高原医学杂志,1995,5:15.

[94] 谢增柱.用超声心动图观察阶梯式间断性缺氧对心功能的影响[J].中华物理医学,1987,9:7.

[95] 李文选.高原人体最大摄氧量和心率的降低及低氧通气反应[J].中国运动医学杂志,1990,5:100.

[96] 陈宁荣,吴佑安,牛文忠,等.低氧对不同海拔高度移居者行为功能影响的研究[J].高原医学杂志,1994,4:1.

[97] 刘重庆,吴小珍,王骥业,等.高原慢性缺氧对记忆的影响[J].高原医学,1983,2:19.

[98] 宁竹之,王登高,索玉兰,等.高原劳动能力降低的机理探讨和训练提高劳动能力的人体实验研究[J].中国公共卫生学报,1994,13:311.

[99] CIBELLA F,CUTTITTA G,ROMANO S,et al. Respiratory energetics during exercise at high altitude[J]. J Appl Physioh 1999,86:1785.

[100] CASAS M,CASAS H,PAGES T,et al. Intermittent hypoxia induces altitude acclimation and improves the lactate threshold[J]. Aviat Space Environ Med,2000,71:125.

[101] ROACH R C,MAES D,SANDOVAL D,et al. Exercise exacerbates acute mountain sickness at simulated high altitude[J]. J Appl Physiol,2000,88:581.

[102] WATT M,PEACOCK A J,NEWELL J,et al. The effect of amlodipine on respiratory and pulmonary vascular responses to hypoxia in mountaineers[J]. Eur Resp J,2000,15:459.

[103] GREENE H M,WICKLER S J. Acute altitude expo – sure(3800 m) and metabolic capacity in the middle gluteal muscle of equids[J]. J Equine Veterinary Sci,2000.20:194.

[104] 李振宙,侯树勋,刘茜,等.胶原酶对山羊硬膜外移植自体椎间盘组织溶解作用的观察[J].中国脊柱脊髓杂志,2007,17(1):862–864.

[105] 张达颖.腰椎间盘胶原酶化学溶解术的操作方法与径路选择[J].中国疼痛医学杂志,2004,10(3):192.

[106] 张达颖.胶原酶化学溶解术治疗腰椎间盘突出症不良事件的防治[J].中国疼痛医学杂志,2007,13(6):380.

[107] ROSEN S,FALCO F. Radiofrequency stimulation of intervertebral discs[J]. Pain Physician,

2003,6(4):435 - 438.

[108] 卢振和,高崇荣,宋文阁. 射频镇痛治疗学[M]. 郑州:河南科学技术出版社,2008.

[109] BOSWELL M V, TRESCOT A M, DATTA S, et al. Interventional techniques: evidence - based practice guidelines in the management of chronic spinal pain[J]. Pain Physician, 2007,10(1):7 - 11.

[110] MANCHIKKANTI L, BOSWELL M V, SINGH V, et al. Comprehensive evidence - based guidelines for interventional techniques in the management ofchronic spinal pain[J]. Pain Physician,2009,12(4):699 - 802.

[111] MUTO M,ANDREULA C,LEONARDI M. Treatment of heniated lumbar disc by intradiscal and intraforaminal oxygen - ozone(O -O)injection[J]. J Neuroradiol,2004,31(3):183 - 189.

[112] STEPPAN J,MEADERS T,MUTO M,et al. Meta analysis of the effectiveness and safety of ozone treatments for herniated lumbar discs[J]. J Vasc Interv Radiol,2010,21(4):534 - 548.

[113] GOADSBY P J,SPRENGER T. Current practice and future directions in the prevention and acute management of migraine[J]. Lancet Neurol,2010,9:285 - 298.

[114] LENAERTS M E. Pharmacotherapy of tension - type headache (TTH)[J]. Expert Opin Pharmacother,2009,10(8):1261 - 1271.

[115] GROVER P J, PEREIRA E A, GREEN A L, et al. Deep brain stimulation for cluster headache[J]. Journal of clinical neuroscience,2009,16:861 - 866.

[116] BOGDUK N,GOVING J. Cervicogenic headache:an assessment of the evidence on clinical diagnosis invasive tests,and treatment[J]. Lancet Neurol,2009,8(10):959 - 968.

[117] ECKER W J. Cervicogenic headache:evidence that the neck is a pain generator[J]. Headache, 2010,50(4):699 - 705.

[118] MEMAHON S B,KOLTZENBURG M. Wall and Melzack's textbook of pain[M]. 5th ed. Philadelphia:Elsevier Churchill Livingstone,2006.

[119] DEMARIN V,BASICKES V,ZAVOREO I, et al. Recommendations for neuropathic pain treatment[J]. Acta Clin Croat,2008,47:181 - 191.

[120] PEARCE J M S. Glossopharyngeal Neuralgia[J]. Eur Neurol,2006,55:49 - 52.

[121] 宋文阁,王春亭,傅志俭. 实用临床疼痛学[M]. 郑州:河南科学技术出版社,2008.

[122] 中华医学会. 临床诊疗指南·疼痛学分册[M]. 北京:人民卫生出版社,2007.

[123] 宋文阁,王春亭,傅志俭,等. 实用临床疼痛学[M]. 郑州:河南科学技术出版社,2008.

[124] 王昆,王杰军. 难治性癌痛诊断治疗[M]. 北京:人民卫生出版社,2018.

[125] RITU KHURANA, SRTH MARK BERNEY. Clinical aspects of rheumatoid arthritis[J]. Pathophysiology,2005,12:153 - 165.